U0245673

慢性伤口治疗图谱

Chronic Wound Treatment Atlas

主　　编　赵纪春　戴　燕

副 主 编　马洪升　石玉兰　曹　华

编者名单（以姓氏笔画为序）

马洪升（四川大学华西医院）
王　芳（四川省肿瘤医院）
王　瑾（四川大学华西医院）
王怀胜（四川大学华西医院）
石玉兰（四川大学华西医院）
冯尘尘（四川大学华西医院）
向利娟（四川大学华西医院）
刘　洋（四川大学华西医院）
刘　敏（四川大学华西医院）
刘　磊（四川大学华西医院）
刘春娟（四川大学华西医院）
杜晓炯（四川大学华西医院）
李　璐（四川大学华西医院）
杨馨婷（四川大学华西医院）
吴洲鹏（四川大学华西医院）
何　芳（绵阳市中心医院）
何其英（四川大学华西医院）
何露佳（四川大学华西医院）
余静雅（四川大学华西医院）
宋应寒（四川大学华西医院）
陈　城（四川大学华西医院）
陈大伟（四川大学华西医院）
陈玉娟（四川大学华西医院）
陈颂卿（中国人民解放军南部战区总医院）
黄煜鹏（四川大学华西医院）
曹　华（四川大学华西医院）
蒋丽莎（四川大学华西医院）
焦水平（攀枝花市中心医院）
潘一衡（香港大学深圳医院）
戴　燕（四川大学华西医院）

学术秘书　余静雅（兼）　谢　瑶

人民卫生出版社

·北　京·

图书在版编目(CIP)数据

慢性伤口治疗图谱/赵纪春，戴燕主编. —北京：人民卫生出版社，2024.2

ISBN 978-7-117-35737-1

Ⅰ. ①慢… Ⅱ. ①赵…②戴… Ⅲ. ①慢性病－创伤外科学－诊疗－图谱 Ⅳ. ①R64-64

中国国家版本馆 CIP 数据核字(2024)第 006515 号

慢性伤口治疗图谱

Manxing Shangkou Zhiliao Tupu

主　　编：赵纪春　戴　燕
出版发行：人民卫生出版社（中继线 010-59780011）
地　　址：北京市朝阳区潘家园南里 19 号
邮　　编：100021
E - mail：pmph @ pmph.com
购书热线：010-59787592　010-59787584　010-65264830
印　　刷：天津市光明印务有限公司
经　　销：新华书店
开　　本：889×1194　1/16　　印张：10
字　　数：296 千字
版　　次：2024 年 2 月第 1 版
印　　次：2024 年 2 月第 1 次印刷
标准书号：ISBN 978-7-117-35737-1
定　　价：169.00 元

主编简介

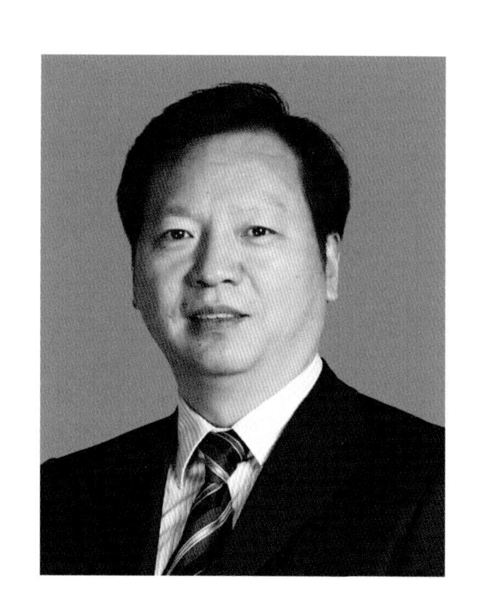

赵纪春，血管外科主任医师，教授，博士研究生导师。现任四川大学华西医院血管中心主任、血管外科主任，中国老年医学学会周围血管疾病管理分会第二届委员会会长，第二届国际血管联盟中国分部副主席兼血管修复与重建专家委员会主任委员，中国研究型医院学会腹膜后与盆底疾病专业委员会副主任委员，中国医师协会血管外科医师分会第二届委员会副会长，中国医师协会血管外科医师分会第二届委员会血管与肿瘤学组组长，第十一批四川省学术和技术带头人，四川省医师协会第二届血管外科医师分会会长，四川省医师协会第二届介入医师分会副会长，四川省医学会血管外科学组组长，《中国普外基础与临床杂志》《血管与腔内血管外科杂志》《中国血管外科杂志》副主编，《中华血管外科杂志》副总编辑，四川省医学会医疗事故技术鉴定专家库成员，四川省医学重点学科评审专家，美国血管外科学会（Society for Vascular Surgery，SVS）国际委员。

主编简介

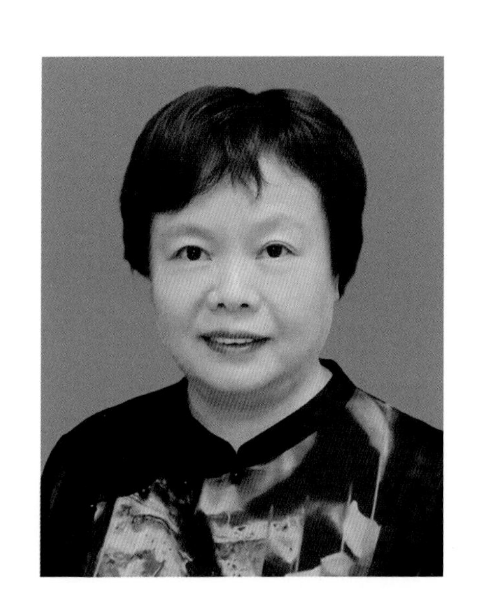

戴燕，主任护师，四川大学华西医院日间手术中心护理学科主任，护理部特聘专家，成都华西康养技能培训学校校长，四川省护理学会日间护理专业委员会主任委员，四川省医学会组织修复与再生专业委员会副主任委员；四川省预防医学会慢性伤口管理专业委员会副主任委员，成都市伤口造口专业委员会副主任委员，四川省医学会围手术期学及日间手术专业委员会常务委员，四川省医学科技创新研究会日间护理治疗创新专业委员会，中国医药教育协会创面修复学专业委员会常务委员，中国研究型医院学会加速康复外科专业委员会护理学组委员，国家卫生健康委员会医管所日间手术专家组成员，中华护理学会伤口专家库委员。近 5 年承担及参与课题 7 项，发表中文核心论文 30 余篇，SCI 5 篇，参编专著 5 部，2020 年获中华医学科技卫生管理奖、2012 年获中国医院协会医院科技创新奖三等奖、2015 年获中国医院协会医院科技创新奖一等奖，2017 年、2022 年获四川省科学技术进步奖三等奖。

序　一

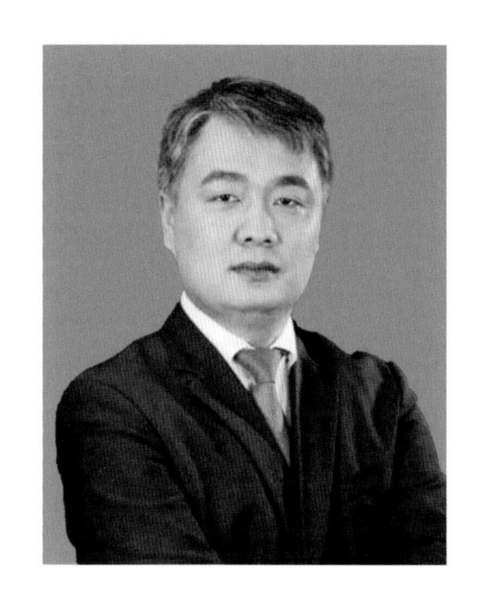

近年来，我国慢性伤口患者逐渐增多，慢性伤口是目前伤口治疗的重要研究方向。很多慢性伤口与各种慢性疾病密切相关，伤口治疗既要有专业人员对伤口进行评估并进行规范化处理，更要有临床医师对原发疾病进行综合治疗，既要治标，又要治本，标本兼治，才能达到治疗目的。既往由于临床医师不太关注伤口的变化过程，使带伤口的患者生活质量受到很大影响，特别是内科性慢性创面需要依赖临床医师对原发病的治疗，但医护之间缺乏团队合作，因此造成慢性伤口治疗的不全面和欠规范，使我国在慢性伤口治疗领域长期处于较落后的境地。因此，四川大学华西医院针对许多伤口从业人员的需求，组织相关领域的临床专家与伤口治疗师共同编写了这本图谱，从各类慢性伤口的病因、病理及临床表现入手，提出综合治疗和预防方法；每类慢性伤口均附有伤口愈合各个时期的典型图片和诊治经过，通过经典案例分析展示医护共同合作治疗慢性伤口的过程和病例转归，让读者可以更直观地学到需要的知识和操作技能。

秉承“做规范、讲实用”的原则，希望通过本书的出版可以进一步促进慢性伤口治疗的规范化发展，也希望能促使更多的临床医师与伤口专科护士注重慢性伤口的整体治疗，建立医护紧密合作的伤口治疗团队，为慢性伤口患者提供全方位治疗措施，促进慢性伤口快速痊愈，同时希望本书能成为广受伤口治疗同道欢迎和喜爱的参考书。

四川大学华西医院副院长

2023 年 12 月

慢 性 伤 口 治 疗 图 谱

Chronic Wound Treatment Atlas

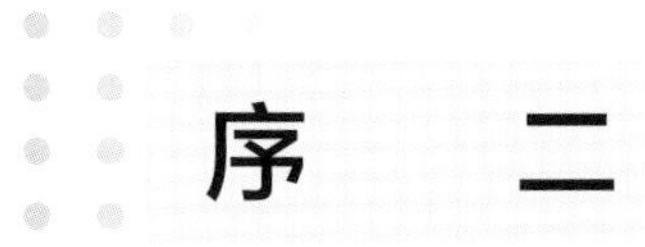

序　二

近年来，随着我国人口老龄化加剧，高血压、糖尿病等慢性病患病人数增加，伴随各种特殊感染因素的变比，慢性伤口的患病率呈逐年上升趋势。由于慢性伤口常与多种疾病并存，使其治疗和护理愈加复杂，同时随着各种新型敷料及新技术的不断发展，对慢性伤口的治疗和护理提出了更多的要求与挑战。目前国内仅部分综合性医院设立了伤口治疗中心，大多数伤口治疗中心的建立还处于起步阶段。尽管有关慢性伤口诊断及治疗新技术、新材料的专著不断出现，但是按照病例讲解且图文并茂的书籍甚少。

四川大学华西医院戴燕主任护师一直从事慢性伤口治疗的临床工作，组建了伤口治疗中心，开展了一系列相关技术和学术研究，积累了丰富的慢性伤口治疗的临床实践和管理经验。由于慢性伤口的治疗及护理具有独特的专业性，编写一部相关专业书籍来指导临床伤口治疗工作迫在眉睫。本书由伤口治疗中心、血管外科、烧伤整形科、内分泌科等相关专业的临床一线医护人员参加编写，是多年临床实践经验和研究的总结，同时也是四川大学华西医院和中国人民解放军南部战区总医院、香港大学深圳医院、四川省肿瘤医院、绵阳市中心医院、攀枝花市中心医院等兄弟医院伤口治疗中心专业的国际伤口治疗师及相关科室医务人员紧密配合成果的集中体现，更好地展示伤口治疗医护一体化工作的巨大成就。

本书内容丰富全面，图文并茂，注重临床实践，写作简明扼要、条理清晰，是一本实用性很强的慢性伤口治疗方面的参考书，相信该书的出版一定会推动慢性伤口治疗的发展，从而更好地为患者服务。

四川大学华西医院血管外科主任

2023 年 12 月

慢性伤口治疗图谱

Chronic Wound Treatment Atlas

前　言

随着各种慢性疾病（如免疫性疾病、代谢性疾病）逐渐增多，以及各种复杂疑难手术的开展，临床慢性伤口的数量和复杂程度都日益提高，严重影响了患者的生活质量，增加了患者家庭及社会的负担，慢性伤口治疗工作也日益受到重视。自2001年中国大陆第一所造口治疗师学校成立以来，伤口治疗队伍日益壮大。

慢性伤口治疗是操作性和专业性极强的医疗实践活动，相关从业人员从初学者成长为一名合格的专业执业人员的过程需要充足的理论知识及大量的感性认识向理性认识的思维转化。

图谱是通过图像更好地了解事物的一种形式，相比文字更加形象、生动、直观，便于理解。伤口的治疗是一个动态化的过程，仅用文字去描述伤口的治疗过程是抽象的，会使读者理解和掌握知识的难度加大，伤口治疗及学习的窘境催生了新的学习资料的形成。因此，学习教材如能图文并茂，通过图谱的形式呈现专业知识，读者则更易接受并掌握，图谱虽然不是新的概念，但是目前尚无慢性伤口治疗图谱相关书籍出版以供学习者使用，本书的编撰将在一定程度上填补这一空缺。

本书采用大量的临床图片还原了伤口治疗从初次接诊评估到伤口愈合或伤口得到控制的整个过程。通过图文结合展示了伤口基底组织类型、渗液量、有无感染迹象、伤口周围皮肤情况，每次伤口处理的方法与采取相应方法的原因，处理前后伤口情况对比及伤口最终的结局，使读者能全程了解伤口处理过程，有利于读者理解学习。

本书共九章，主要包括压力性损伤、血管性溃疡、代谢性疾病常见溃疡、创伤性慢性溃疡、免疫相关性溃疡、肿瘤相关伤口、结核性溃疡、窦道及瘘管伤口等内容，将从医疗、护理的视角全面展示慢性伤口治疗的整个过程，即由医师撰写伤口发病机制、分类、病因、临床表现、诊断、治疗、预后、预防等理论知识，由伤口护理人员通过图谱的形式呈现各种类型伤口的具体处理过程。这种理论结合实践的撰写方式，将更有利于读者理解和学习。

本书籍编撰的目的是在理论结合实践的基础上，以图谱的形式呈现临床伤口处理过程，使内容更加生动形象，便于医务人员理解学习，指导专业人员进行理论学习与临床实践。本书籍适用于临床从事伤口治疗的医护人员及对伤口专业感兴趣的人员。使用本书籍的学习者应当将临床实践与本书的理论、图谱介绍的治疗过程相结合，在深入掌握伤口理论的基础上，结合图谱呈现的案例，进而对慢性伤口的局部和全身评估、治疗、敷料选择等有一定的掌握。

需要指出的是，此慢性伤口治疗图谱旨在使学习者能形象、动态、连续地了解慢性伤口的治疗愈合过程，但是需要注意伤口愈合受多因素影响，同时还存在个体差异，伤口从业人员不可简单模仿，应该在理解伤口处理方法的基础上结合患者实际情况，对不同阶段的伤口进行处理，不可按图索骥、随意套用。

四川大学华西医院日间手术中心护理学科主任

戴燕

2023 年 12 月

目 录

慢性伤口治疗图谱

Chronic Wound Treatment Atlas

第一章

绪　论

随着社会的发展和人民生活水平的提高，人类疾病谱不断发生变化，创伤和疾病导致的伤口日益增多，而慢性伤口的存在严重降低患者生活质量、增加家庭及社会负担。慢性伤口是指受各种因素的影响，超过1个月仍未愈合或无愈合倾向的伤口。慢性伤口损伤通常较深、范围广、可能存在坏死组织与感染。其中对“1个月”的限定并非完全绝对，伤口愈合时间受伤口大小、病因、个体一般健康状况等多种因素的影响，因此不能以简单的时间限定加以划分。

一、慢性伤口范畴

常见的慢性伤口包括压力性损伤、静脉性溃疡、动脉性溃疡、糖尿病足溃疡、创伤性慢性溃疡、免疫相关性溃疡、肿瘤相关伤口、结核性溃疡、慢性瘘管等。

二、伤口治疗进展

（一）伤口愈合理论进展

伤口愈合理论发展主要经历了三个重要的阶段。18世纪以前，人们主要依靠自然经验，采用一些天然的材料来进行伤口处理；18世纪末到20世纪60年代，以暴露疗法处理伤口；之后，人们开始关注伤口愈合的理论研究。

20世纪60年代以前，人们认为伤口愈合需要干燥的环境，氧气的参与可以促进伤口愈合，因此透气的敷料才能让伤口获得足够的氧气，以供细胞生长的各种生化反应所需，即干性愈合理论。但实践发现，干性愈合理论指导下的伤口愈合环境差、结痂造成伤口疼痛、更换敷料时容易损伤伤口、伤口愈合速度慢，且不能隔绝细菌的侵入，易造成痂下脓肿。

1958年，Odland率先报道了水疱完整的伤口较水疱破裂的伤口愈合速度明显加快。1962年，George Winter通过对猪活体组织的研究发现，伤口在湿性密闭环境下愈合时间较暴露在干燥环境下缩短了50%，并且指出如果不刺破水疱，能促进上皮表层细胞移动，有利于伤口的迅速愈合。1963年，Hinman等在人体组织上也得到了同样的结果，证实了人体伤口在湿性环境下愈合更快。1974年，诞生了世界上第一块密闭的敷料。此后大量的研究均证实，湿性环境可加速伤口的愈合，因此建立了伤口湿性愈合理论，对传统的伤口愈合理念提出了挑战。2000年，美国食品药品监督管理局（Food and Drug Administration，FDA）在行业指南中提出，保持伤口湿润环境是标准的伤口处理方法。研究证实，湿性愈合具有调节伤口氧张力，促进毛细血管的形成；有利于坏死组织和纤维蛋白的溶解；促进多种利于伤口愈合的生长因子的释放；保持伤口恒温，利于组织生长，无结痂形成，避免新生肉芽组织的再次机械性损伤；保护伤口神经末梢，减轻疼痛等优点。

（二）伤口评估与测量进展

处理伤口时，应首先对伤口进行评估。伤口评估可通过视诊、问诊、触诊和根据临床检查检验结果以制订伤口管理计划，还可监测伤口现有处理方式的愈合效果。2013—2014年，Dowsett进行了一次全球性研究，目的在于更好地理解伤口对患者的影响，同时开发伤口日常管理规范。研究结果显示，执业医师通常将伤口分为伤口床、伤口边缘和伤口周围皮肤三个区域，其中伤口周围皮肤指伤口边缘 4cm 范围内的皮肤，以及敷料下所有的皮肤。因此 Dowsett 提出了伤口评估三角，评估内容包括伤口床、伤口边缘和伤口周围皮肤。伤口床评估内容包括基底组织类型、渗液量、有无感染迹象。伤口边缘评估内容包括有无浸渍、脱水、潜行、卷边。伤口周围皮肤评估内容包括有无浸渍、表皮脱落、皮肤干燥、过度角化、胼胝、湿疹。每项内容下还可进一步记录具体部位、性质、大小等情况。此外，伤口评估三角还包括患者全身情况，如有无糖尿病、动静脉疾病、恶性肿瘤等合并症，以及有无特殊药物（激素、抗凝血药、免疫抑制剂、化学治疗药物等）的使用。需要强调的是，评估应当贯穿于伤口的整个过程，如果评估显示伤口愈合情况与预期一致，则可保持现有的处理措施，如果伤口无愈合进展，或出现坏死组织增多、渗液量加大，出现恶臭，换药时患者疼痛敏感，局部皮肤出现红、肿、热、痛，则提示伤口出现反向发展甚至恶化，须找到导致伤口恶化的全身或局部原因，同时根据评估情况改变处理策略。

还有一些用于评估伤口愈合情况的研究工具，如：Bates-Jensen 伤口评价工具，最初被称为压疮状态评估工具（pressure sore status tool，PSST），目前被广泛应用于各种急慢性伤口的评估；压疮愈合评价量表（pressure ulcer scale for healing，PUSH），可对各种慢性伤口进行动态监测；其他评估工具还有 TIME-H 量表、DESIGN 量表等，通过使用以上工具可更全面、客观地记录伤口愈合情况，同时为科研提供客观数据。在临床中，由于工作时间有限等原因，医务人员有时不能采用标准的工具记录所有的内容，可通过测量伤口面积来判断愈合情况。伤口面积缩小是伤口愈合的重要指标，因此在每次处理后测量伤口的面积，有助于获取客观的数据衡量伤口愈合情况，利于观察伤口愈合进展。常用的伤口测量方法包括最大长宽法、钟表法、复合法、照片法、循迹法。随着摄像技术和计算机互联网信息技术的迅速发展，这些技术能对伤口面积、渗液、基底组织及分子细胞的变化情况进行精准判断，有助于精确地评估伤口。

（三）伤口治疗技术进展

1. 伤口清洗　目前普遍认为伤口清洗（wound cleaning）是伤口床准备的必要环节，但对于伤口清洗的必要性学术界尚未达成统一。大部分的研究指出，伤口清洗可以去除组织碎屑、降低细菌负荷和阻止生物膜形成，创造有利的伤口愈合环境，在伤口管理中发挥着重要的作用。但也有学者指出，伤口渗出液本身可能包含有助于伤口愈合的生长因子和趋化因子，伤口内存在的细菌未必会引起感染，过度清洁可能会对伤口造成影响，甚至会抑制愈合。故有学者提出，只有在大量存在或有临床感染症状时，才有必要进行伤口清洗。尽管目前尚无一致的说法，但伤口清洗仍然是伤口治疗过程中的一个重要组成部分。

选择合适的伤口冲洗液是伤口冲洗的关键步骤。有很多伤口冲洗液可供选择，选择时需要考虑的重要因素是产品的作用，即去除组织碎屑、菌落、坏死组织，抗菌等能力，以及对人体正常细胞的毒性大小。

微生物可以显著影响慢性伤口的愈合，它们存在于所有伤口中，当然并不是所有伤口都会变成慢性伤口。微生物可以单个游离生存，也可以以群体形式生存，即生物膜。它们自我分泌的基质可以保护生物膜免受宿主免疫细胞的攻击，使伤口难以治疗。事实上，慢性伤口的很多特点，如持续存在的炎症、渗液、宿主细胞衰亡等，都与生物膜相关。临床常用的冲洗液包括生理盐水、蒸馏水、可饮用自来水、碘剂和次氯酸钠等，还有一些新型的冲洗液，如新型离子型清洁剂、生物消毒剂等。研究指出，冲洗液温度保持在 28～32℃，有利于细胞移入和肉芽组织形成，对疼痛较敏感的患者较为适合。

2. 清创　慢性伤口清创的作用是去除腐肉、失活和坏死组织、异物及细菌生物膜等阻碍伤口收缩的因素，从而提高细胞活性、促进组织修复的伤口处理技术。目前慢性伤口清创主要包括以下几类。

（1）外科手术清创：是在无菌环境下，医务人员对符合外科清创指征的慢性伤口进行手术清创，多采用刀片、刮匙等器械，刮除坏死组织、钙沉积或清创死腔等，以促进伤口床中表皮边缘的移行和肉芽组织的生长。外科手术清创能在较短时间内清除大量的坏死组织，但也会造成出血和剧烈疼痛，不适用于凝血功能障碍或正在接受抗凝治疗、组织灌注不足的患者。

（2）机械清创：是通过机械力快速去除伤口中坏死组织的清创方法，具有操作性强、成本低等优点，主要包括敷料法、外科刷法、脉冲式灌洗法、涡流法等。

（3）超声清创：是利用超声空化效应破坏生物膜、清除坏死组织、促进成纤维细胞内胶原蛋白的释放和伤口局部微循环的一种物理清创法。

1）超声可以降低生物负荷，上调细胞活性。空化效应不仅可以去除失活组织，而且可以直接破坏细菌细胞壁和生物膜而杀死细菌。规律地清除坏死组织和降低细菌生物负荷对于减少感染和促进健康肉芽组织生长是必要的。研究指出，超声清创与其他清创方法相比，可显著减少伤口金黄色葡萄球菌数量，有效清除细菌生物膜和杀死铜绿假单胞菌和表皮葡萄球菌。坏死组织的清除对于伤口愈合至关重要，因其存在增加细菌定植和感染风险，而超声清创可以控制由细菌等微生物引起的感染。

2）释放的超声能量可以上调和增强细胞活性。在超声作用后的局部组织，可以观察到蛋白质合成增加和细胞膜通透性增高。

3）超声还可以通过刺激巨噬细胞聚集、白细胞黏附、成纤维细胞聚集和纤维蛋白溶解对伤口愈合的炎症期发挥作用。如此，可以将慢性伤口转变为急性伤口。在一项随机对照试验中，低频超声的使用显著改善了血流障碍伤口的愈合率。超声可以促进血管生成活动，从而加强伤口愈合。

超声在伤口清创中的治疗效果是短暂的，且仅对局部组织有影响。其治疗作用基于多种因素，而不仅是“清洁”伤口，证据显示其具有杀菌作用，且可以在细胞层面促进伤口愈合。总之，超声被证明是一种安全的清创方法。然而，关于如何获得超声清创的最佳治疗效果仍然存有疑问，包括合适的清创时长、强度和频率等。

3. 负压伤口治疗技术 1995年负压伤口治疗技术被美国FDA批准之后，广泛应用于急慢性伤口的治疗中，负压伤口治疗技术治疗各种伤口取得了良好的效果，并且给临床治疗带来了崭新的前景。负压伤口治疗技术有很多英文缩写形式，如VAC（vaccum assisted closure）、负压伤口治疗技术（negative pressure wound therapy，NPWT）、VST（vacuum sealing technique）、SSS（sealed surface wound suction）、VPT（vacuum pack technique）、SWCT（suction wound closure therapy）、TNP（topical negative pressure）。这些名称多包含了负压或真空、引流及伤口等内涵，治疗原理基本相同。经过几十年的发展，负压治疗已经广泛应用于各种急慢性伤口的处理。NPWT所用的填充敷料可包裹多侧3孔引流管，起到过滤和缓冲压力的作用，目前常用的有医用纱布和泡沫类敷料。

负压伤口治疗技术改善伤口愈合被公认的机制包括：①全方位封闭，高效引流。②增加伤口局部血供，改善血液循环。③提供抑菌环境，避免交叉感染。在持续负压作用下，伤口渗出液可被快速、有效地引流，从而减少伤口积液，抑制细菌的生长繁殖。④改善局部微环境，利于伤口愈合。负压伤口治疗技术通过对伤口渗出液的及时清除，改变伤口内液体的成分，使对伤口愈合产生负面影响的炎性细胞因子及相关蛋白酶的局部浓度降低；良好的局部血供可以提供伤口的正常愈合所需的氧气及营养物质，同时也可以清除伤口局部组织中氧自由基和二氧化碳等代谢废物，进而促进伤口的愈合。

4. 光学疗法 光学疗法是利用自然或人工光源产生的光能辐射治疗疾病的物理疗法，临床上多应用人工光源辐射。光的波长为180nm～15μm，根据其波谱范围分为紫外线（波长＜400nm）、可见光（波长400～760nm）、红外线（波长＞760nm），激光属于其中特殊的输出形式。光学疗法依靠光波非侵入性地照射人体，激发人体自身修复潜能，促进伤口愈合，具有较好的临床应用前景。

（1）紫外线光治疗：应用波长为180～400nm的人工紫外线治疗疾病的物理疗法称为紫外线（ultraviolet ray，UV）疗法。其中短波紫外线（short-wave ultraviolet，UVC，180～280nm）因其安全性较好，临床应用较为广泛。UVC作用机制为照射后皮肤发生光化学反应，皮肤产生红斑，局部血管扩张、充血、血流加快，促进组织血流灌注，改善细胞营养与代谢；可以刺激细胞产生多种细胞因子如光反应性表皮生长因子，具有促进肉芽组织生长、抗炎等作用；促进细胞增殖；杀菌。大剂量UVC可用于组织坏死严重、感染明显或有较多不良肉芽生长的创面，以达到促使坏死组织脱落、抑制肉芽增生及杀菌抗感染的作用；而小剂量UVC主要是促进组织再生修复。

（2）红光辅助伤口治疗：红光属于可见光，波长为600～700nm的红光可有效减轻伤口疼痛、促进伤口愈合。红光的主要作用机制为通过照射刺激细胞增殖、促进细胞生长、促进释放生长因子、促进胶原沉积、清除自由基、抗炎镇痛，促进肉芽组织生长从而促进伤口愈合。红光疗法操作方便、治疗费用低、无副作用，在临床各种急慢性伤口辅助治疗中已获得较为广泛的研究与应用。涉及的伤口类型主要包括手术切口、糖尿病伤口、难愈性溃疡伤口、烧伤、烫伤及其他特殊伤口等。

（3）红外线光疗法：红外线是一种波长介于微波与可见光之间的电磁波，根据波长不同，可分为近红外线（0.7～1.4μm）、中红外线（1.5～3.0μm）和远红外线（3.1～1 000μm）。其主要作用机制为增加局部组织温度，促进局部血液循环；抗炎，消除肿胀。我国目前临床应用较多的特定电磁波主要为远红外线，其穿透深度较小。特定电磁波治疗慢性创面疗效较好，但治疗时要注意去除表面脓性渗出物，以防止痂下感染。

（4）弱激光疗法：弱激光疗法（low-level laser therapy，LLLT）的原理是指由波长 600～1 000nm 的低能量激光照射生物组织后产生的生物学效应，可以促进伤口愈合。现被广泛用于各种慢性、难愈性伤口。弱激光疗法通过生物刺激作用调节机体系统功能，局部调控细胞增殖促进生物活性物质的释放，达到促进组织修复、抑制炎症反应、减轻疼痛等效果。弱激光疗法通过光电磁效应、光化学效应、光压强效应、光刺激效应、光热效应，作用于细胞线粒体，诱导细胞色素 C 氧化酶 -ATP 途径及细胞色素 C 氧化酶的产生。弱激光疗法作为一种物理治疗手段，在伤口愈合的过程中起缩短治愈时间、减轻患者疼痛、提高患者生活质量的作用。

（5）碳光子疗法：碳光子是一种人工光源，是以生物医用碳为发光材料，通过电动作用使两根碳棒燃烧而产生的电弧光。碳光子疗法是利用碳棒在燃烧过程中所产生的光能、热能，以及碳粒子对人体相关治疗区域进行照射的一种治疗方法。碳光子燃烧时释放出宽带多峰纳米光谱，放射出的光能和热量直接作用于人体，并迅速被皮肤及皮下组织吸收，进而产生热效应和光化学作用，短时间内可使局部血管扩张，血流加速，有效改善血液循环，增加局部供血、供氧和营养量，增强组织营养代谢，促进肿胀消退，疼痛痉挛缓解和消失。

（6）微波：微波将电磁波动力传递给各种生物大分子并使之高速振动，产生强烈的机械和生物热效应，以刺激神经、血管和组织细胞，引起多种生物效应。

目前的研究指出，微波是通过以下机制促进伤口愈合的：①促进血液循环，改善组织微循环和能量代谢，促进毒素和炎症物质的吸收及清除；②增强单核巨噬细胞系统的吞噬功能；③诱导变性细胞、异型细胞凋亡，抑制肿瘤细胞的生长和转移；④降低末梢神经的兴奋性、松弛痉挛肌肉以解痉镇痛；⑤改变细胞膜通透性，调节病灶组织的 pH，减轻炎症组织酸性环境，促进水肿消除；⑥加速蛋白质的合成，促进组织修复；⑦促进异常增生组织中胶原纤维的断裂、分解和吸收，促进慢性炎症造成的硬化组织脱水、萎缩、软化。

5. 高压氧治疗 高压氧治疗（hyperbaric oxygen therapy，HBOT）指在高于 1 个标准大气压（Standard atmospheric pressure）的环境中吸入纯氧或高浓度氧以治疗疾病的方法。慢性伤口的组织血氧含量约为 40mmHg（1mmHg＝0.133kPa）。在此低氧分压下，组织将会缺氧，导致皮肤溃烂，若缺氧状态未改善，溃疡的病灶会更加严重，伤口不易愈合，甚至恶化。临床高压氧治疗是将人体暴露于高压氧舱，间歇性呼吸纯氧来治疗伤口。目前使用的高压氧舱一般分为单人舱（mono-place）和多人舱（multi-place）。国际上常用的高压氧治疗方案压力为 2.0～2.5 个绝对大气压力，每次 90～120 分钟，5～10 分钟压缩和解压，每天 1 次，20～40 次为一个疗程。

高压氧治疗可以增加局部伤口组织氧分压，从而改善组织缺血状况，减轻水肿，促进细胞增殖，加速胶原蛋白沉积，刺激血管生成，加速微生物氧化，干扰细菌增殖、调节免疫系统反应、加强氧自由基的清除，从而减轻缺血再灌注损伤。

6. 生物疗法

（1）水蛭疗法：水蛭疗法是利用饥饿的水蛭进行吸血的疗法，一方面利用水蛭的吸血功能促进血液循环，另一方面通过水蛭在吸血过程中释放的具有抗凝血功能的水蛭素清除组织中淤积的血液，增加组织的灌流量。活体水蛭吸血可以消除淤血和即时性增加局部血流量，该疗法目前已经成为救治静脉淤血并发症的一种标准疗法。

19世纪，医师在日常诊疗中常规使用水蛭来治疗多种疾病。随着医学的快速发展，水蛭的使用逐渐减少。如今，虽然水蛭不常用，对于某些特定情况水蛭疗法仍有其独到之处，如移植或断肢再植后静脉淤滞。水蛭可以用于治疗静脉循环受损组织的主要原因：唾液中富含透明质酸酶（hyaluronidase），具有抗生素特性，且可以协助水蛭唾液在受损组织中扩散；唾液中富含类组胺血管扩张剂，促进局部出血；唾液中富含水蛭素，一种凝血酶抑制剂；唾液有局部麻醉作用，帮助缓解疼痛。

因此，水蛭疗法对于同时有静脉问题和感染的患者有帮助。不过使用水蛭有一个缺点是容易发生嗜水产气单孢菌感染，其发生率约为20%。预防性使用抗生素可以减少该风险。水蛭疗法在2004年被美国FDA批准用于临床，与蛆虫疗法获得批准的时间大致相同。

目前，水蛭疗法不但用于清除手术术后皮瓣静脉淤血、治疗严重和创伤性溃疡、断肢再植伤口保护，还可用于治疗脱发、慢性关节炎、手脚麻木、偏瘫和脑卒中等。

（2）蜂蜜：几个世纪前人们就发现了蜂蜜在伤口治疗中的作用。如今蜂蜜在伤口（尤其是感染伤口）治疗中变得越来越流行，主要是因为蜂蜜具有以下特性：蜂蜜可以作为密封剂，使伤口保持湿润，免于被污染；蜂蜜中不仅糖含量很高，且含有氨基酸、维生素和矿物质，都是伤口愈合所必需的营养物质；蜂蜜具有高渗透压，很多微生物无法在高渗环境中存活；蜂蜜含有葡萄糖氧化酶，当其暴露在空气中时，可以产生过氧化氢，从而起杀菌和清创的作用。Manuka蜂蜜是一种医疗级别的蜂蜜敷料，具有较强的抗菌活性，在2007年被美国FDA批准用于伤口治疗。有大量研究支持蜂蜜用于感染伤口的治疗。目前可以替代抗生素用于感染伤口治疗的产品还不多，由于耐药问题日益严重，越来越多的研究致力于发现新的方法，蜂蜜敷料的使用是替代抗生素处理感染伤口的方法之一。

7. 伤口新兴治疗方法

（1）生长因子：外源性生长因子，如转化生长因子（transforming growth factor，TGF）、血管内皮生长因子（vascular endothelial growth factor，VEGF）、成纤维细胞生长因子（fibroblast growth factor，FGF）、粒细胞 - 巨噬细胞集落刺激因子（granulocyte-macrophage colony -stimulating factor，GM-CSF）等都能不同程度地刺激肉芽组织的形成、促进再上皮化。临床试验表明生长因子对缩短伤口愈合时间、提高愈合质量具有独特的效果。尽管以生长因子为代表的基因工程药物应用于伤口治疗已经显示出独特的效果，但仍然只是促进修复的方式之一，不能代替清创、抗感染等基本治疗手段，因此生长因子的应用只有在常规伤口治疗的基础上，才能更好地发挥作用。

（2）人工真皮：组织工程人工真皮产品是指主要由细胞，或仅由细胞外基质，或由细胞外基质和细胞结合组成的皮肤产品。这类产品不仅价格昂贵且应用局限，只可用于准备完善的伤口。人工真皮分为皮肤诱导类产品和皮肤支架类产品。皮肤诱导类产品能激活细胞潜能，促进组织新生和肉芽组织的生长，包括含表皮和真皮的人工皮肤、异体成纤维细胞真皮替代物、人体皮肤同种异体移植物、合成性生物敷料和组织工程皮肤等。皮肤支架类产品包括脱细胞真皮支架、细胞外基质移植物、脱细胞异体真皮基质和乙醛交联猪真皮，能为伤口提供支架，协助细胞从周围组织爬行至伤口而形成新生皮肤。组织工程人工真皮可作为伤口标准化治疗方案的一种辅助手段。

（3）干细胞治疗：干细胞治疗在缩短愈合时间、提高治愈率、减少瘢痕挛缩、促进皮肤再生等方面有一定的作用。但由于缺乏大量的临床试验数据支持，干细胞治疗的研究尚处于初级阶段。目前，人胎盘羊膜制品是伤口治疗发展的前沿。人胎盘羊膜制品是无血管结构，包含一些生长因子，大部分此类产品均需低温储存保持活性，通常需要每周换新。尽管研究数据有限，但随着产能的提高，该类产品在伤口治疗中将会发挥越来越重要的作用。

（戴 燕 冯尘尘 余静雅）

参考文献

[1] 胡爱玲，郑美春，李伟娟．现代伤口与肠造口临床护理实践 [M]．2 版．北京：中国协和医科大学出版社，2018.
[2] RICHARD D，FORREST M. Early history of wound treatment[J]. J R Soc Med，1982，75（3）：198-205.
[3] SHAH J B. The History of Wound Care[J]. J Am Col Certif Wound Spec，2011，3（3）：65-66.
[4] 中华人民共和国卫生部．中国护理事业发展规划纲要（2011—2015）[J]．中华护理杂志，2012，47（3）：286-288.
[5] 成守珍．明确专科护理发展思路深入推进优质护理服务 [J]．护理学杂志，2012，27（19）：1-2.
[6] 李丹丹，郑维民，赵东梅，等．国内外伤口、造口、失禁护理专科护士培训体系发展现状 [J]．护理研究，2015，29（3）：1040-1042.
[7] FORREST R D. Development of wound therapy from the Dark Ages to the present[J]. J R Soc Med，1982，75（4）：268-273.
[8] 任传根，乔会煌，陈忠孝，等．解剖学图谱的图文混排方法探索 [J]．解剖学杂志，2015，38（2）：256-257.
[9] WINTER G D. Formation of scab and the rate of epithelialization of superficial wounds in the skin of the young domestic pig[J]. Nature，1962，193（13）：293-294.
[10] DOWSETT C，GRONEMANN M，HARDING K. Taking wound assessment beyond the wound edge[J]. Wound Int，2015，6（1）：6-10.
[11] HARRIS C，BATES-JENSEN B，PARSLOW N，et al. Bates-jensen wound assessment tool[J]. J Wound Ostomy Continence Nurs，2010，37（3）：253-259.
[12] BATES-JENSEN B M，VREDEVOE D L，BRECHT M L. Validity and reliability of the pressure sore status tool[J]. Decubitus，1992，5（6）：20-28.
[13] STOTTS N A，RODEHEAVER G T，THOMAS D R，et al. An instrument to measure healing in pressure ulcers development and validation of the pressure ulcer scale for healing（PUSH）[J]. J Gerontol，2001，56（12）：M795-M799.
[14] WILCOX J R，CARTER M J，COVINGTON S. Frequency of debridements and time to heal：a retrospective cohort study of 312744 wounds[J]. JAMA Dermatol，2013，149（9）：1050-1058.
[15] 田冰洁，王璐，王红红．慢性伤口清创术的研究进展 [J]．护理学杂志，2016，31（16）：101-104.
[16] 秦益民．功能性医用敷料 [M]．北京：中国纺织出版社，2014.
[17] 叶增杰，林雪梅，全小明．慢性伤口治疗方法的研究进展 [J]．现代临床护理，2014，13（11）：80-83.
[18] 叶增杰，唐芳，邓宝贵，等．负压伤口引流技术用于治疗慢性伤口效果的 Meta 分析 [J]．中国实用护理杂志，2014，30（31）：1-6.

第二章

压　疮

压疮（pressure ulcer，PU），是活动障碍、老年患者及慢性病患者的常见严重并发症之一，也是护理工作中长期存在和难以彻底解决的难题。压疮可能导致患者疾病恢复的延期、严重感染，甚至死亡，严重影响患者生存质量，增加患者家庭及社会负担。

美国国家压力性损伤咨询委员会（National Pressure Ulcer Advisory Panel，NPUAP）于1989年提出压力性溃疡的定义为由身体局部组织长期受压，导致血液循环障碍，皮肤和皮下组织不能得到所需营养物质，失去正常的功能引起的组织破损和坏死状态。2007年NPUAP将压力性溃疡重新定义为皮肤或深部组织由压力或压力联合剪切力和/或摩擦力作用引起的局部损伤，常发生在骨隆突处，很多与压疮有关的因素或混合因素的重要性仍有待说明。2016年NPUAP将“压力性溃疡”更新为“压疮”，认为其更能准确地描述完整和溃烂的皮肤损伤，并定义为发生在皮肤和/或潜在皮下软组织的局限性损伤，通常发生在骨隆突处及与医源性设备或其他器械压迫相关的损伤，表现为局部组织受损但表皮完整或开放性溃疡，可能伴有疼痛。剧烈和/或持续存在的压力或压力联合剪切力可导致压力性损伤出现。其中，由诊断、治疗的医疗器械引起的压疮称为医疗器械相关性压力性损伤；医疗器械导致相应部位的黏膜组织形成的压力性损伤则称为黏膜压疮。

一、病理

压疮主要发生于长期卧床或坐位（如坐轮椅）的患者，由身体局部组织长期受压，导致组织持续缺血、缺氧，无氧代谢产物堆积，对细胞产生毒性作用，造成细胞变性坏死。有研究表明，当局部组织受压超过毛细血管压32mmHg时，毛细血管血流阻滞，从而导致局部组织缺氧发生坏死。目前，普遍接受的观点为，压疮的发生与组织承受的压力、剪切力、摩擦力有关。压力垂直挤压组织，特别是骨突部位和表面皮肤，导致组织血流减少、缺血。当压力持续存在，患者合并慢性基础疾病、感染和营养不良时，容易发生组织坏死。剪切力与皮肤相平行，当患者的床头抬高和从轮椅上下滑，身体与支撑物表面成角，肌肉筋膜由于重力作用发生滑动，而皮肤组织与支撑物贴合，导致血管成角，组织血供减少、缺血、坏死。摩擦力由黏合力对抗剪切力而产生，反复的表皮剥脱导致真皮暴露，组织损伤后长期暴露于汗液、排泄物、渗出物，表皮发软，溃疡形成。一些外在的因素，如潮湿的环境、皮肤刺激，内在的因素如高龄、脊髓损伤、糖皮质激素、低蛋白、贫血、糖尿病、血管疾病、吸烟可促进压力性损伤的形成。

二、分期及临床表现

压疮分期主要是根据局部解剖组织的缺失量分为Ⅰ～Ⅳ期。2007年，NPUAP在此分期的基础上，增加了可疑深部组织损伤期和不可分期两种特殊情况，2009年，NPUAP/EPUAP联合编写的《压疮的预防和治疗：临床实践指南》中再次确认了NPUAP更新的分期，2016年，NPUAP将Ⅰ～Ⅳ期更新为1～4期，可疑深部组织损伤期更新为深部组织损伤期。需要注意的是，黏膜压力性损伤由于其解剖结构的特殊性，无法应用该分期系统进行分期。

1. 1期　局部皮肤出现指压不变白的红斑，感觉、皮肤温度及硬度的改变可能更早出现。特征为解除压迫状态后，局部组织的持续性发红或红斑，去除压迫后红色消退，但消退时间超过1小时。

2. 2期 真皮层暴露，脂肪层未暴露，出现浅表的粉红色/红色的开放性溃疡或完整的浆液性水疱。如出现局部组织淤血、肿胀，需考虑可能有深部组织损伤。此期易与皮肤撕脱伤、失禁性皮炎、胶带撕脱伤等混淆。

3. 3期 皮肤全层缺失，皮下脂肪暴露，但无筋膜、肌肉、肌腱、韧带及骨骼的暴露，可有腐肉和焦痂，可出现潜行和窦道。此期压疮的深度随解剖部位的不同而具有不同表现：如鼻、耳、枕部、足踝等部位因缺乏皮下组织，可能表现为表浅溃疡；而富含脂肪的部位，如臀部，即使是3期压疮，溃疡也可能已经侵袭深部的组织。

4. 4期 涉及深筋膜和肌肉，肌腱、关节。炎症可浸润骨膜和骨髓，侵及骨膜和骨髓组织，形成骨髓炎。此期压疮的深度取决于其解剖位置，如鼻、耳、枕部、足踝部因缺乏皮下组织，可能表现为表浅溃疡。

5. 深部组织损伤期 完整皮肤出现持续指压不变白的深红色、紫色或栗色等改变，可形成充血水疱，表皮分离暴露深色伤口。此期对于肤色较深的个体可能难以鉴别。此期损伤可能进一步发展成薄的焦痂，即使辅以最佳治疗，也可能会迅速发展为深部组织溃疡。

6. 不可分期 腐肉和焦痂覆盖伤口，掩盖组织缺损程度，彻底清除坏死组织和/或焦痂，暴露伤口基底可帮助确定其实际深度和分期，清创前通常渗液较少，甚至干燥，痂下感染时可出现溢脓、恶臭。应当注意的是，踝部或足跟部稳定的焦痂（干燥、黏附牢固、完整且无发红或波动），相当于机体自然的（或生物的）屏障，不应去除。

三、危险因素

压疮发生的危险因素包括压力、剪切力和摩擦力；潮湿；局部皮肤温度升高；营养不良；运动障碍；体位受限；手术时间；高龄；吸烟；使用医疗器械；合并心、脑、血管疾病等。剪切力常作用于深部组织，比压力更具危险性。当剪切力与压力共同作用时，阻断血流的作用将更加显著。摩擦力是导致皮肤浅部破损（2期压力性损伤）的重要原因，而压力与深部组织受损有关，是造成3期、4期压疮的重要原因。术前等待时间和手术时间是导致术中压疮发生的重要危险因素，若手术时间大于6.15小时，术中压疮发生率明显增高。

四、诊断与鉴别诊断

根据患者的临床表现及发生压疮的高危因素，诊断一般不难。在临床上2期压疮需注意与皮肤撕脱伤、胶带撕脱伤、失禁性皮炎、皮肤浸渍或表皮脱落等鉴别。

五、治疗

（一）减压

在压疮治疗的过程中需加强护理，解除局部压迫。主要原则是定期翻身减压、强调体位及翻身的重要性，尽量避免或缩短患侧受压时间，可通过一些减压工具局部架空，使受压局部能悬空，称为“架桥法”。

（二）各期压疮处理原则

1. 1期压疮 此期需要采取措施，防止损伤程度继续加重、加深，并注意预防其他部位发生压疮。临床可通过加强翻身，选择合适的减压工具和支撑面来减轻局部压力，也可根据情况选择泡沫或水胶体敷料对局部进行减压及保护。

2. 2期压疮 此期治疗原则是保护新生上皮组织及促进上皮增生爬行。可根据水疱大小及患者全身情况决定是否去除疱皮。较大的水疱可选择在无菌条件下抽吸疱液，或在去除疱皮后根据渗出情况选择在伤口覆盖水胶体敷料、泡沫敷料或油纱类敷料。

3. 3期和4期压疮 按照TIME原则，即伤口组织的处理（tissuemanagement，T），感染或炎症的控制（infection or inflammation，I），伤口局部水分的调节、保持湿性愈合环境（moistureimbalance，M），调控伤口边缘效应、促进边缘上皮组织爬行（edge of wound，epithelium，E）进行伤口治疗。

（1）清创：当需要清创时，应综合考虑患者的状况（包括疼痛、血液循环情况和出血的风险），坏死组织的类型、性质和部位，治疗的目标，可用的资源，患者的意愿选择清创方式。为达到高效、安全清创的目的，可考虑多种清创方法联合应用。注意清创前需要进行疼痛评估，并使用有效的镇痛措施。

（2）控制感染：在伤口治疗过程中应注意识别有无感染征象，如局部红、肿、热、痛，以及蜂窝织炎。若伤口在2周内无愈合迹象，有脓性渗出或新发血性渗出，周围疼痛加重，出现突出或触之易出血的肉芽组织，或坏死组织增多及出现异味等表现时，需要考虑是否出现伤口感染。当伤口出现明显的外科感染征象及全身感染症状，或者骨外露、肌腱外露、骨质粗糙或破坏时，应做伤口组织的细菌培养和药敏试验。局部使用含银敷料或高张盐敷料可有效杀死伤口内的细菌；短期使用经适当稀释的消毒剂，也可降低细菌负荷和减少炎症反应，但需同时考虑消毒剂对正常肉芽组织的损伤。当伤口周边出现明显的红、肿、热、痛，局部有波动感时，应考虑及时切开引流，并确保引流通畅。伤口有感染播散或存在全身感染症状的患者，如血培养阳性、蜂窝织炎、筋膜炎、骨髓炎、全身炎症反应综合征（systemic inflammatory response syndrome，SIRS）或败血症，则应全身应用抗生素进行抗感染治疗。

4. 深部组织损伤期 由于该期正常组织和坏死组织界限不够分明，需要加强观察、局部保护和减压处理，待界限较为清晰时再根据情况给予清创等处理。

（三）伤口敷料的选择

敷料的使用目的是营造一个适合伤口快速自然愈合的微环境。理想的敷料选择应具有以下特点：保持伤口周围皮肤干燥不浸渍；吸收过多的渗液且能保持伤口处于适度湿润状态；填充死腔避免渗液或碎屑的堆积引起感染；提供类似于人体正常体温的伤口环境，以利于肉芽生长和上皮爬行；加速坏死组织的自溶等。压疮常用的敷料见表2-1。

表2-1 压疮常用敷料

常用敷料	适应证
泡沫敷料、水胶体敷料	适用于1期压疮
泡沫敷料、水胶体敷料	适用于2期压疮
水胶体敷料	适用于少量渗出伤口
藻酸盐类敷料、泡沫敷料	适用于中量或大量渗出伤口
含银敷料、高渗盐敷料、次氯酸敷料	适用于感染伤口
水凝胶敷料、水胶体敷料、藻酸盐类敷料、泡沫敷料	有自溶性清创作用（根据渗液情况选用）
藻酸盐类敷料、泡沫敷料、亲水纤维	适用于腔洞型伤口，有填充作用

（四）负压封闭引流技术

负压封闭引流技术是负压经过引流管传递到医用泡沫材料，且均匀分布于医用泡沫材料的表面，形成一个包括引流管道在内的“零积聚”被引流区，全方位引流去除细菌培养基和创伤后受损组织产生的毒性分解产物，减少机体组织对毒性产物的重吸收，减轻炎症反应。负压也有利于伤口局部微循环的改善和组织水肿消退，并刺激肉芽组织生长。同时也使引流区与外界隔绝，有效地防止污染和交叉感染。负压的机械作用可以促进组织细胞的分裂繁殖。负压封闭引流技术治疗慢性伤口疗效确切，能够减少换药次数，缩短住院时间，减轻患者痛苦，降低治疗费用。

1期和2期压疮按照美国卫生决策与研究管理局（Agency for Health Care Policy and Research，AHCPR）和伤口造口护理协会（Wound Ostomy and Continence Nurses Society，WOCN）推荐的指南进行治疗，并且不需要负压封闭引流。3期和4期压疮，除足踝部终末期动脉血管疾病外，通常先行扩创，如果没有安置负压引流装置的禁忌，可以先进行负压引流，每隔2周评估伤口的大小、肉芽生长状况、上皮化状况、炎症等有无改善，是否需要手术修复。

（五）手术治疗

保守治疗方法无效的深部溃疡，可采用手术治疗，1988年首次使用筋膜皮瓣修复骶尾部压力性损伤。1993年Koshima及其团队使用穿支皮瓣修复压力性损伤。近年来筋膜皮瓣、肌皮瓣、穿支皮瓣已经大量应用于压疮的修复。各种皮瓣用于治疗压疮的报道已经屡见不鲜，肌皮瓣、筋膜皮瓣通过提供血供丰富的组织修复压力性损伤。股后外侧、臀上动脉、臀下动脉穿支皮瓣已经成功用于治疗骶尾部、坐骨部、转子区压疮，皮瓣治疗压疮的并发症发生率为0～80%，术后复发率为0～30%。

充分做好术前准备是手术成败的关键。PI患者多伴有慢性疾病，体质较差。因此，术前需充分准备：纠正低蛋白血症、电解质紊乱等改善患者内环境，包括控制血压、血糖，输血或白蛋白；控制其他部位的感染，合并呼吸道或泌尿道感染的患者，术前应加以控制；手术成功的关键是能否彻底清洁伤口。完全切除伤口的坏死组织及老化的肉芽组织，囊腔或窦道彻底打开，若有死骨外露，需一并切除。放置负压引流装置，直到伤口肉芽组织新鲜，这样才能为皮瓣创造一个良好的基底。若患者伤口肉芽新鲜或分泌物较少，则可以采取局部皮瓣或肌皮瓣转移覆盖伤口；合理使用抗生素，根据伤口脓液培养加药敏试验结果，选择应用敏感有效抗生素。

为了适应手术后需要俯卧及侧卧位以避免皮瓣受压过久，影响皮瓣愈合，术前应指导患者进行俯卧位与左右侧卧位练习，以使患者做好充分的准备。

六、预后

压疮的治疗效果与患者的合并症密切相关。易于发生压疮的通常也是心血管、肺脏、凝血功能异常、肾脏疾病的高危患者。局部或全身感染会加重患者病情。社会的帮助和支持、患者的依从性、专业人员的指导对治疗效果有很大的影响。反复发生的、迁延不愈的溃疡有发生恶变的可能。

七、压疮及其复发的预防

压疮的发生需要具备一定的条件，减少或消除其发生的高危因素有助于预防压疮的发生。专业机构的定期指导有助于预防复发。

八、手术治疗案例

案例1　4期压疮——骶尾部

患者男性，45岁。主因“脊柱车祸伤后瘫痪23年，臀部皮肤破溃不愈20年”入院。患者入院查体一般情况可，双侧坐骨结节溃疡，深达坐骨结节，X线检查无骨质破坏。入院后一期行双侧溃疡扩创术，术后放置负压引流装置，伤口肉芽新鲜后行双侧股深动脉穿支皮瓣转移修复伤口（图2-1）。

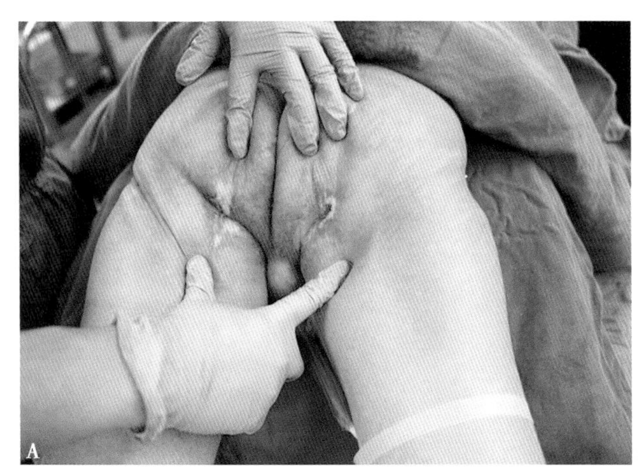

A. 双侧坐骨结节 4 期压疮

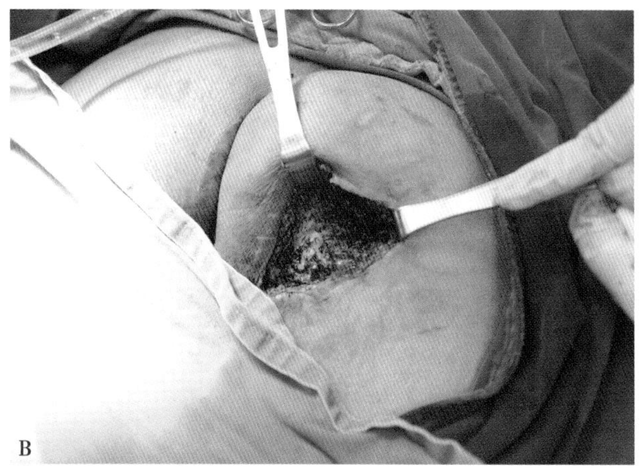

B. 一期行双侧溃疡扩创术，术后放置负压引流装置

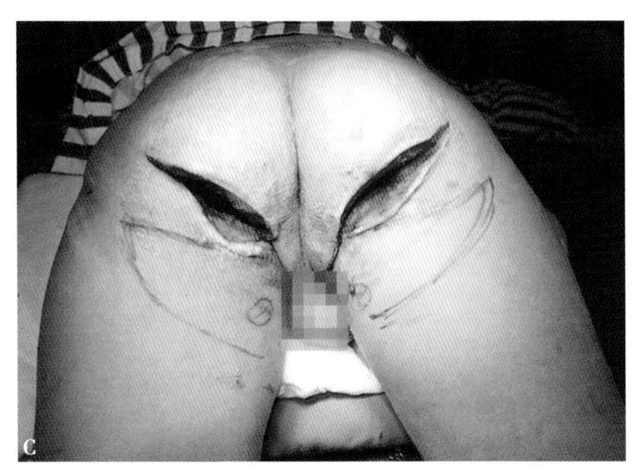

C. 二期手术术前，通过彩色多普勒超声检查定位穿支动脉

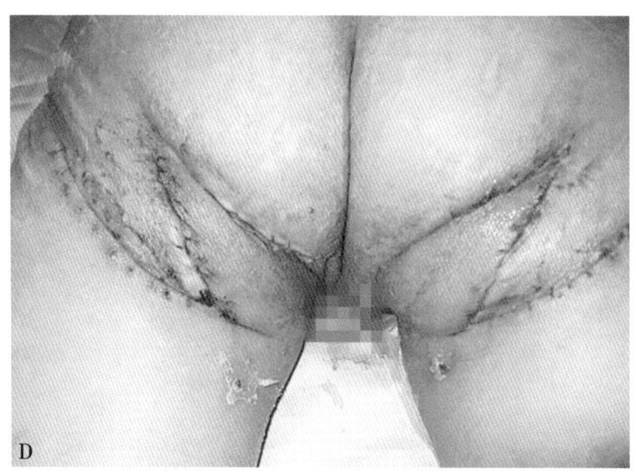

D. 皮瓣转移术后 2 周，伤口愈合

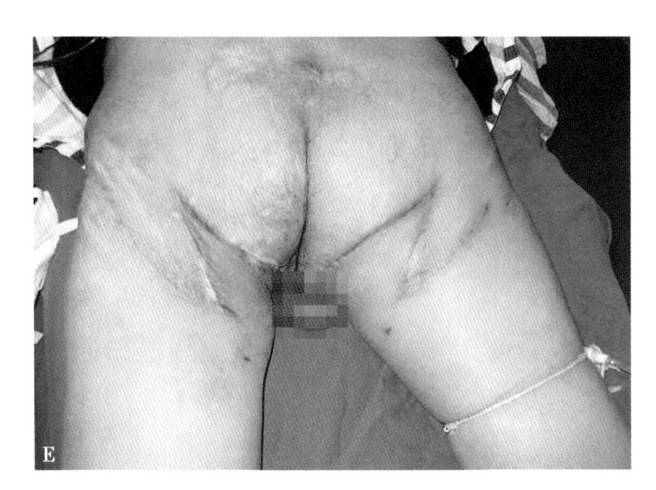

E. 皮瓣转移术后 3 个月，切口愈合稳定。

图 2-1 骶尾部 4 期压疮手术治疗案例

案例2 4期压疮——左侧坐骨结节（成人）

患者男性，35岁。主因“脊柱车祸伤后瘫痪10年，臀部皮肤反复破溃不愈8年”入院。患者曾于整形外科行2次溃疡修复手术，手术后痊愈，此次溃疡复发第3次入院。入院查体一般情况可，左侧坐骨结节溃疡，深达坐骨结节，X线检查无骨质破坏。入院后一期行溃疡扩创术，术后放置负压引流装置，待伤口肉芽新鲜后行左侧臀下动脉穿支皮瓣转移修复创面（图2-2）。

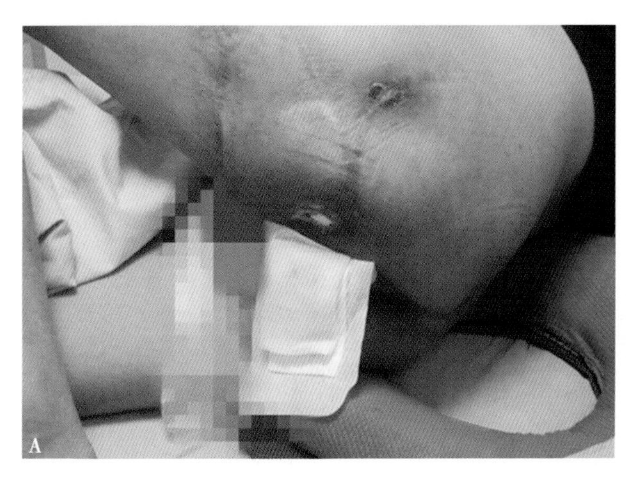

A. 左侧坐骨结节4期压疮

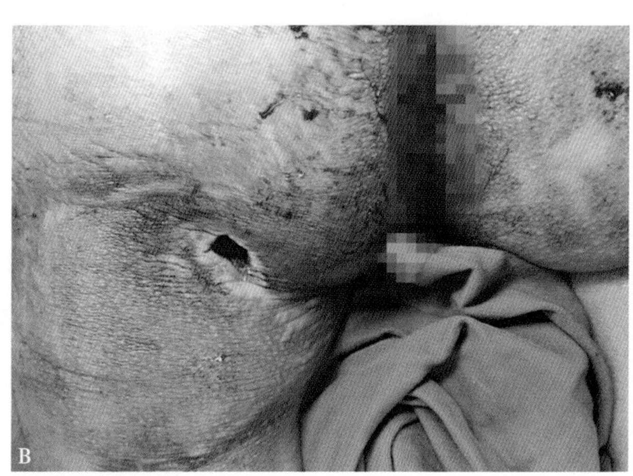

B. 一期行溃疡扩创术

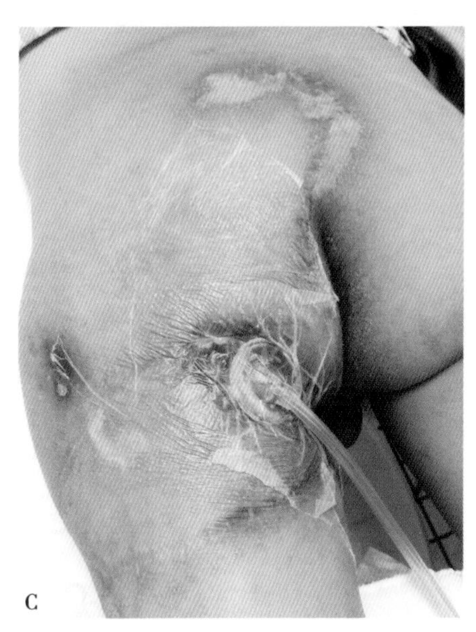

C. 术后放置负压引流装置

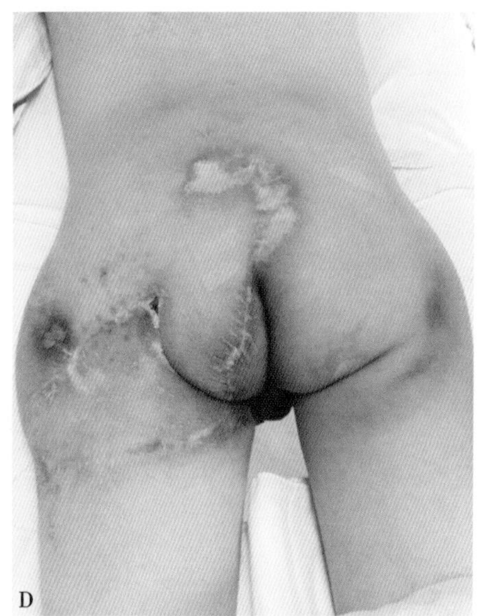

D. 用臀下动脉穿支皮瓣修复创面

图2-2 左侧坐骨结节4期压疮手术治疗案例（成人）

案例3 4期压疮——左侧坐骨结节（儿童）

患者男性，14岁。主因“脊柱结核瘫痪8年，臀部皮肤反复破溃不愈7年”入院。入院查体一般情况可，左侧坐骨结节溃疡，深达坐骨结节，左侧臀部外上方见一直径约1.5cm的溃疡。X线检查无骨质破坏。入院后一期行溃疡扩创术，左侧臀部外上方为一窦道，通向骶尾部，切除后予以缝合。术后在坐骨结节伤口放置负压引流装置，待伤口肉芽新鲜后行左侧股深动脉穿支皮瓣转移修复伤口（图2-3）。

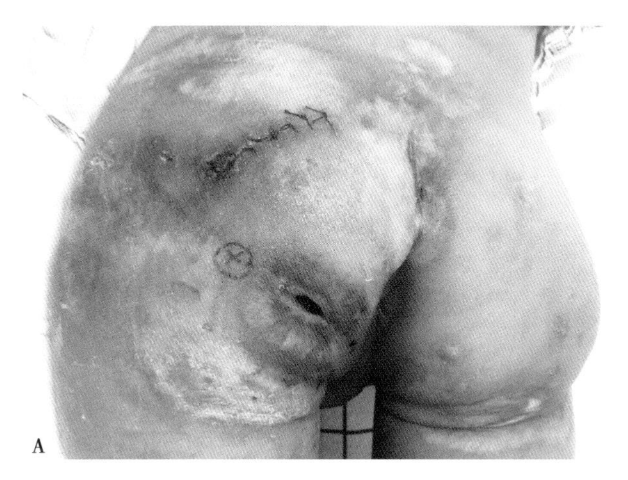

A. 一期行溃疡扩创术，放置负压引流装置后

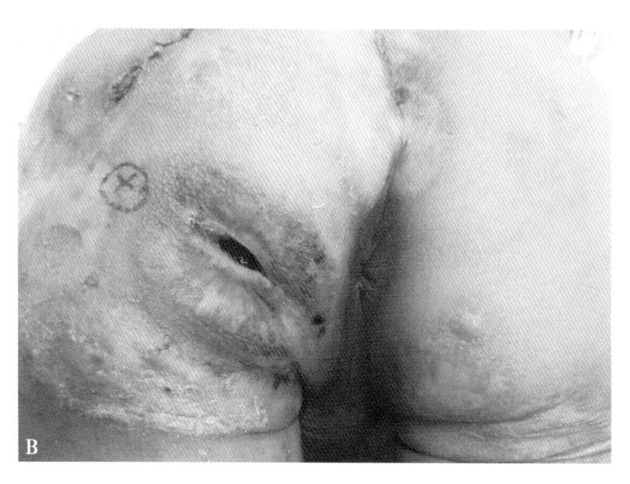

B. 创面经负压引流，肉芽红润、新鲜，术前用彩色多普勒超声检查定位穿支动脉

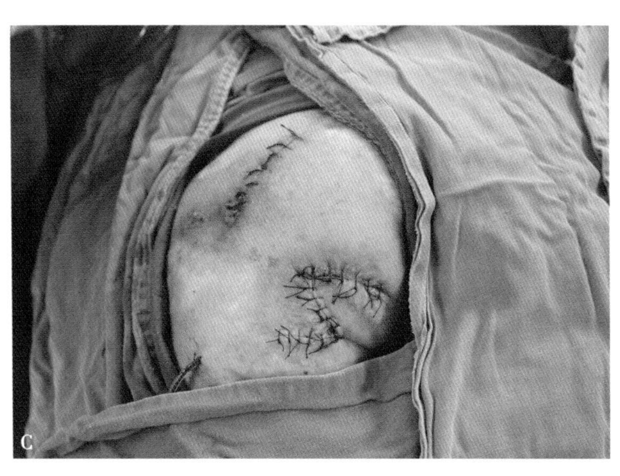

C. 以内侧穿支动脉为蒂设计，转移皮瓣修复创面

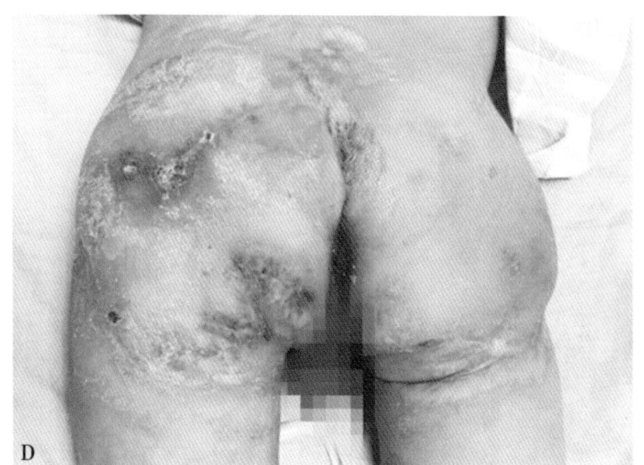

D. 术后2周，伤口愈合。

图2-3 左侧坐骨结节4期压疮手术治疗案例（儿童）

九、保守治疗案例

案例1 3期压疮——骶尾部

1. 临床资料 患者男性，84岁。主因“骶尾部3期压疮1周余”入院。患者营养、进食及睡眠状况良好。家属及患者依从性、家庭经济支持良好。

2. 接诊时伤口情况

（1）伤口床：骶尾部大小为4.5cm×7.0cm的3期压疮，基底＞50%黄色组织，25%红色组织，＜25%黑色组织。少量淡黄色渗液，无异味。

（2）伤口边缘：边缘部分轻微增厚及脱水，无浸渍及明显卷边现象。

（3）伤口周围皮肤：周围红斑，轻微肿胀发硬，范围在0.5～3.0cm（图2-4A）。

3. 治疗方案

（1）全身治疗：营养支持。

（2）伤口治疗方案

1）清创：锐器清创联合自溶性清创，敷料选择为水凝胶敷料＋泡沫敷料。

2）促进上皮化：根据伤口渗液情况，选择水凝胶敷料、水胶体敷料等湿性敷料促进伤口上皮化。

3）局部减压指导。

4. 愈合时间 共15天。

5. 治疗过程 见图2-4。

A. 接诊时

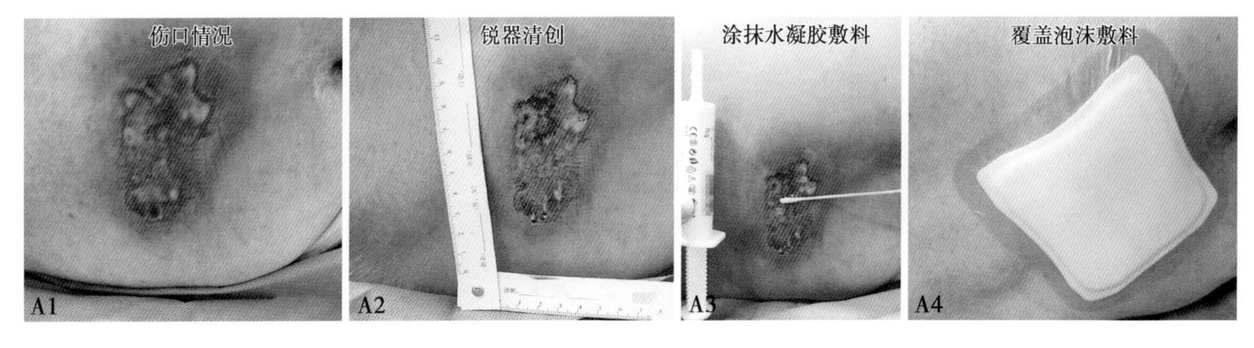

B. 2天后

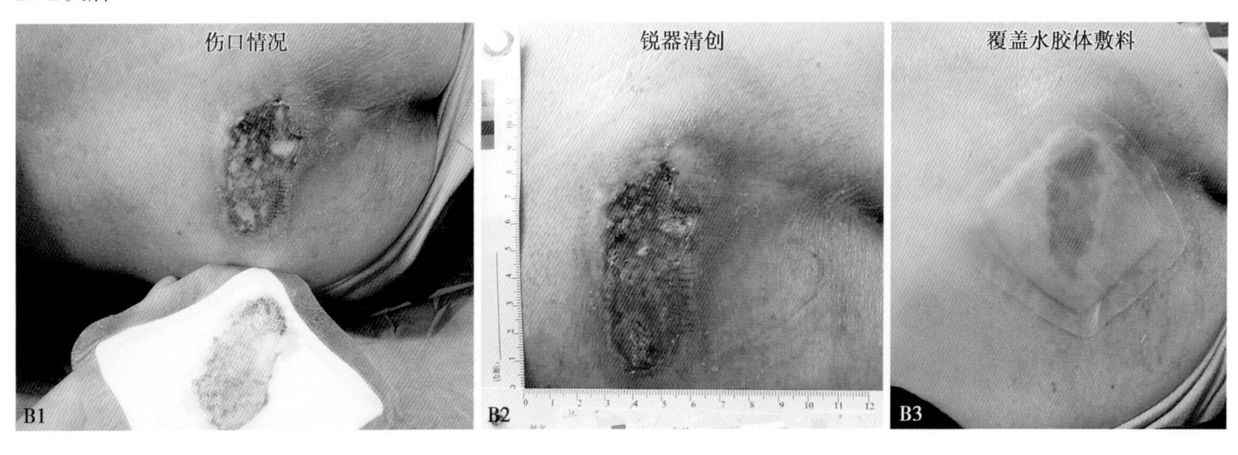

C. 5天后

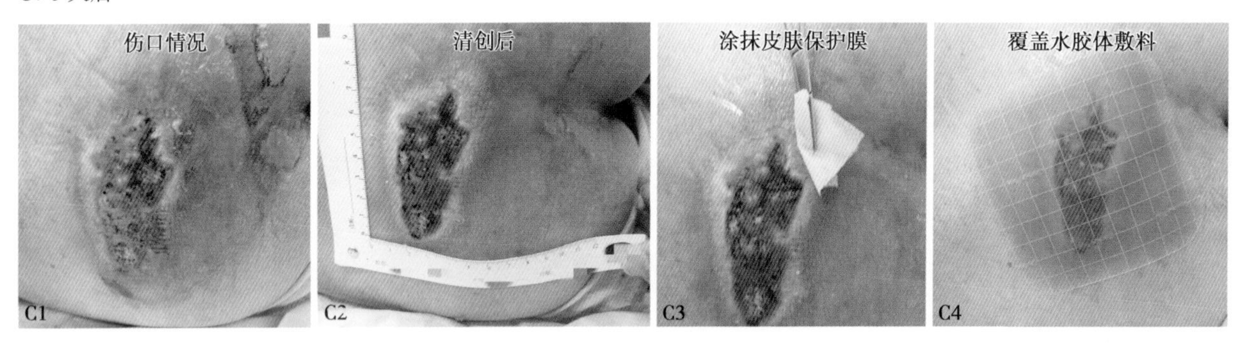

D. 9天后

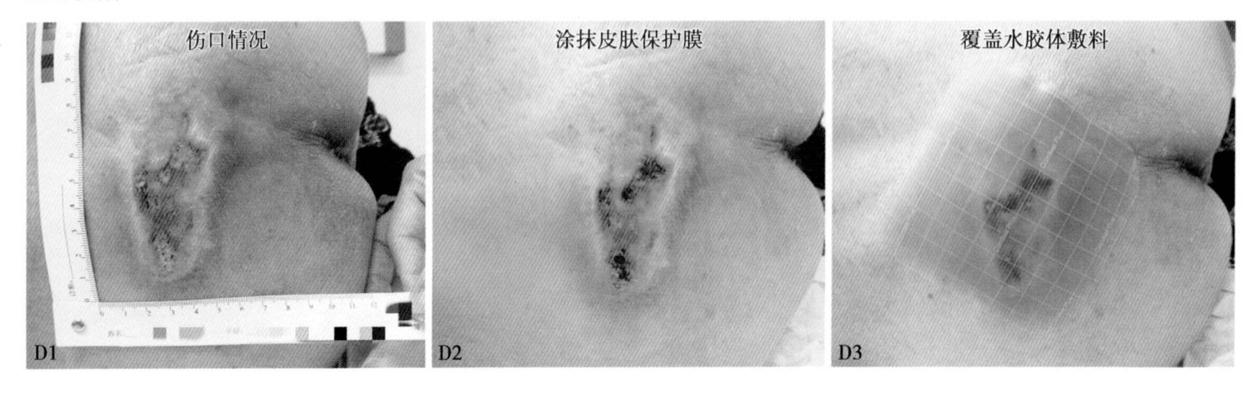

E. 15天后

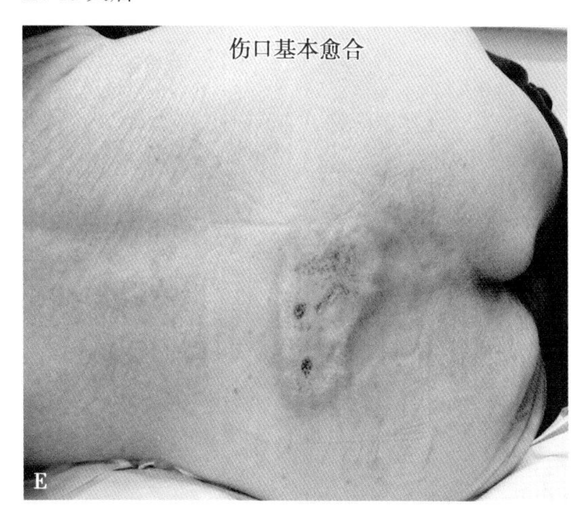

图 2-4 骶尾部3期压疮保守治疗案例

案例2 4期压疮——右侧股骨大转子

1. 临床资料 患者女性，80岁。主因“右侧股骨大转子处4期压疮3月余，脑卒中病史1年”入院。患者身高158cm，体重42kg，体重指数16.8kg/m^2，极度消瘦，骨性标志突出。经济状况差，家庭支持不足，家属缺乏相关预防知识，家中未使用减压床垫，未能做到定时翻身。营养摄入不足，每日以半流质饮食为主。

2. 接诊时伤口情况

（1）伤口床：右侧股骨大转子处5.0cm×4.5cm的4期压疮，基底100%黄色组织。垂直深度2.5cm，渗液量中等，黄色脓性，无明显异味。

（2）伤口边缘：2—4点钟方向2cm潜行，边缘有增厚及脱水，干痂形成，无浸渍及明显卷边现象。

（3）伤口周围皮肤：伤口周围1cm区域为上皮化区域，菲薄脆弱，轻微肿胀，无红斑及浸渍。

3. 治疗方案

（1）全身治疗：营养支持。

（2）伤口治疗方案

1）清创：早期以锐器清创为主，后期辅以湿性敷料自溶清创。

2）控制感染：早期选择含银敷料进行局部感染控制。

3）渗液管理：早期渗液量大时以高吸收性敷料（如高吸收性敷垫、藻酸盐敷料）为主，每日或隔日换药。后期渗液量减少时延长换药间隔时间。

4）肉芽管理：后期出现肉芽过长现象，予以锐器修剪后使用泡沫敷料抑制肉芽过长。

4. 愈合时间 91天。

5. 治疗过程 见图2-5。

A. 接诊时

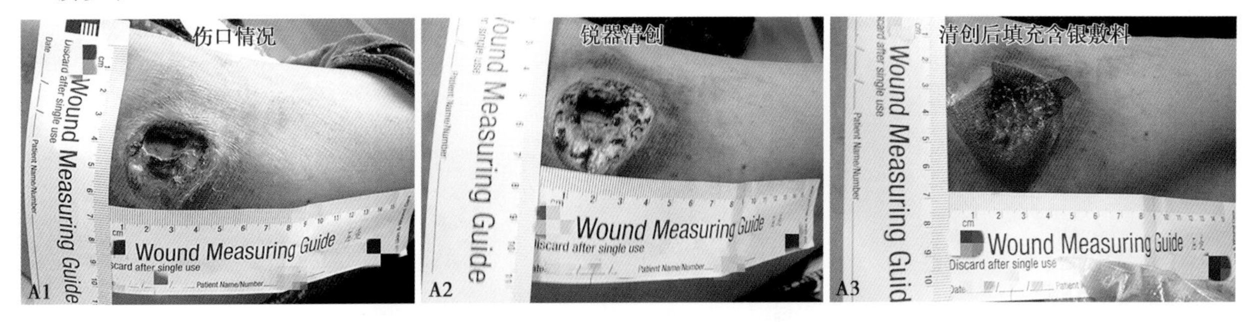

B. 4天后

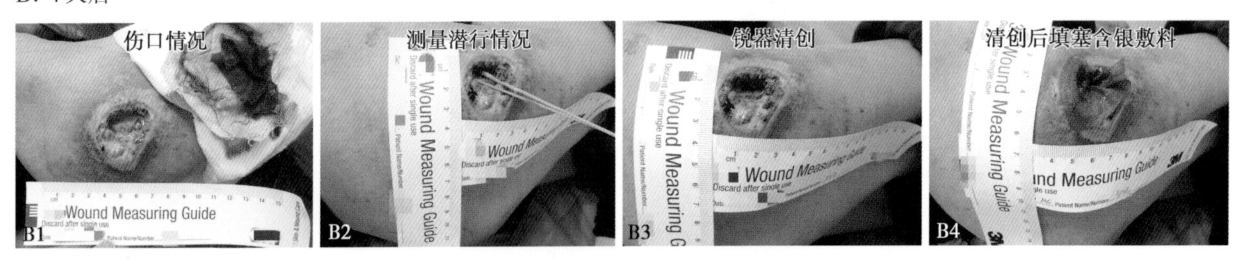

C. 8天后

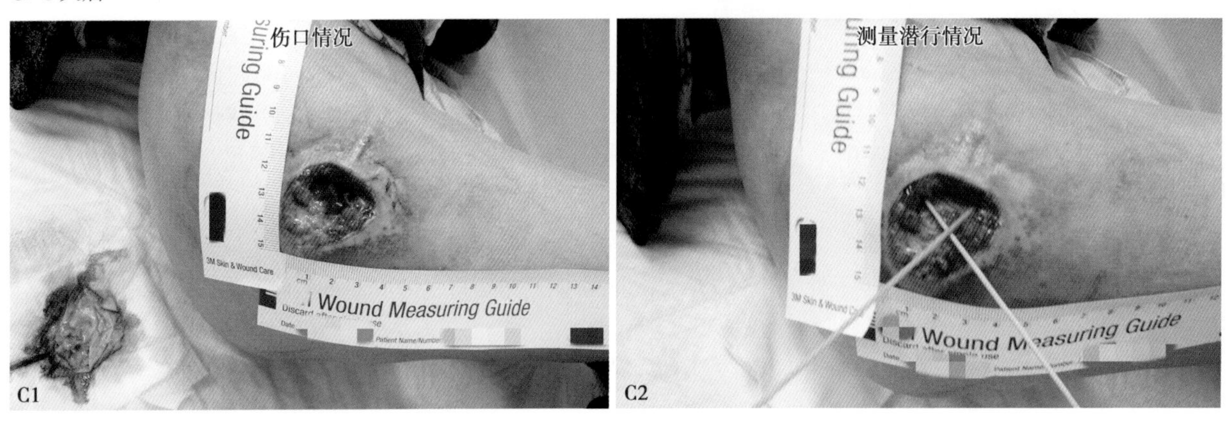

D. 29天后

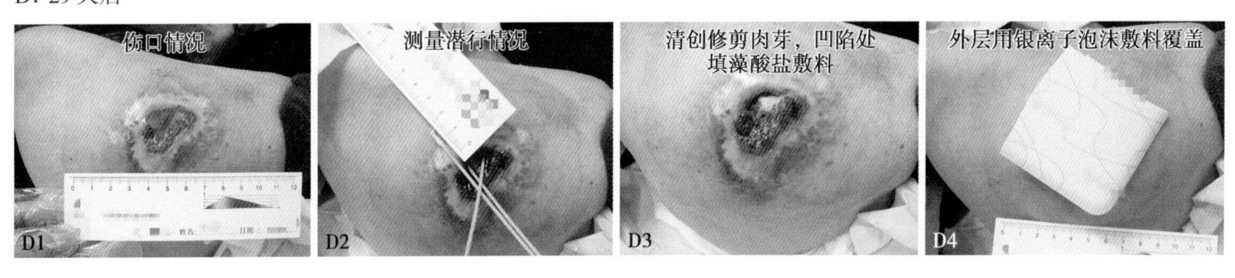

E. 46天后

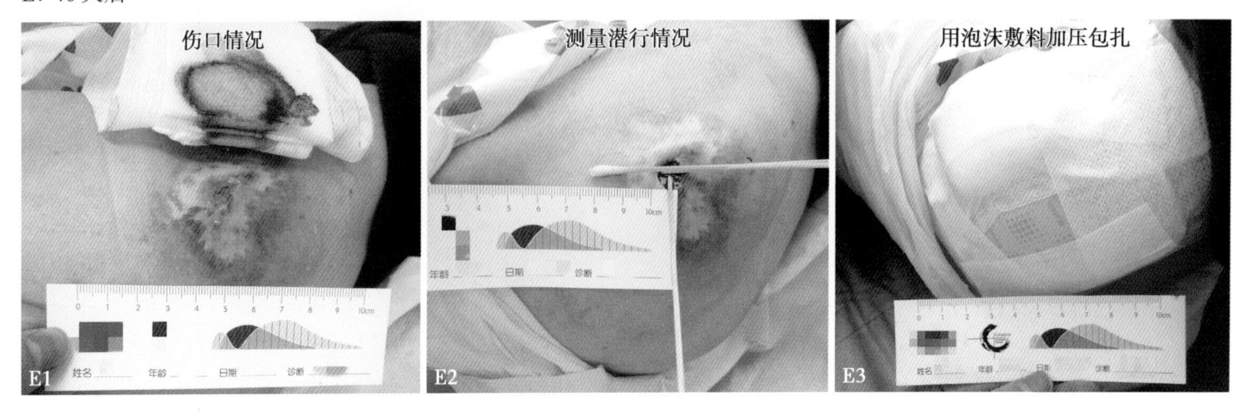

F. 50天后

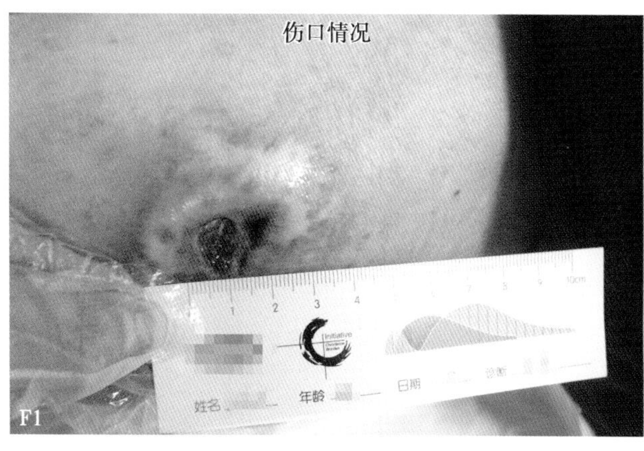

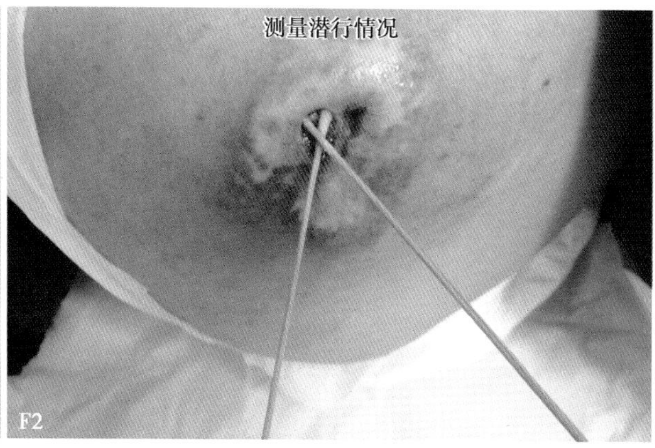

G. 73天后

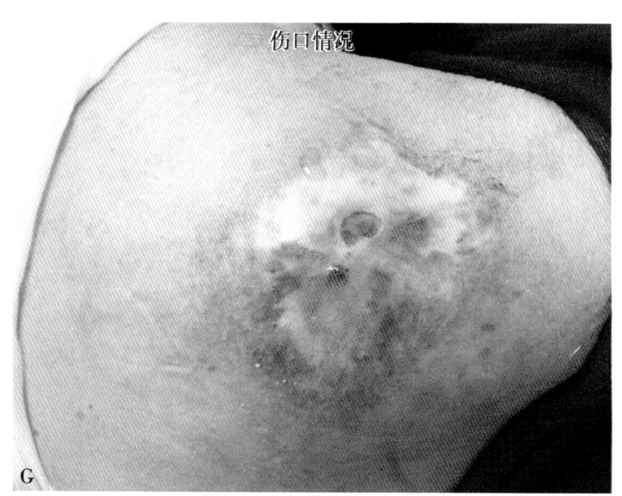

H. 91天后

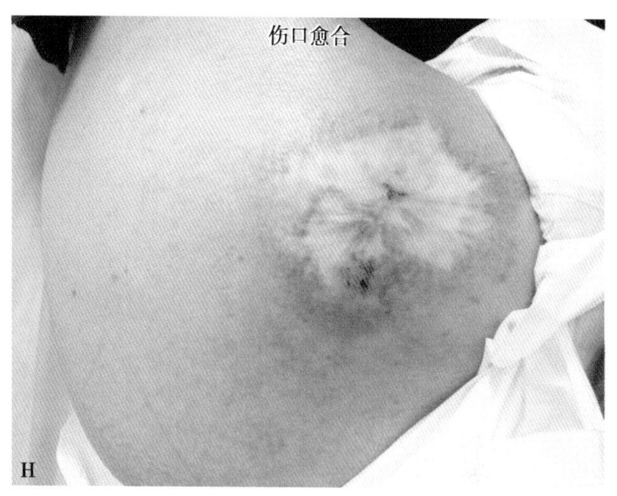

图2-5 右侧股骨大转子4期压疮保守治疗案例

案例3 4期压疮——左侧足跟

1. 临床资料 患者男性，68岁。主因“左侧足跟外侧4期压疮3月余”入院。既往脑梗死后遗偏瘫及血管性痴呆，家庭经济状况及依从性不佳。进食差，消瘦。

2. 接诊时伤口情况

（1）伤口床：左侧足跟外侧大小为3.0cm×2.5cm×2.0cm的4期压疮，基底75%黄色组织，25%红色组织。渗液量中等，黄褐色，无异味。

（2）伤口边缘：部分浸渍及明显卷边现象。

（3）伤口周围皮肤：浸渍现象明显。

3. 治疗方案

（1）全身治疗：营养支持，翻身减压指导。

（2）伤口治疗方案

1）清创：保守性锐器清创联合自溶性清创。

2）控制感染：早期选择含银敷料进行局部感染控制。

3）渗液管理：以藻酸盐敷料为主。

4）伤口边缘及周围皮肤管理：后期出现边缘内卷及周围皮肤浸渍现象，予以锐器修剪内卷边缘，周围皮肤用皮肤保护膜保护。

4. 愈合时间 共39天。

5. 治疗过程 见图2-6。

A. 接诊时

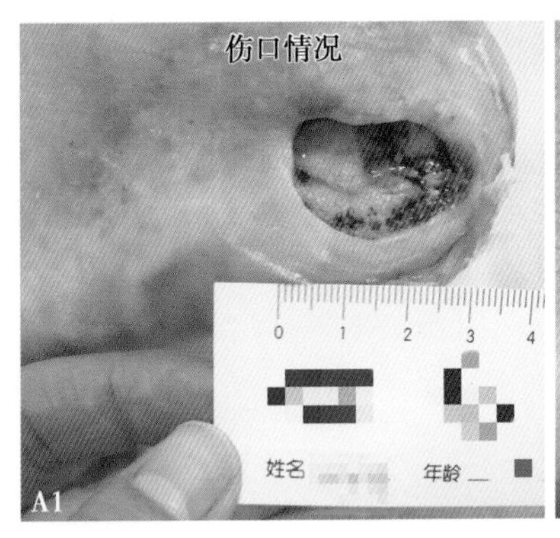

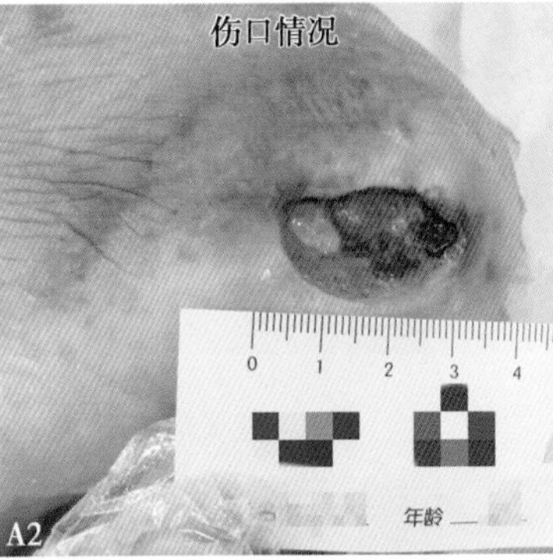

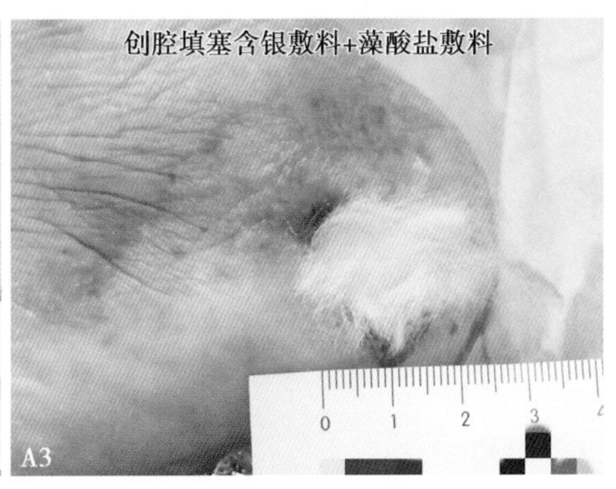

B. 4天后

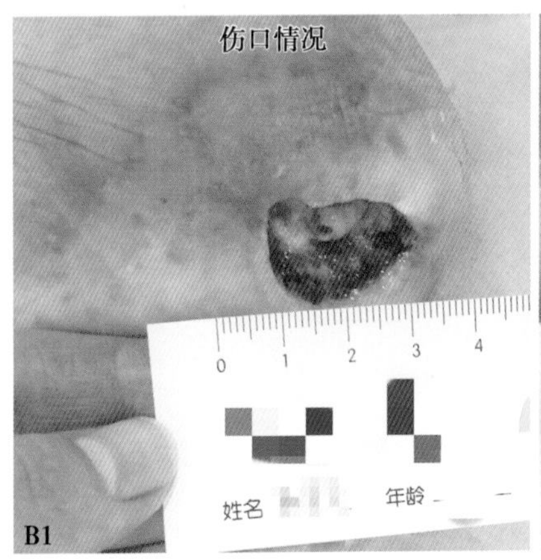

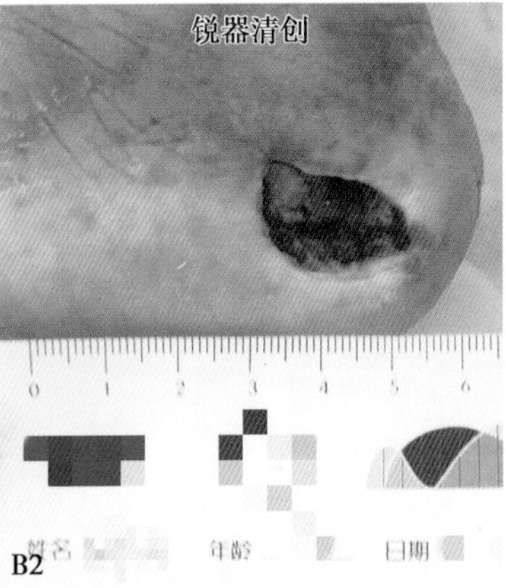

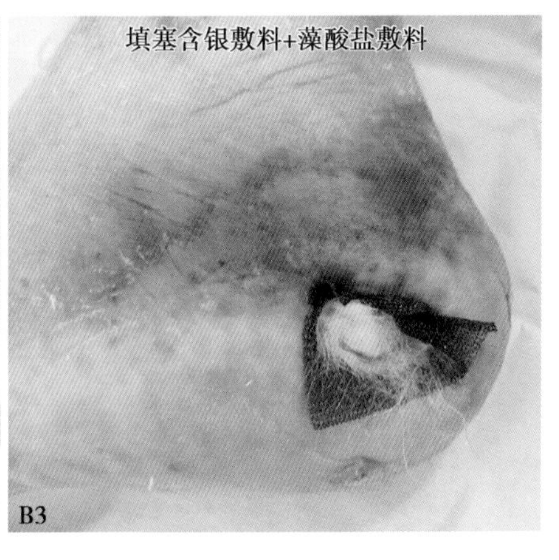

C. 11天后

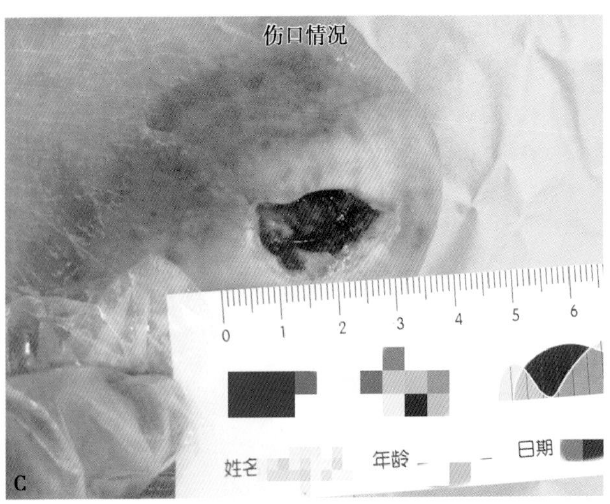

D. 15天后

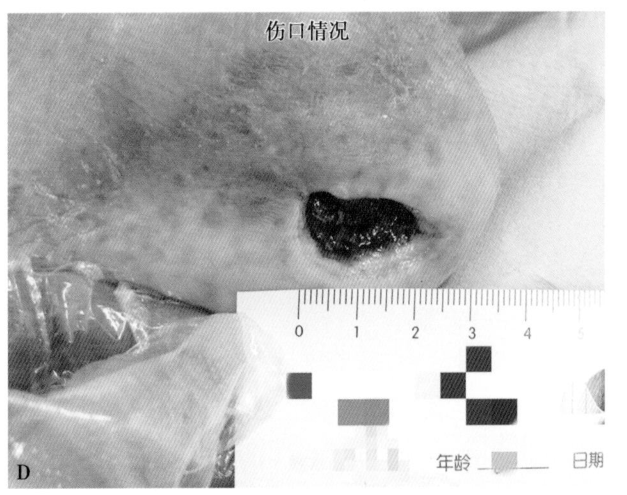

E. 39 天后

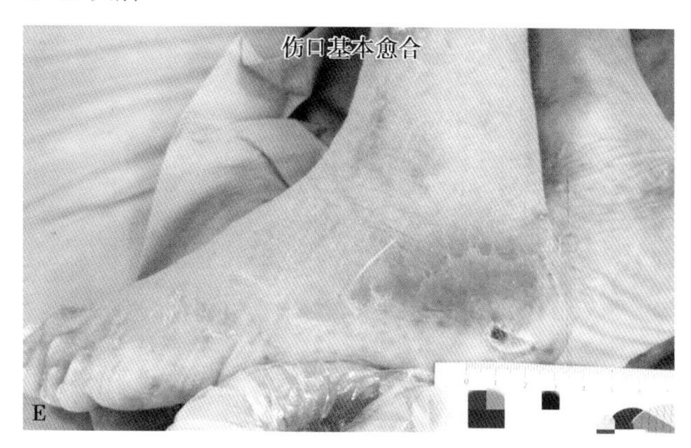

图 2-6 左侧足跟 4 期压疮保守治疗案例

案例 4 4 期压疮——骶尾部

1. 临床资料 患者女性，65 岁。身高 158cm，体重 36kg，体重指数 14.4kg/m^2，消瘦。患者因车祸伤导致右侧肱骨髁间骨折，在外院行右侧肱骨髁间骨折外固定支架及克氏针内固定手术治疗，术后 15 天出现寒战、高热，右上肢红肿、压痛、钉道流脓，患者在院外治疗时查出 2 型糖尿病，家庭支持不足，经济状况较差，家属缺乏压疮相关预防知识，未能做到定时翻身。患者营养摄入不足，每日以摄入半流质饮食为主，睡眠尚可，长期卧床 1 月余，出现肺部感染、骶尾部 4 期压疮。接诊时实验室检查结果显示白细胞 8.3×10^9/L，红细胞 3.28×10^{12}/L，血红蛋白 93g/L，白蛋白 22.58g/L，血糖（空腹）9.2mmol/L，血糖（餐后）18.0mmol/L，一般细菌培养（痰培养）为念珠菌；伤口培养为棒状杆菌。

2. 接诊时伤口情况

（1）伤口床：骶尾部大小约 5.0cm × 8.2cm × 2.5cm，可直接接触及肌肉层，基底 25% 红色组织，75% 黄色组织；渗液饱和、脓性液体、有异味。

（2）伤口边缘：11—12 点钟方向有 2～3cm 潜行，无卷边，肉芽老化。

（3）伤口周围皮肤：轻微红肿，皮温稍高，色素沉着。

3. 治疗方案

（1）全身治疗：敏感抗生素控制感染，营养支持，翻身减压指导。

（2）伤口治疗方案

1）清创：早期由于坏死组织与正常组织分界不清，不宜马上清创，待后期坏死组织与正常组织分界清晰明确后再予以锐器清创，去除坏死组织。

2）控制感染：选择含银敷料进行局部感染控制。

3）渗液管理及创腔填塞：以藻酸盐敷料为主。

4）换药指导：患者换药 49 天后，回家继续治疗，通过互联网进行远程指导。

4. 愈合时间 共 99 天。

5. 治疗过程 见图 2-7。

A. 接诊时

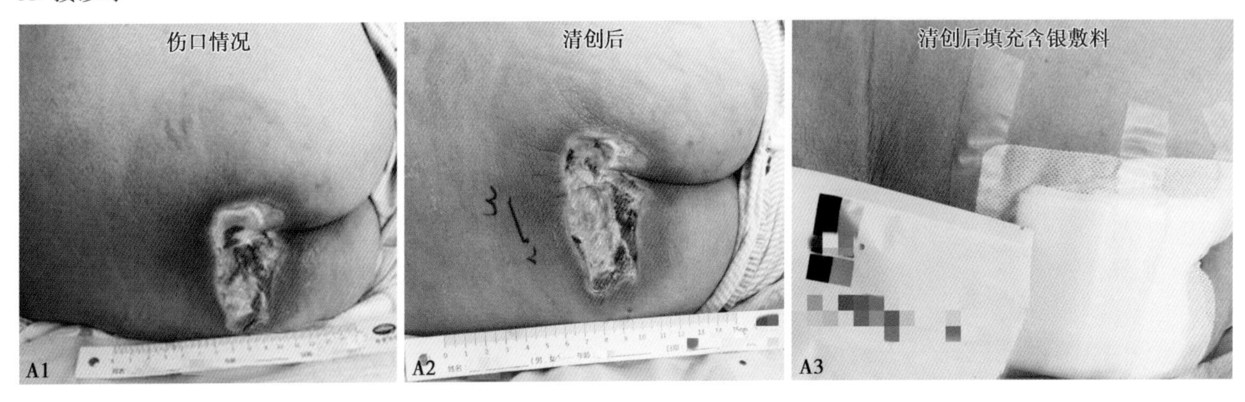

B. 2天后

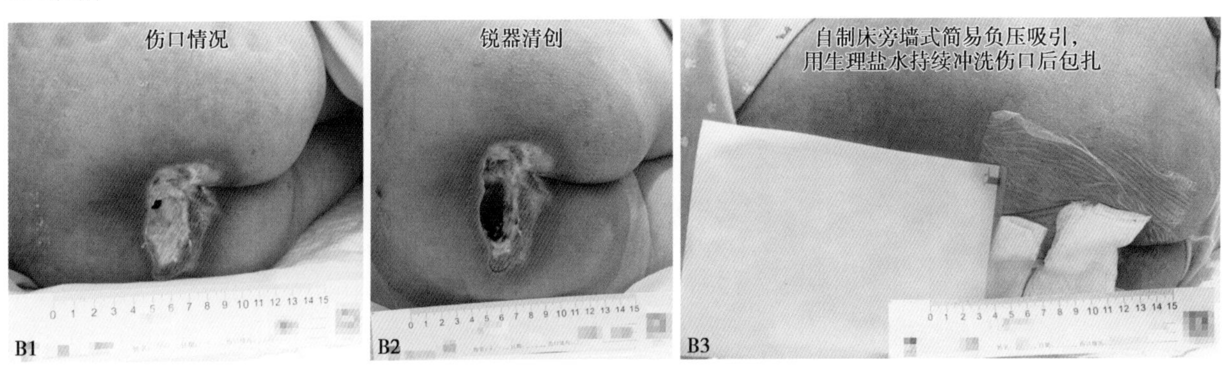

C. 6天后

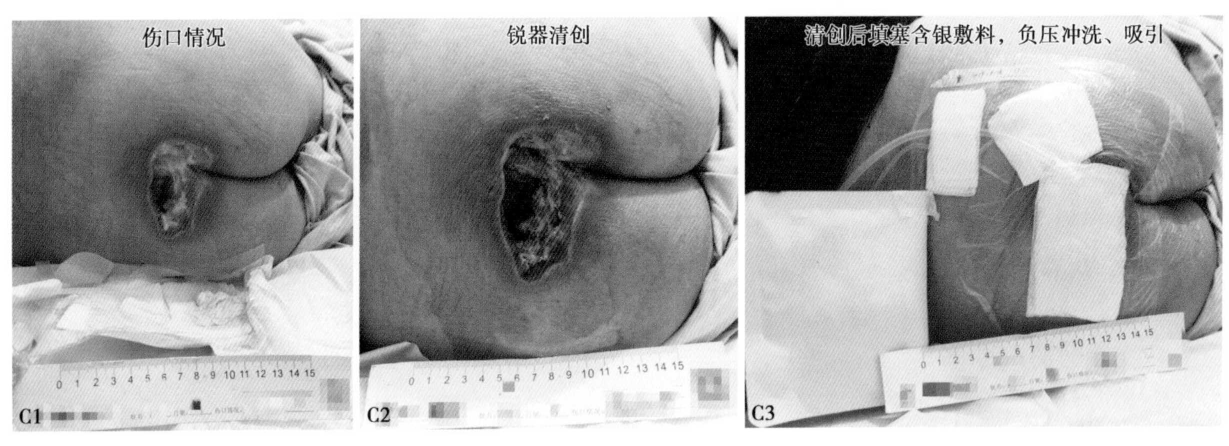

D. 22天后

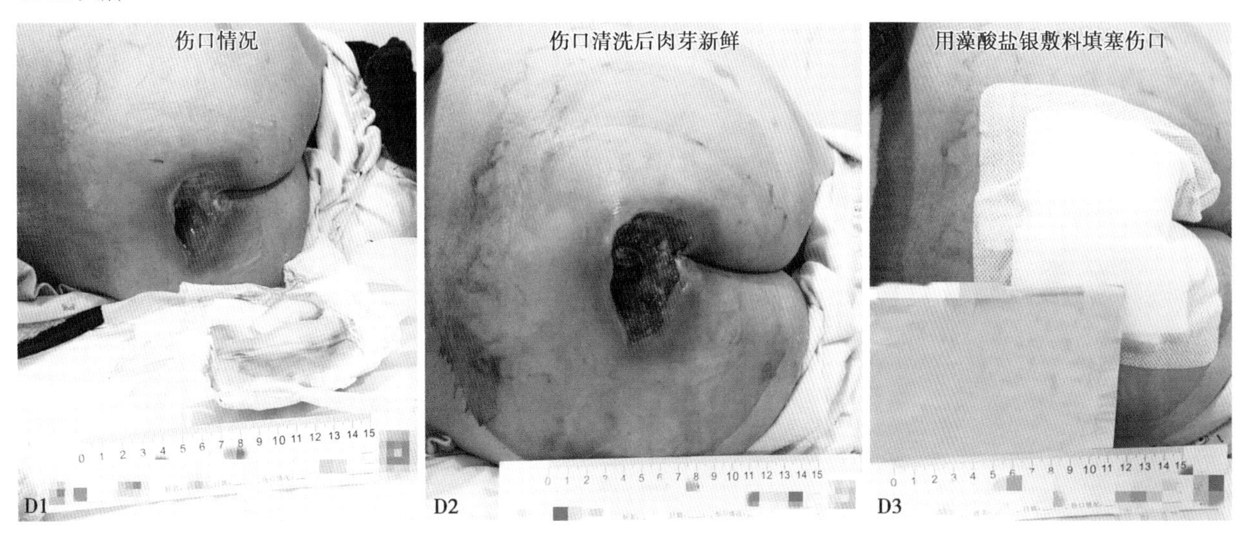

E. 34天后

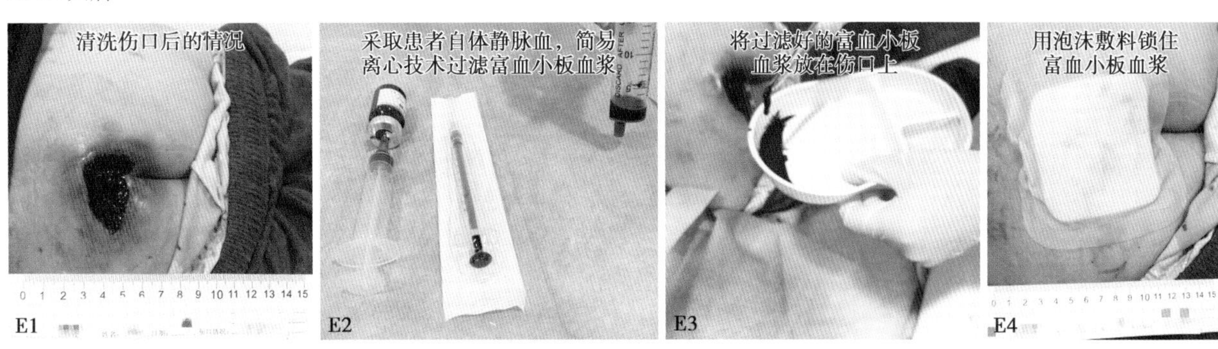

F. 49天后

G. 99天后

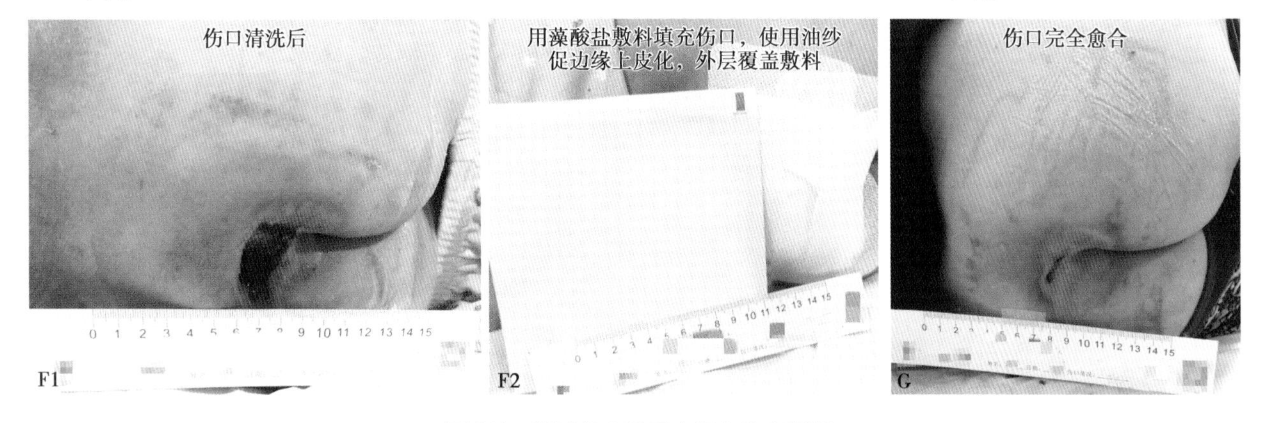

图2-7 骶尾部4期压疮保守治疗案例

案例5 不可分期压疮——骶尾部

1. 临床资料 患者男性，44岁。主因“泌尿系统感染、脑脊髓炎”入院。入院后查体发现患者骶尾部皮肤不可分期压疮与深部组织损伤共存。患者下肢肌力2级，下肢活动障碍，不能自主翻身及变换体位，腰以下感觉障碍。实验室检查：血常规示白细胞 $20.05 \times 10^9/L$，中性粒细胞 $16.18 \times 10^9/L$，血红蛋白104g/L；血生化示白蛋白32.4g/L，总蛋白58.0g/L；尿常规示白细胞20.3/高倍视野，红细胞24.9/高倍视野。

2. 接诊时伤口情况

（1）伤口床：骶尾部压疮为不可分期，与深部组织损伤共存，大小约17cm×7cm，累及肛门褶皱处，基底 50% 黑色和暗红色组织，25% 表皮缺失呈红色，25% 黄色组织，渗液量中等、黏稠，轻度异味，皮肤温度高于周围皮肤，患者肢体感觉障碍。

(2) 伤口边缘：不齐，边界不清。

(3) 伤口周围皮肤：组织红肿、硬结。

(4) 疼痛数字评分（numerical rating scale，NRS）：0 分。

3. 治疗方案

(1) 全身治疗

1) 控制感染：根据医嘱予抗感染治疗。

2) 营养支持：纠正低蛋白血症。

(2) 伤口治疗方案

1) 患者骶尾部压疮程度较深，分界不清，不宜立即清创处理，清洗伤口后，以银离子泡沫敷料局部换药，以达到抗菌、管理渗液、表浅伤口上皮化的目的，根据渗液情况，每周 2 次换药。

2) 对患者及家属进行压疮治疗过程中减压及变换体位的宣教，指导陪护人员协助患者翻身、活动，以达到有效减压的目的，指导患者加强营养摄入。

3) 选择合适时机清创，促进肉芽生长，促进伤口愈合。

4. 愈合时间 共 96 天。

5. 治疗过程 见图 2-8。

A. 接诊时

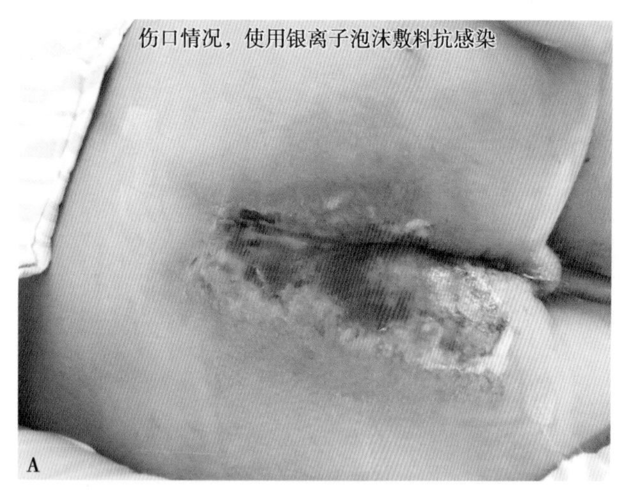

B. 5 天后

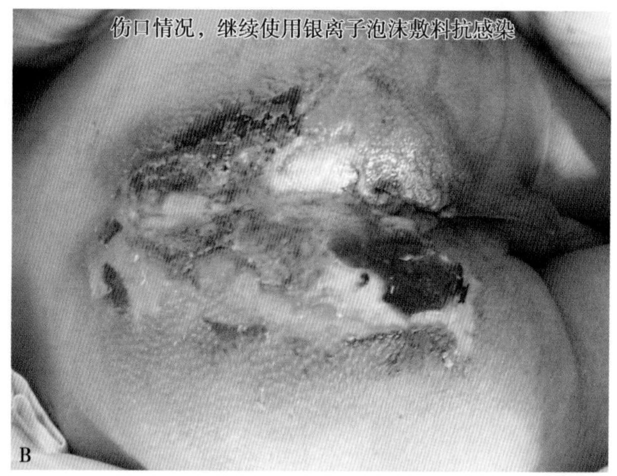

C. 9 天后

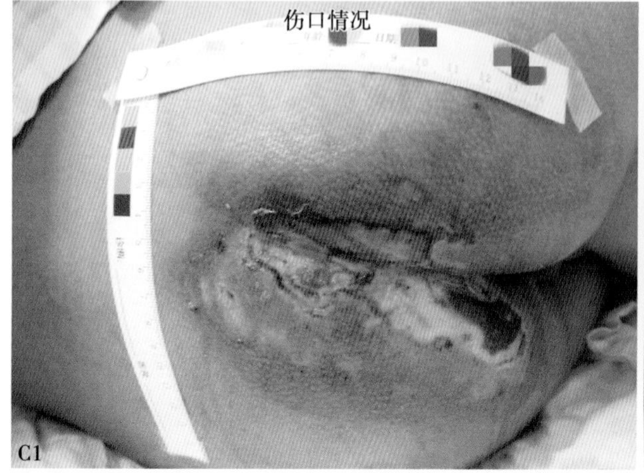

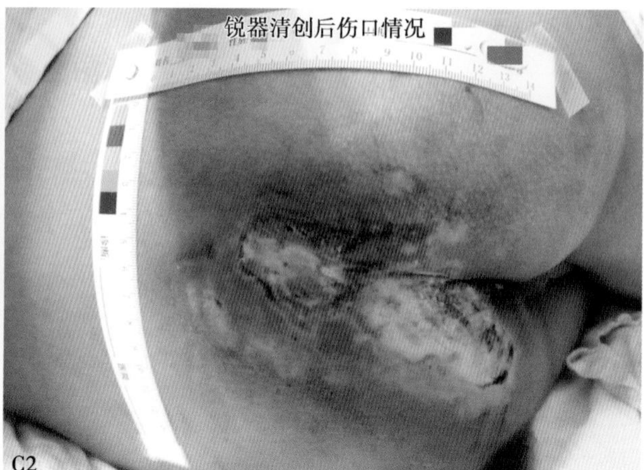

D. 19天后

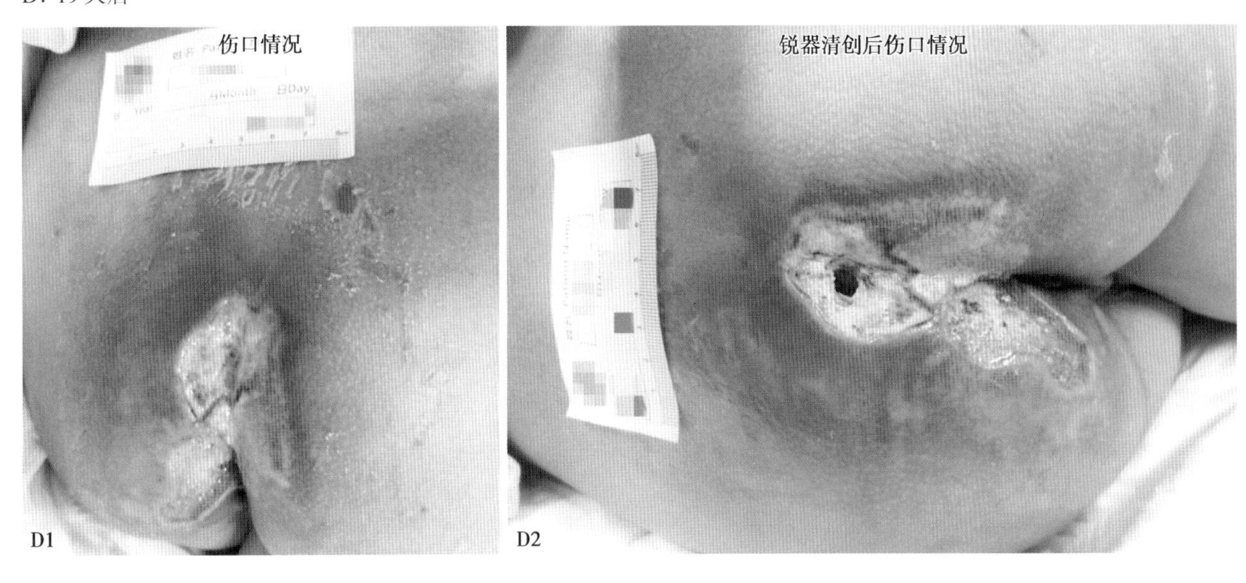

E. 35天后

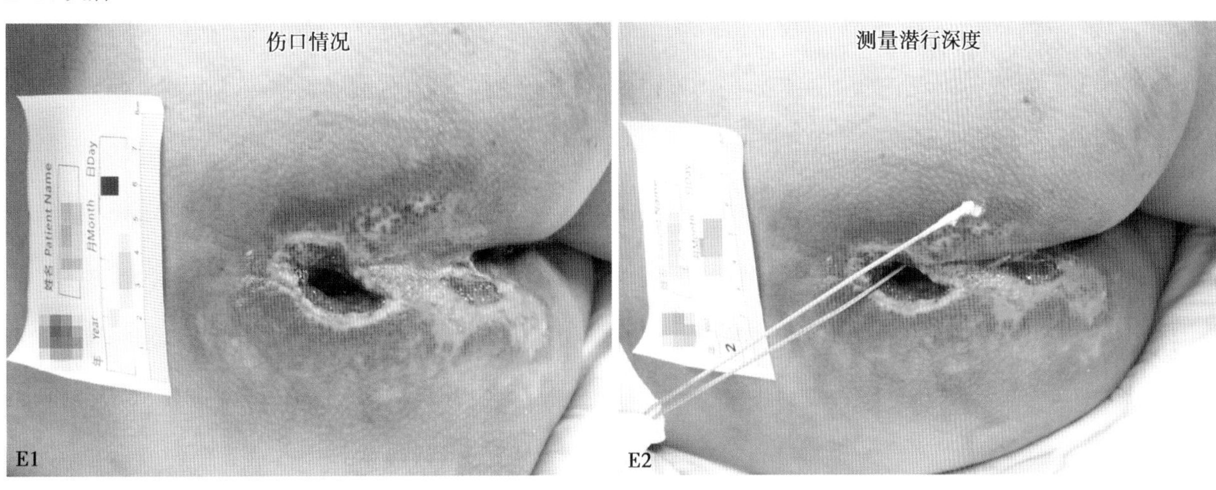

F. 50天后

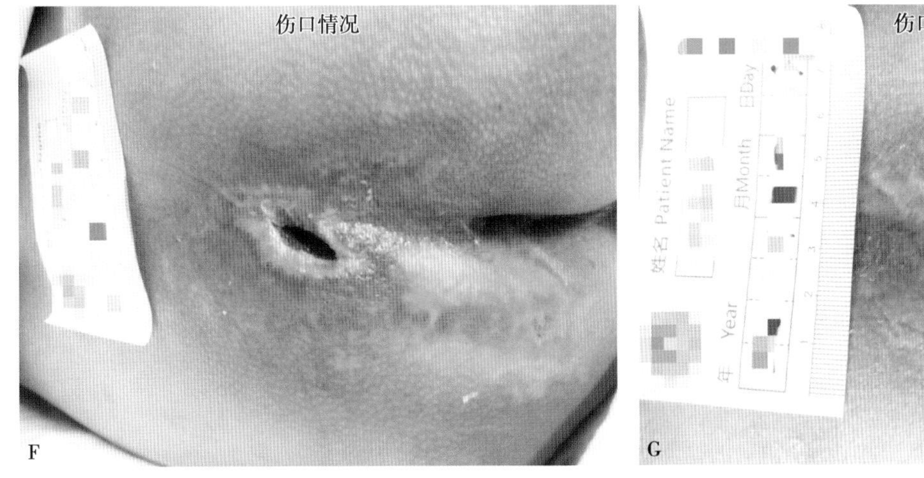

G. 96天后

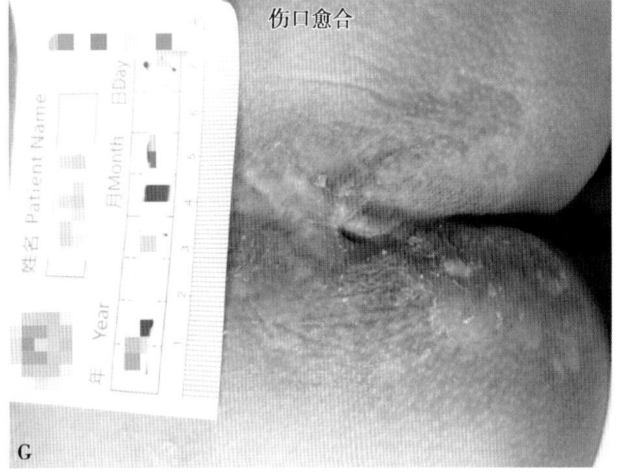

图 2-8 骶尾部不可分期压疮保守治疗案例

（王怀胜 曹 华 陈颂卿 何 芳 石玉兰）

参考文献

[1] GOULD L，STUNTZ M，GIOVANNELLI M，et al. Wound Healing Society 2015 update on guidelines for pressure ulers[J]. Wound Repair Regen，2016，24（1）：145-162.

[2] ANDERS J，HEINEMANN A，LEFFMANN C，et a1. Decubitus ulcers：pathophyaiology and primary prevention[J]. Dtsch Arztebl Int，2010，107（21）：37l-381.

[3] KOSIAK M. Etiology and pathology of ischemic ulcers[J]. Arch Phys Med Rehabil，1959，40（2）：62-69.

[4] HUANG L，WOO K Y，LIU L B，et al. Dressings for preventing pressure ulcers：a meta-analysis[J]. Adv Skin Wound Care，2015，28（6）：267-273.

[5] KAPLAN M，DALY D，STEMKOWSKI S. Early intervention of negativepressure wound therapy using vacuum assisted closure in trauma patients：impact on hospital length of stay and cost[J]. Adv Skin Wound Care，2009，22（3）：128-132.

[6] NIEZGODA J A. Combining negative pressure wound therapy with other woundmanagement modalities[J]. Ostomy Wound Manage，2005，51（2A Suppl）：36S-38S.

[7] TRACEY L Y，SUSAN M K，NANCY B，et al. An evidence-based cue-selection guide and logic model to improve pressure ulcer prevention in long-term care[J]. J Nurs Care Qual，2016，31（1）：75-83.

第三章

血管性溃疡

第一节 下肢静脉性溃疡

下肢静脉性溃疡又称下肢淤积性溃疡，是由静脉血压增高、静脉血液回流不畅及激发作用引起的小腿皮肤水肿、硬化和溃疡。此病呈慢性复发性过程，是静脉功能不全发展的最终结果。

一、发病机制

静脉性溃疡的基本病理生理变化是静脉压增高，启动细胞体液级联反应，随后通过基因放大这种级联反应。原发性和继发性疾病血流动力学异常导致疾病进一步发展。发病机制强调了静脉性溃疡病理生理学的两个相互联系但各自独立的方面，即开放性伤口导致慢性和病理性血流动力学改变。

深静脉反流可存在于原发性和继发性疾病中，而继发性深静脉反流存在于深静脉血栓后形成的疾病。长期的血流动力学异常会造成静脉高压，通过一系列级联反应，一些患者就会形成静脉性溃疡，伴随血流动力学改变，微循环发生变化，引起细胞分子机制的变化，包括炎症、蛋白水解活性增加和纤维化。在深静脉血栓形成后疾病中，炎症是部分血栓形成的启动因素，并持续存在于血栓的溶解过程中。

在血栓形成和溶解的过程中，静脉高压使机体产生一系列变化，包括血管内皮生长因子、基质金属蛋白酶、炎症因子、白介素、纤溶酶、纤溶酶原激活物和抑制物等的增加。具体的病理生理改变过程为随着静脉压的增高，毛细血管后循环扩张，进一步造成毛细血管扩张扭曲，从而引起血管内皮细胞功能失调和交感神经、副交感神经功能失调，大量纤维蛋白原、红细胞、球蛋白和其他分子从血管中渗出到组织间隙，造成淋巴系统功能失调，进而导致小腿肌肉泵功能失调；同时白细胞开始黏附和嵌入血管壁，导致局部炎症，形成毛细血管血栓；同时血管内皮生长因子水平升高，毛细血管局部再生，但组织的修复能力大大降低；转化生长因子表达和生成显著增加，使纤溶酶、基质金属蛋白酶水平升高，破坏血管壁弹性，局部组织进行重塑；炎症刺激成纤维细胞生长加快，造成炎症组织的纤维化，从而减少踝部血液灌注，最终形成溃疡。这些改变进一步造成静脉壁和静脉瓣膜损伤。在原发性慢性静脉疾病中，静脉壁和瓣膜损伤可发生在血流动力学异常之前。

无论导致静脉壁和静脉瓣膜损伤的因素是原发性慢性静脉疾病还是血栓造成的血管栓塞，血流动力学异常均在慢性静脉疾病演变成早期溃疡的过程中起重要作用。在慢性静脉疾病中基本的血流动力学异常为反流、阻塞、腓肠肌泵功能下降，这三者之间的相互作用是复杂的，反流的程度、阻塞的解剖位置、反流与阻塞是否同时出现在同一侧肢体等都决定了疾病的不同严重程度和发病机制。

二、分类

静脉性溃疡按照由原发性疾病或继发性疾病导致分类。原发性静脉性溃疡一般认为是由原发性大隐静脉曲张或原发性深静脉瓣膜功能不全引起。继发性静脉溃疡包括深静脉血栓后综合征、巴德－基亚里综合征、动静脉瘘等疾病导致的溃疡。

三、病因

1. 下肢静脉功能不全 下肢静脉的许多疾病都与溃疡形成有关，包括静脉流出道阻塞、血栓形成、深静脉或交通静脉瓣膜功能不全等，但哪一个为根本致病原因长期存在争议。直到20世纪80年代后，学者对这一领域的大量研究发现，下肢静脉性溃疡的主要病因是深静脉功能不全引起的静脉压升高，这一观点目前已得到公认。

2. 纤维蛋白病理性沉着及纤溶活性降低 1982年Burnand等提出了“纤维蛋白袖套”学说。该学说认为，由于静脉压持续升高使血管内皮细胞间隙增宽，从而有利于纤维蛋白原渗出，进而在毛细血管周围包绕沉积形成“纤维蛋白袖套”。这一屏障妨碍氧扩散，造成局部组织缺氧和溃疡形成。Burnand的研究和学说很快得到国内外众多学者的肯定。研究已证实，下肢静脉疾病的皮肤营养障碍程度与毛细血管周围纤维蛋白的沉积及严重程度密切相关。可以认为，纤维蛋白的病理性沉积是皮肤营养障碍的病理基础。众所周知，担负清除纤维蛋白功能的是纤溶酶原 - 纤溶酶、组织型纤溶酶原激活物（tissue-type plasminogen activator，t-PA）、纤溶酶原激活物抑制物（plasminogen activator inhibitor，PAI）组成的纤溶系统。t-PA减少可以导致去纤维蛋白的能力下降。在静脉性溃疡的患者中，t-PA活性明显下降，而PAI则相对升高。这就使沉积在毛细血管周围的纤维蛋白难以清除。根据这一理论，临床上已开发出重组人t-PA药物并已在溃疡患处局部使用，效果令人满意。

3. 腓肠肌泵功能不全 正常肢体腓肠肌每收缩一次排血量为60～90ml，可使足部静脉压下降8kPa。而在深静脉瓣膜功能不全的患者中，大多存有腓肠肌泵功能的异常，其射血分数仅为正常者的10%～15%。静脉性溃疡的发病率、静脉血反流程度，以及腓肠肌泵射血分数降低程度，这三者之间存在密切关系。当深静脉中度反流时，下肢溃疡的发病率约为40%；而当深静脉重度反流时，下肢溃疡的发病率高达58%。因此可以认为，下肢静脉高压的形成是由静脉瓣膜功能不全造成的血液反流和腓肠肌泵功能不全造成射血分数降低的共同结果。

4. 局部炎症反应能力降低 1988年Coleridge Smith等提出“白细胞俘获”理论。这一理论认为静脉高压可使下肢毛细血管渗透压增高，导致血液浓缩高凝、血流速度减慢，迂回的毛细血管袢可以“俘获”大量白细胞，从而阻碍携氧红细胞通过。进一步的试验发现静脉疾病患者外周血液中白细胞减少，但是预想组织缺氧的结论却并没有被证实。然而最近的研究却发现，下肢静脉性溃疡患者患处局部各类黏附分子表达降低，如细胞间黏附分子 -1（intercellular adhesion molecule-1，ICAM-1）、内皮细胞白细胞黏附分子 -1（endothelial leukocyte adhesion molecule-1，ELAM-1）、血管细胞黏附分子 -1（vascular cell adhesion molecule-1，VCAM-1）等。这些黏附分子表达降低将导致单核细胞、淋巴细胞和内皮细胞向溃疡区域的移行能力减弱，削弱了炎性修复能力，进而影响溃疡的愈合。这一发现也为今后的治疗开辟了新的空间。

5. 其他 静脉性溃疡之所以难以治愈，主要是因为引起溃疡的原因较为复杂，且常为多种因素共同参与。例如，静脉性溃疡患者多为老年人，他们中很多伴有充血性心力衰竭、糖尿病、关节炎、深静脉血栓形成或肥胖等，这些因素常使慢性静脉功能不全进一步加剧，导致溃疡形成或溃疡迁延不愈。另外，营养不良特别是缺少胡萝卜素、维生素A和锌等都会造成溃疡难以愈合。此外，静脉性溃疡如果伴有动脉性疾病，形成动 - 静脉混合性溃疡，则也将使溃疡难以愈合。当然，局部淋巴回流情况也要特别注意，如果病变导致淋巴回流障碍，患肢局部水肿就会加剧，周围皮肤也有可能形成脂质硬化性皮炎，影响溃疡愈合。不容忽视的是血管炎、红斑狼疮等免疫性疾病，通常会使溃疡的治疗更加棘手。

四、临床表现

静脉性溃疡多发生在小腿下1/3，以内踝、外踝或胫骨前区最常见。溃疡形状不规则，大小不等，直径常为3～4cm，也可较大，甚至围绕全小腿。溃疡数目常为1个，也可为数个。溃疡基底部有暗红色不健康的肉芽组织及程度不等的渗液；周围皮肤萎缩硬化，有皮炎和色素沉着，常伴有水肿和炎症，附近可见曲张的静脉。血栓引起的溃疡常见假上皮样增殖，基底水肿伴有浆液性渗出或腐肉。有时溃疡周围因毛细血管增生、淋巴阻滞、真皮乳头延长导致息肉样肥厚性损害。溃疡伴疼痛，遇冷时减轻；小腿抬高时减轻，而放下后加剧。静脉性溃疡病程长，愈合后在原处或别处又可出现溃疡。小腿静脉性溃疡常可发生静脉周围炎、血栓性静脉炎或复发性蜂窝织炎。疼痛、活动受限、小腿下垂及治疗不当，最终导致关节纤维化强直，下肢固定于一定位置及踝内翻等。

五、诊断

1. 双功能彩色多普勒超声　双功能彩色多普勒超声可以反映浅静脉和深静脉系统是否有阻塞或反流，能动态观察瓣膜活动情况及瓣膜形态，也可以显示腓肠肌收缩时交通静脉是否存有外向血流。双功能彩色多普勒超声是血管外科重要的无创检查设备，其价值越来越得到临床医师的肯定。

2. 空气体积描记仪　空气体积描记仪可以检测下肢静脉充盈时间、射血容量、残余容量、射血分数和残余容量分数等，能较好地反映腓肠肌泵功能状态。此外，也可以检测足静脉容量，作为静脉病变术后复发的重要依据。

3. 静脉造影　静脉造影可以比较直观地反映静脉系统病变状况，对治疗的选择有极大的帮助，因此它是目前最常用的静脉疾病检查手段，是下肢静脉系统疾病诊断的金标准。在诊断下肢静脉性溃疡中，静脉造影辨别交通静脉病变实用可靠，具有非常重要的价值。

4. X 线检查　病变局部 X 线片是下肢难治性静脉性溃疡患者另一项不可或缺的检查方法，它可以发现骨髓炎、骨肿瘤或异物残留等一些影响溃疡愈合的因素。此外，X 线检查对影响腓肠肌泵功能的踝关节限制性病变的诊断有明确的帮助，对治疗也有指导意义。

5. 实验室检查　实验室检查主要帮助鉴别非静脉性因素导致的下肢溃疡，如血糖和一些免疫指标的检测等。此外，它也可以检测影响凝血时间的相关指标，特别是纤维蛋白原、凝血因子Ⅷ、血管性血友病因子（von Willebrand factor，vWF）和 PAI 等指标的水平，以提供相应的治疗依据。

六、治疗

（一）药物治疗

目前报道，许多药物对下肢静脉性溃疡的愈合有促进作用，它们中有的通过口服、肌内注射或静脉注射作用于全身，有的直接作用于溃疡局部。但总的来说，药物治疗静脉性溃疡有效的证据仍十分有限。

1. 全身用药　舒洛地特（sulodexid）是一种具有纤溶酶原和抗血栓形成活性的药物，有报道舒洛地特联合绷带加压疗法可明显加快溃疡愈合。己酮可可碱（pentoxifylline）联合加压绷带使用时与单用加压绷带时相比，静脉性溃疡的愈合时间明显缩短，而大剂量己酮可可碱对加速溃疡愈合有效。类黄酮成分（flavonoid fraction）含有 90% 布枯苷素和 10% 橘皮苷，可以抑制前列腺素和自由基合成，减少缓激肽介导的微血管渗出并抑制白细胞激活、诱捕和移出。微粒纯化的类黄酮片段（地奥司明）结合局部护理和加压治疗，可以明显提高溃疡治愈率，且有较高的效 - 价比。

2. 局部用药　临床观察到溃疡渗液在局部使用凝血因子Ⅷ后明显减少，实验发现凝血因子Ⅷ可以降低血管内皮通透性，促进静脉性溃疡的愈合。

（二）加压疗法

加压疗法是静脉性溃疡保守治疗的重要措施。其原理主要是通过对小腿施加压力达到减少静脉反流、促进回流、增加腓肠肌泵功能，以及减轻淤血和水肿的目的。在加压治疗前，至关重要的是测量踝肱指数（ankle brachial index，ABI）以排除动脉疾病。治疗静脉高压需要的合适压力尚不清楚，但在踝部施加 35～40mmHg 的外压对预防毛细血管渗出是必要的。间歇性气囊加压疗法是近年发展起来的一种加压疗法，能明显增加有溃疡小腿的动脉周围阻力和皮肤血流，使静脉性溃疡下肢皮肤血流重新分布，特别是表浅毛细血管的灌注，从而促进静脉性溃疡的愈合。

（三）小腿肌肉锻炼

由于许多静脉性溃疡患者存在腓肠肌泵功能减弱，可以通过体育锻炼改善下肢血流动力学情况，达到促进溃疡愈合的目的。患者接受连续 8 天腓肠肌等张训练（跖屈运动）后，下肢静脉射出容量和射出分数均明显高于对照组，说明小腿肌肉功能锻炼可以改善腓肠肌泵的射血能力和溃疡肢体的血流动力学。

（四）手术治疗

1. 硬化剂注射 主要是针对浅静脉曲张的微创手术。硬化剂注射可以导致内皮细胞的水肿和破坏。硬化剂可以分为渗透性的、清洁的或腐蚀性的。硬化剂种类、浓度及使用数量由静脉的类型和大小决定。溃疡周围大静脉的硬化治疗通常使用 3% 十四烷基硫酸钠或 3%～4% 聚乙二醇单十二醚。

2. 浅静脉手术 是治疗静脉性溃疡最基本的和不可或缺的手段。常用方法包括隐静脉结扎、抽剥，电凝法，激光或射频腔内闭塞等，尤其是溃疡周围的缝扎及溃疡区的缝扎有利于溃疡愈合。

3. 深静脉瓣膜重建手术 是针对深静脉反流的手术，目的是减轻下肢深静脉瓣膜功能不全引起的静脉高压。近年来多种深静脉瓣膜重建手术应用于临床，主要包括静脉内和静脉外瓣膜成形术、自体带瓣静脉段移植术或移位术、静脉外瓣膜包裹缩窄及腘静脉外肌袢成形术等。

4. 交通静脉结扎手术 是针对交通静脉功能不全的手术，目的是阻断交通静脉内的异常反流。腔镜筋膜下交通静脉结扎术在治疗效果上已完全可以与传统的 Linton 手术相媲美，且具有安全、创伤小、操作简便和并发症少等优点，已成为治疗静脉性溃疡的首选方法而被广泛应用。

5. 皮肤移植 当溃疡较大时，可同时或延迟行皮肤移植，以加快溃疡的愈合。常用的方法包括自体移植（移植皮肤可来源于患者正常皮肤，也可来源于在敷料上生长的患者皮肤细胞），同种异体移植（来源于在生物工程材料上生长的供体皮肤细胞）和异种移植（来源于其他动物的皮肤，如猪等）。无论哪种方法，均应在植皮前彻底清创，切除溃疡，待伤口清洁、新鲜肉芽组织生长良好时，再进行皮肤移植覆盖伤口。组织工程已可制造活体组织用于表皮创伤的修复和皮肤替代。真皮移植也可促进静脉性溃疡愈合。复发和较大的静脉性溃疡，游离皮瓣移植具有较好的效果。

七、预后

下肢静脉性溃疡是一种慢性疾病，复发率高达 70%。在不考虑基础静脉疾病的情况下进行皮肤移植，不是一种长期的解决方案，溃疡易复发。因此，即使伤口已经愈合，也必须进行长期维持治疗，已愈合或已手术修复的静脉性溃疡，患肢仍应接受持续性、永久性弹力袜治疗。

八、静脉性溃疡及其复发的预防

1. 避免长时间站或坐，应经常做腿部抬高、放下的运动。
2. 经常抬高双腿，高于心脏水平，并维持膝盖弯曲，以促进腿部血液循环。
3. 避免经常提超过 10kg 的重物。
4. 保持正常体重，以免因超重使腿部静脉负担增加。
5. 每晚检查小腿是否肿胀。
6. 戒烟。
7. 保持足部及腿部清洁，避免受伤。
8. 如腿部皮肤比较干燥，应遵医嘱涂药。
9. 晚上睡觉时，将腿垫高约 15cm。
10. 养成每天穿着医用弹力袜运动腿部 1 小时的习惯，散步、快走、骑自行车、跑步均可。小腿静脉压过高的患者，应在每天起床后就穿上弹力袜，晚上睡觉时再脱下。

第二节　下肢动脉性溃疡

下肢动脉性溃疡是动脉硬化闭塞症并发症之一。动脉粥样斑块及其内部出血或斑块破裂，继发性血栓形成而逐渐产生管腔狭窄或闭塞，导致患肢缺血、影响下肢的血供，引起患者运动功能障碍，出现静息痛、溃疡或坏疽。

一、发病机制

下肢动脉性溃疡通常是由下肢周围动脉疾病引起的皮肤溃疡病变。周围动脉疾病（peripheral artery disease，PAD）是导致周围动脉闭塞的动脉粥样硬化疾病，表现为潜在或存在肢体缺血的各种症状和体征。动脉粥样硬化闭塞的临床表现（无论病因如何）是由肌肉组织缺乏血流灌注影响组织代谢，导致受影响的肌群疼痛。重症下肢缺血（critical limb ischemia，CLI）是指由下肢动脉硬化、闭塞等病变导致的肢体缺血性静息痛和组织损害，其机制为长期血液供应不足导致严重肢体缺血，并引起一系列病理生理反应，最终导致静息痛或腿部的组织营养性病变，包括下肢远端缺血性溃疡或坏疽。因此，CLI 被认为是“终末期”的 PAD，具有高病死率、高致残率的特点。该疾病的特征表现缺血性溃疡通常以轻微的创伤性伤口开始，由于血液供应不足难以满足愈合组织增加的需求而无法愈合。此外，缺血性溃疡（通常涉及足部）有感染的风险并可能导致骨髓炎。卧床的患者，可能会出现下肢压力性溃疡，并且无法通过标准疗法治愈。由于动脉缺血性溃疡在发现时，患者通常已处于 CLI 状态，因此在患者 PAD 的早期发现和及时有效治疗尤为重要。

二、临床表现

动脉性溃疡是由于动脉阻塞引起的灌注不足的结果。阻塞可能由影响大动脉或中动脉的动脉粥样硬化（即周围动脉疾病、糖尿病）或影响小血管的各种其他疾病（如血栓闭塞性脉管炎、血管炎、硬皮病）引起。

患者经常抱怨休息时肢体疼痛，并且随着肢体和活动的增加而加重疼痛。患者通常会在肢体处于依赖位置时出现症状缓解，并且可能会观察到特征性依赖性红斑。

（一）外观特征

多位于骨隆突处和其他可能出现压力和皮肤剪切力的区域，包括足趾间、足趾尖、足趾头、外踝或重复性创伤部位，如与鞋的接触点；溃疡伤口可浅可深；伤口可能是苍白、灰色或黄色，几乎没有新组织生长或肉芽组织的迹象；可能存在组织坏死或蜂窝织炎，并且通常伴有干燥的坏死性焦痂；可能存在暴露的肌腱或骨；可能出现少许渗出物；伤口周围皮肤可见苍白或紫癜，通常有光泽和紧绷；可以观察到足踝或足部毛发脱落。

肢体缺血会改变皮肤的外观。当患者的足部抬高（苍白或白色）或降低（发红）时，患者可能会注意到肤色改变的焦点区域。如果血液供应低于满足最低代谢要求所需，以皮肤变色开始的局部缺血区域可能会发展为全层皮肤坏死，进而进展到更深的组织。

蓝趾综合征通常是由来自近端动脉的脱落血栓或栓子将远端小动脉堵塞，影响足部部分区域血供导致的一种综合征。如果存在严重的 PAD，病灶区域可能会发展为非愈合性溃疡或坏疽。

（二）下肢疼痛

下肢疼痛是动脉性溃疡患者的主要症状，患者可能会抱怨小腿、大腿或臀部疼痛，并伴有间歇性跛行、非典型腿部疼痛或前足不断加重，并因下垂或停下休息而缓解。

1. 间歇性跛行　间歇性跛行在运动时发生，休息时缓解。跛行症状的严重程度取决于下肢动脉的狭窄程度、侧支血管通道的有效性和肌肉运动的活力。跛行的典型症状表现为在一定步行距离后开始的劳累性腿部疼痛，导致患者停止行走，并在休息 10 分钟内消退、允许患者再次恢复行走，通常在相同距离之后疼痛复发。跛行可以单侧或双侧呈现，如臀部、大腿、小腿或足部疼痛，单独或组合。疼痛位置与 PAD 相应解剖部位之间的关系通常如下。

（1）臀肌跛行：髂内动脉闭塞的患者可能会抱怨臀部疼痛或臀部花斑样改变，以及在某些情况下大腿跛行。臀部疼痛可能导致行走时臀部或大腿无力。患者单侧或双侧腹股沟股动脉脉搏减弱，严重时足以导致双下肢跛行，若为男性通常还伴有勃起功能障碍。Leriche 综合征包括间歇性跛行、股动脉搏动缺失或减少，以及勃起功能障碍。但由于远端动脉侧支循环尚可，臀肌跛行的患者发生足趾远端缺血性溃疡的可能性较小。

（2）大腿跛行：股动脉的动脉粥样硬化闭塞可能引起大腿、小腿或两者的跛行。有股浅动脉或腘动脉疾病的患者腹股沟脉搏正常，但远端脉搏减少。

（3）小腿跛行：小腿跛行是最常见的主诉。它通常被描述为不断升级的疼痛，通过休息缓解。小腿上部 2/3 的疼痛通常是股浅动脉狭窄引起的，而小腿下部 1/3 的疼痛是腘动脉重度狭窄或闭塞引起的。

（4）足部跛行：足部跛行通常伴有胫骨和腓骨血管的闭塞性疾病。由于受累血管已经是终末端血管缺乏侧支循环，此类跛行与小腿跛行最容易合并或发展为足趾缺血性溃疡。

2. 非典型肢体疼痛 PAD 患者由于合并其他疾病、缺乏身体活动和对疼痛感知的改变，非典型症状的疼痛可能比经典跛行更常见。有多种合并症的患者，有时难以鉴别关节炎、神经病变、椎管狭窄、纤维肌痛、他汀类药物诱导的肌痛和来自 PAD 的肢体疼痛。PAD 引起的肢体疼痛起源于肌肉，典型或非典型的疼痛应遵循运动诱导和休息缓解的激发和消退模式，具有重复性。然而，在将非典型症状归因于 PAD 之前，必须考虑其他下肢疾病。

3. 缺血性静息痛 这类疼痛是 CLI 的典型表现。肢体灌注严重减少可产生弥漫性缺血导致缺血性静息痛。缺血性静息痛通常局限于前足和足趾，并且不易被镇痛药控制。下肢抬高会导致缺血性静息痛或使其恶化，当患者倾斜时通常更加严重。发生缺血性溃疡或坏疽的患者，疼痛可能更局限。患者经常发现将足悬在床边缘上可以缓解疼痛，或者依赖肢体灌注的重力作用在房间内走动以缓解疼痛。肢体血流的慢性减少还可导致叠加缺血性神经性疼痛，其经常被描述为肢体悸动或灼烧感和 / 或严重的疼痛。在糖尿病患者中，区分糖尿病神经病变与合并的缺血性病变可能是困难的。

4. 严重的弥漫性疼痛 弥漫性急性肢体缺血的特征是突然发作的肢体疼痛进展为麻木，最后四肢麻痹，伴有皮肤苍白、感觉异常、皮肤冰凉和无法触及脉搏。在 PAD 患者中，弥漫性缺血可能是由于慢性动脉粥样硬化继发血栓形成血管闭塞，或先前置入的血管支架中有血栓形成。

三、诊断

缺血性溃疡是 CLI 的典型表现，1982 年 Bell 等首次将 CLI 定义为患者踝动脉压（ankle pressure，AP）<40mmHg 伴有静息痛，或者 AP<0mmHg 伴有组织缺血坏死。但当时未将存在下肢缺血的糖尿病患者考虑在内。美国血管外科学会将 CLI 定义为 ABI≤0.39，AP<50mmHg；ABI 出现假阳性时，趾动脉压（toe pressure，TP）<30mmHg，伴有或不伴有坏疽、持续 2 周以上的难愈性溃疡。

存在缺血性溃疡的个体已经处于较严重的周围动脉疾病阶段，应同时进行心血管评估，记录患者的生命体征、异常情况、两侧上肢的温度和血压、ABI。发热可能表明存在感染性溃疡；心动过速和呼吸急促可能支持足部深部感染的诊断。

1. 血管检查 血管检查时患者最好仰卧在检查台上，并且至少休息 15 分钟。如果在寒冷天气，室内需要预热。不能耐受足部抬高的晚期缺血患者可以短暂平躺以便医师检查腹部和股动脉，然后换为直立位检查其余部分。检查应包括四肢皮肤、腹部，触诊所有周围动脉脉搏，并且听诊周围动脉检查。

PAD 患者的血管检查通常显示动脉脉搏减弱或缺失，偶尔有灌注减少区域伤口愈合不良的证据，其他查体发现可能包括肤色和指甲变化，异常的静脉充盈时间，这些体征有助于确定血管疾病的程度和分布。

2. 肢体外观 肢体外观的变化取决于PAD的持续时间和严重程度。随着血流量的显著减少，皮肤变薄、皮肤附属物的功能丧失是常见问题，通常表现为干燥、有光泽和无毛发的皮肤，指甲可能变脆、肥厚和脊状。若存在双下肢动脉粥样硬化闭塞，四肢颜色和营养变化的比较可以很好地反映PAD的严重程度。在肢体外观变化不明显的情况下，需要有经验的检查者来判断其严重程度。

3. 皮肤温度和颜色 皮下颜色由毛细血管层中的血液产生，并随皮肤温度、四肢位置和血液氧合程度（血红蛋白减少呈蓝色）而变化。皮肤温度是真皮血管中血流速率的指标，血液流动主要由小动脉的收缩或扩张控制，以维持恒定的核心温度。皮肤温度可作为灌注标记，通过手背轻轻触摸皮肤并比较对侧肢体相同部位的皮肤温度来评估患侧肢体的缺血程度。若缺血肢体皮肤温度降低，则可以根据皮肤温度降低的平面来判断闭塞的平面。

4. Buerger试验 Buerger试验可衡量患者下肢缺血程度。首先让患者处于仰卧位，然后将一侧下肢逐渐缓慢抬高，等待静脉完全排空（30～60秒），当肢体颜色变苍白时，记录抬高角度，此角度又称血管角。当血管角小于30°时，肢体严重缺血。正常肢体随着高度的降低恢复红润。若抬高后足趾和足底皮肤呈苍白或蜡黄色，下垂后足部皮肤为潮红或出现斑块状发绀时，即为阳性结果。慢性动脉闭塞患者，小动脉最大限度地表现为慢性缺血的代偿性反应，会加剧皮肤颜色的变化。在急性动脉闭塞患者中，静脉干瘪空洞，无论肢体位置如何，都会导致皮肤苍白。

5. 周围动脉脉搏 疑似PAD患者脉搏的评估应包括肱动脉、桡动脉、股动脉、腘动脉、足背动脉和胫后动脉的触诊。正常的腘动脉通常不易触及，可以用多普勒超声识别。

6. 踝肱指数 ABI是一种可以在床边进行的简单检查方法，可用于一处或多处动脉狭窄的患者。在无症状或轻中度症状的患者中，ABI<0.90对PAD的诊断具有高度的灵敏度和特异度。缺血程度较重的患者同样可以尝试在床边测量ABI，但患者可能无法忍受肢体上的血压袖带的充气压力，并且足踝部血管中的多普勒信号可能太弱而无法准确地测量ABI。

7. 神经系统评估 下肢神经系统检查很重要，应包括运动和感觉测试。在有急性肢体缺血的患者中，感觉丧失和进行性下肢运动功能丧失为不良迹象，表明需要及时干预，否则可能需要截肢。根据侧支血管的代偿程度，在慢性缺血时继发急性动脉或移植物血栓形成的患者可能更容易耐受症状。随着缺血程度加重，慢性缺血可导致不同的感觉丧失模式，从远端进展到近端。糖尿病患者可能具有继发的感觉神经病变，通常呈袜套式分布并且伴有振动感和两点辨别力减退。

四、分级

目前普遍使用的泛大西洋协作组（Transatlantic Inter-Societv Consensus，TASC）Ⅱ分级对下肢动脉硬化闭塞的临床治疗方式选择和预后具有一定的指导意义。但仅限于对主髂动脉与股腘动脉病变进行分级。此外，Fontain和Rutherford分级仅从患者的临床症状与体征进行分级，但未充分考虑足部感染、下肢缺血性溃疡等因素。基于此，美国血管外科学会提出以影响CLI（包括糖尿病患者）预后的下肢伤口、局部缺血及足部感染等主要危险因素为基础的WIFI分级。

1. 下肢伤口（W）分级 根据下肢缺血溃疡部位、累及组织深度及伤口愈合难易程度进行分级，并给出了推荐的治疗方式（表3-1）。

2. 缺血（I）分级 ABI≥0.80，患者截肢风险低且不需要实施血管再通治疗。ABI≥0.80的患者截肢风险取决于下肢伤口及感染情况；而AP<50mmHg或ABI≤0.39的患者实施下肢血管再通是促进伤口愈合及保肢的有效方法，此级患者下肢缺血截肢风险极高；0.39<ABI<0.80的患者，尤其是糖尿病伴感染性创伤的患者，改善下肢动脉血供可有效促进小伤口甚至较大伤口的愈合（表3-2）。

3. 足部感染（FI）分级 CLI的截肢风险与足部感染程度直接相关。感染是增加住院率及导致截肢的直接因素。足部感染增加了下肢血液灌注的需求量、引起小血管血栓，从而增加CLI的截肢风险（表3-3）。

表 3-1　下肢伤口（W）分级

分级 / 级	溃疡情况	坏疽情况	分度	临床表现	治疗
0	无	无	轻	缺血性静息痛，无下肢伤口	保守
1	下肢远端或足部皮肤表面溃疡	无	轻	较少下肢伤口	截 2～3 足趾或皮瓣覆盖保肢
2	累及骨、关节或肌腱的深部溃疡；未累及跟骨的溃疡	仅累及足趾	中	较多下肢伤口	截超过 3 足趾或皮瓣覆盖保肢
3	广而深的溃疡累及前足 / 中足；深层跟部溃疡 / 累及跟骨	累及前足或中足的广泛坏疽；深层跟部溃疡 / 累及跟骨	重	广泛下肢伤口	复杂的足部组织重建；游离皮瓣覆盖或复杂伤口处理保肢

表 3-2　缺血（I）分级

分级 / 级	踝肱指数	踝动脉压 /mmHg
0	≥0.80	＞100
1	0.60～0.79	70～100
2	0.40～0.59	50～69
3	≤0.39	＜50

表 3-3　足部感染（FI）分级

分级 / 级	临床表现
0	无感染体征
1	仅累及皮肤及皮下组织的感染
2	＞2cm 的溃疡周围红肿，或累及深层组织的感染
3	具有全身炎症反应综合征的局部组织感染

五、治疗

存在缺血性溃疡的 CLI 患者，目前主流治疗方式为积极下肢动脉血运重建或保守一期截肢。尽管有文献报道，考虑总生存率及围手术期心脑血管风险，老年患者 CLI 的救治策略应当保守，首选截肢作为一期治疗策略可能会减少治疗费用并迅速解除患者疼痛。但保肢通常是患者的主要期望，且下肢血供不改善可能会再次产生溃疡或坏疽。随着腔内技术的发展，血运重建手术的承受度越来越友好，围手术期死亡事件与心脑血管事件发生风险也相应降低，越来越多的医师将积极的血管重建作为首要治疗策略。

（一）腔内治疗

近年来，随着血管腔内治疗材料的发展与进步，CLI 的血管腔内治疗技术已经有了新的发展。特别是膝下病变引起 CLI 的患者，腔内治疗已经被推荐作为血运重建的首选方法。具有优秀开通能力的导丝、良好支撑性及跟进能力的导管、新型血管扩张球囊的出现使经皮腔内血管成形术（percutaneous transluminal angioplasty，PTA）在膝下病变的优势大大增加。除常规 PTA 外，近期在治疗 CLI 方面还涌现出一系列新器材和技术。

1. 切割球囊　切割球囊（cutting balloon）是一类特殊球囊，将微切割技术和球囊扩张结合一起，由 Barath 等在 1989 年发明，并在 1991 年正式报道。普通球囊的扩张导致斑块的压缩、破裂及血管弹性扩张，容易出现内膜撕裂甚至急性闭塞，之后出现的弹性回缩和对损伤的增生反应也是再狭窄的重要原因。

切割球囊由3～4片尖锐金属刀片（0.25mm高）纵向安装在非顺应性球囊表面。3.5mm、4.0mm直径的切割球囊有4个微型刀片，其他尺寸球囊有3个微型刀片。在球囊到达病变之前，刀片被紧密包绕在经过特殊折叠的球囊材料之内，不会损伤所经过路径的正常血管。到达病变后，在扩张球囊时刀片伸出球囊外面，造成血管中膜的纵向切口。与普通球囊的钝性、无序扩张相比，切割球囊能以较低的压力获得充分扩张，对血管内膜的不规则撕裂程度轻，因此对血管损伤小，减少反应性平滑肌细胞增殖，降低再狭窄率。

切割球囊适用于直径2～4mm的血管，球囊直径选择为与其治疗血管直径之比不要超过1∶1，否则会造成内膜撕裂。切割球囊的外形较一般预扩球囊大，且较硬不易弯曲，使用时应注意几点：①切割球囊在进入导管之前需进行体外湿化，增强其通过性；②应当将切割球囊直接送至病变处，如无法顺利到达病变处，需事先使用小球囊预扩；③释放切割球囊时注意缓慢加压，约每5秒增加1个标准大气压，逐渐增加至6～8个标准大气压，最大压力时应持续5～10秒，以保证球囊充分张开，对病变进行有效扩张；④因切割球囊扩张后球囊回缩缓慢，扩张完毕后，应当充分回吸为负压，使刀片完全收在球囊中，避免导管撤出过程中伤及血管。多项研究已经证实切割球囊血管成形术的安全性与可行性，目前切割球囊主要用在支架内再狭窄病变、开口病变、分叉病变、小血管病变和钙化病变，相对禁忌证为病变严重成角（>45°）、严重钙化、血栓及血管严重扭曲的病变。

2. 药涂球囊　近年来，出现了一种将球囊成形技术与药物洗脱技术结合并将抑制细胞增生的药物附着在球囊表面的新器械——药涂球囊（drug coated balloon，DCB）。在球囊完成对动脉狭窄部位扩张成形的基础上，通过膨胀DCB，将球囊上的药物输送到病变局部血管壁内，抑制平滑肌增生，防止再狭窄。DCB与传统球囊相比具有一定的优势，其药物只在球囊与血管壁接触的部位发挥作用。在初始化治疗中，DCB能积极抑制血管成形术后的内膜增生反应。这些独特的方式可增强即刻和短期的疗效，同时减少下肢血管支架的使用。一项荟萃分析显示DCB扩张术与常规PTA相比，DCB扩张术明显降低了术后6个月的再狭窄率及减轻晚期闭塞程度，可避免靶血管再次血运重建，两种方法患者死亡率及截肢率的差异无统计学意义。目前普遍观点认为DCB扩张术能有效抑制和延缓平滑肌细胞的迁移和增殖，进而预防术后再狭窄、提高通畅率。有学者推荐在DCB治疗中，特别是膝下动脉、分叉动脉及末梢动脉等复杂病变处，优先考虑使用DCB成形术，该方法成功率高、适用动脉范围广、术后无残留支架、对今后再次腔内治疗的选择无任何限制。

（二）血管转流术

血管转流术治疗CLI，特别是在狭窄或阻塞病变局限、远侧流出道通畅的条件下，效果显著，广为外科医师和患者所接受。目前临床上外科手术转流主要有静脉动脉化、血管旁路移植术这两种方法，两者有各自的优点和缺点，选择合适的治疗方法才能达到最好的疗效。

1. 血管旁路移植术　血管旁路移植术是治疗周围动脉疾病的传统方式，主要有人工血管旁路移植术和自体静脉旁路移植术两种方法。人工血管旁路移植术一般选择在股动脉-膝上或膝下腘动脉，此方法是目前血管外科最常见的手术之一，特别是股动脉-膝上腘动脉旁路移植术。人工血管旁路移植术本身不复杂，而且经常能达到较好的效果，因此在长段下肢动脉病变且一般情况较好的患者中应用较多。相比而言，自体静脉旁路移植术难度相对更大，手术时间更长。但目前研究显示，自体静脉旁路移植术比人工血管旁路移植术血管远期通畅率及免截肢生存率更高。有学者认为可能是由于人工血管材料都存在一个共同问题——血液兼容性差，当其移植入体内后，容易导致血栓形成，远期还易出现内膜增生。此外，自体静脉旁路移植术还具有兼容下肢腘动脉远端分支动脉旁路的优点。腘动脉远端动脉直径及远端吻合口较小，人工血管难以匹配，因此自体静脉在腘动脉远端分支旁路移植术中应用更多。

2. 静脉动脉化　静脉动脉化是十多年来应用于下肢动脉广泛性闭塞性疾病血供重建的方法，取得了良好疗效。系统性回顾研究结果显示，纳入7个研究共228例无法施行动脉旁路移植术等常规手术的患者，采用静脉动脉化能成功地挽救重度缺血肢体，1年随访期保肢率为71%，移植物通畅率为46%；大多数患者的缺血性溃疡愈合，静息痛消失，且没有严重手术并发症。虽然静脉动脉化的治疗效果是肯定的，但其确切的治疗机制仍然不明确，可能与下列因素有关。①肢体侧支循环的建立：静脉动脉化一期手术形成动静脉瘘后，造影或CT血管成像（computed tomography angiography，CTA）发现局部肌肉组织中有丰富的侧支血管形成；②动脉血流逆向灌注：动静脉转流后，动脉血经静脉逆向灌注，可通过毛细血管改善组织供血；③促进血管的生成：静脉动脉化后肢体缺血症状的改善不受逆向灌注或侧支循环的影响，而是由于术后静脉压升高，使原动脉向远端灌注的有限血液在微循环中停留较长时间，足以向组织供氧并进行其他物质交换导致。无法行靶血管开通或旁路转流的CLI患者，若身体情况允许，可考虑行静脉动脉化，可在一定程度上改善缺血性溃疡。

（三）缺血性溃疡的处理

湿性坏疽或脓肿的患者，无论是否需要血运重建，都应立即清创伤口。敷料的选择取决于预期的引流水平和伤口的大小。死腔通常采用纱布包扎。在清洁/清创和控制感染后，如果需要，应尽快安全地进行血运重建。

没有蜂窝织炎的干性坏疽患者，应首先对肢体进行血运重建。伤口敷料具有保护作用，可降低创伤或感染的风险。伤口应用干纱布绷带轻轻包裹，避免压力过高加重缺血。血运重建后，应密切监测伤口的愈合迹象或组织坏死/引流情况，以判断是否需要进一步清创。

第三节 手术治疗案例

案例1 静脉性溃疡——左小腿（14年病史）

患者男性，35岁。主因“左小腿破溃不愈并加重14年”入院。2005年曾于四川大学华西医院行手术治疗，伤口未愈。彩色多普勒超声提示左下肢静脉曲张、反流（图3-1）。

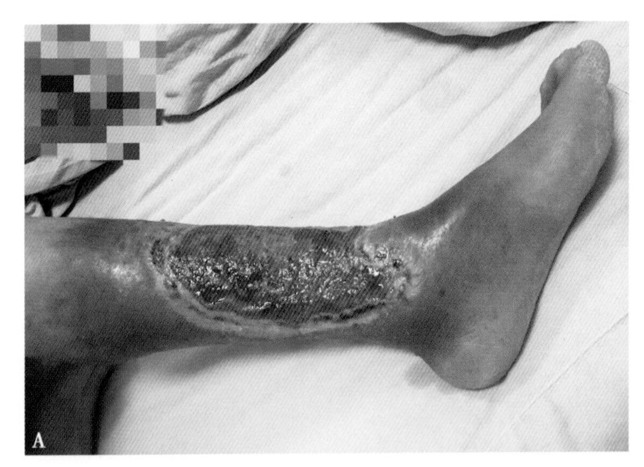

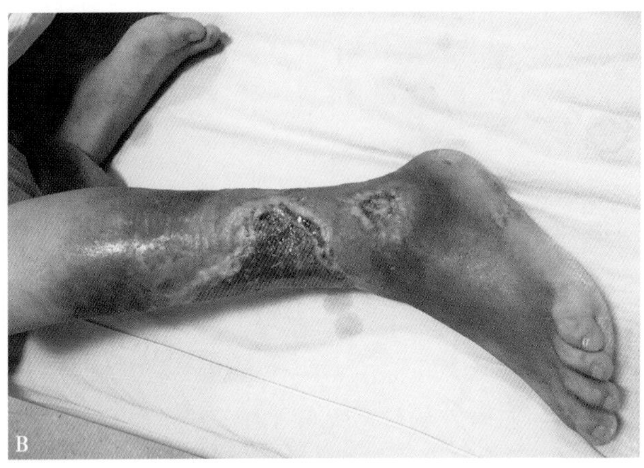

A、B. 左下肢静脉性溃疡术前

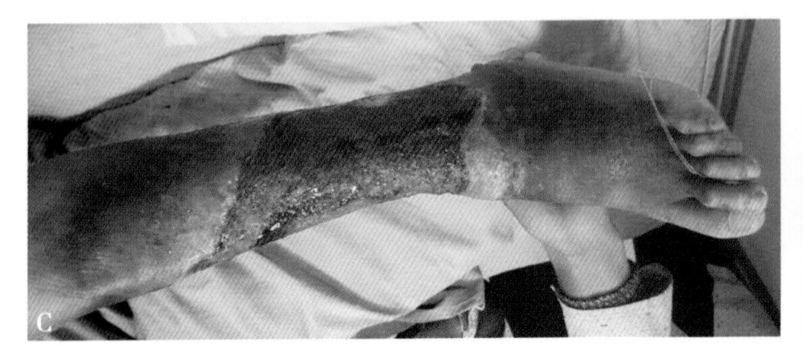

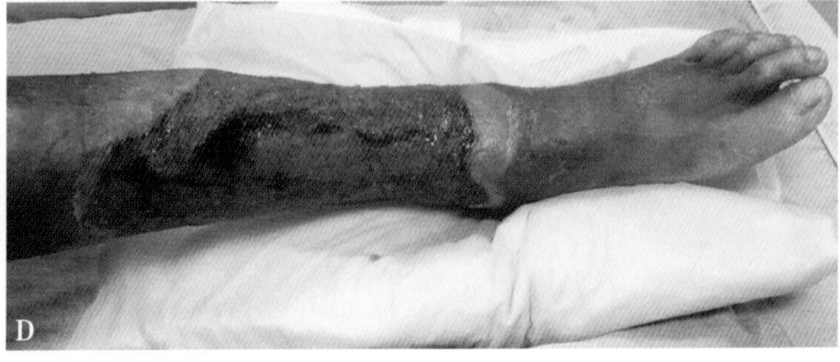

C、D. 扩创植皮术后1周

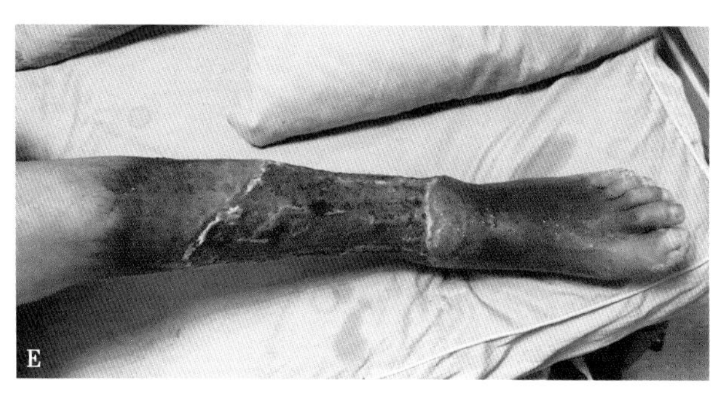
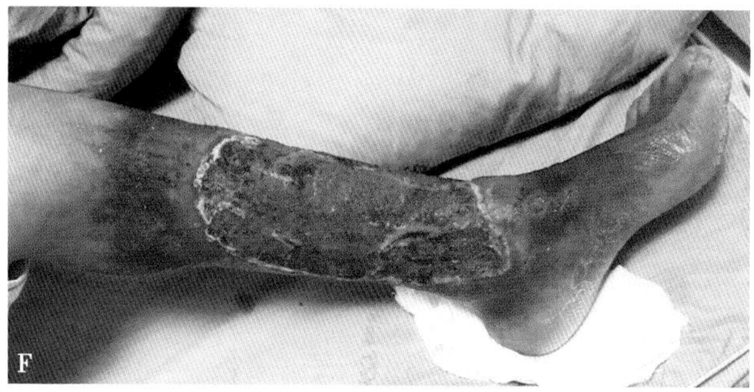

E、F. 伤口愈合

图 3-1　左小腿静脉性溃疡手术治疗案例 1

案例 2　静脉性溃疡——左小腿（4 年病史）

患者男性，38 岁。主因“左小腿反复破溃 4 年”入院。彩色多普勒超声提示左下肢深静脉血栓，左下肢静脉反流（图 3-2）。

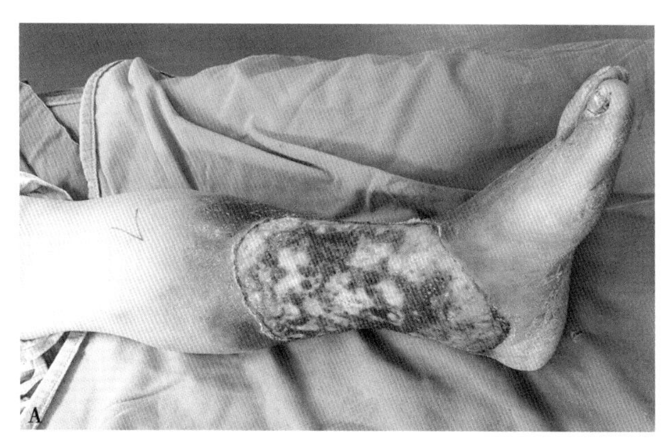

A. 左小腿静脉性溃疡术前

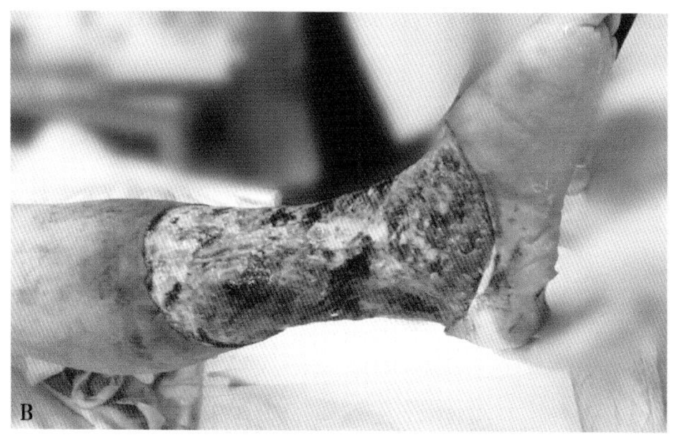

B. 扩创术后 2 天

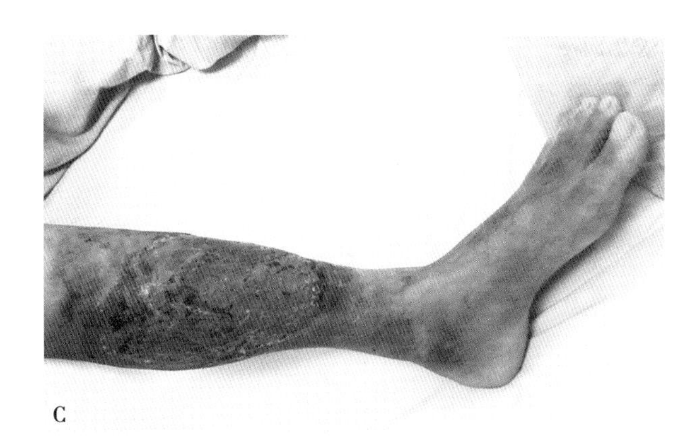

C. 扩创植皮术后 2^+ 周伤口愈合

图 3-2　左小腿静脉性溃疡手术治疗案例 2

案例 3 静脉性溃疡——右小腿

患者男性，77 岁。主因“右小腿破溃 25 年”入院。彩色多普勒超声提示右下肢深静脉血栓，右下肢静脉反流（图 3-3）。

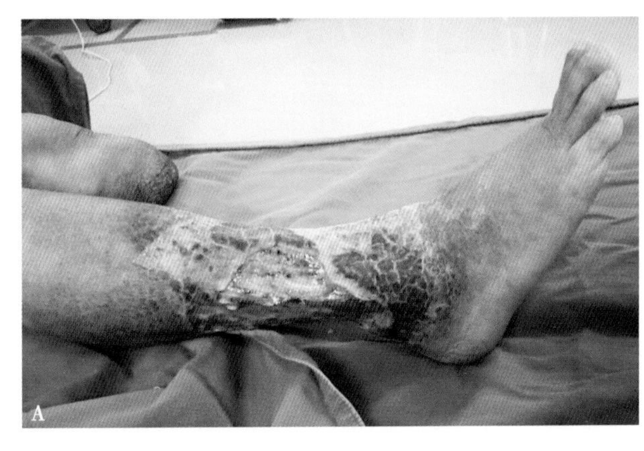

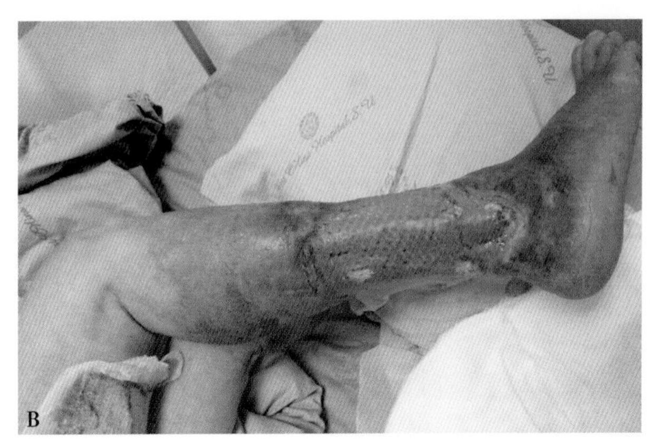

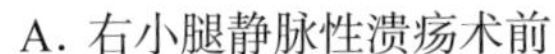
A. 右小腿静脉性溃疡术前　　B. 扩创植皮术后，伤口基本愈合

图 3-3 右小腿静脉性溃疡手术治疗案例

第四节 保守治疗案例

案例 1 混合性溃疡——左小腿

1. 临床资料 患者男性，61 岁。主因“左下肢皮肤疼痛 30 年余，反复溃疡 8 年余”入院。身高 167cm，体重 65kg，体重指数 23.3kg/m^2。2011 年彩色多普勒超声提示，左侧腘动脉、胫前动脉及足背动脉栓塞，左侧胫后动脉远端缺血，双侧大隐静脉曲张，右侧大隐静脉及股总静脉反流，在四川大学华西医院行股动脉切开取栓术及溃疡植皮术。3 个月前原植皮处出现溃疡，在当地医院治疗效果不佳，于 2015 年 12 月 3 日到四川大学华西医院伤口治疗中心就诊。患者小学文化，经济状况不佳，依从性差；无糖尿病，既往有高血压及先天性心脏病病史；吸烟 40 年，40～60 支 /d；进食及睡眠较好。自诉患肢疼痛明显，午后加重。查体见双下肢皮肤色素沉着明显，以小腿和足部为甚，肢端温暖，双下肢皮肤温度尚可，双侧腓肠肌无明显压痛。双侧股动脉、右侧腘动脉、足背动脉、胫后动脉可触及搏动，左侧腘动脉、足背动脉、胫后动脉均未扪及明显搏动。双下肢等长，各关节活动无明显受限，双下肢皮肤深浅感觉正常。近期彩色多普勒超声提示右侧髂内动脉瘤伴附壁血栓、双侧股浅静脉及腘静脉陈旧性血栓，部分伴再通，双侧大隐静脉曲张伴反流、双侧股总静脉反流，右小腿可见深浅静脉交通支。2016 年 1 月 CTA 提示，右侧髂内动脉近段少许附壁血栓，管腔轻度狭窄，左侧腘动脉附壁血栓，管腔中重度狭窄。

2. 接诊时伤口情况

（1）伤口床：左小腿内侧中下 1/3 见大小为 9.8cm × 8.7cm 的溃疡，基底 > 75% 黄色组织，< 25% 红色组织，渗液量中等，黄色混浊，有异味。

（2）伤口边缘：无潜行，边缘增厚干燥，轻微卷边，无浸渍现象。

（3）伤口周围皮肤：色素沉着，干燥，无红斑及浸渍。

3. 治疗方案

（1）全身治疗

1）溶栓治疗、药物改善血管功能。

2）营养支持（均衡优质蛋白饮食）。

3）戒烟。

（2）伤口治疗方案

1）清创：该患者左足背动脉不能触及，2011 年的彩色多普勒超声结果提示左侧腘动脉、胫前动脉及足背动脉栓塞，左侧胫后动脉远端缺血，目前不排除合并周围动脉疾病，故选择保守性锐器清创和自溶清创结合的相对温和安全的清创方式。选用湿性伤口敷料自溶清创，每天换药 1 次。

2）渗液管理：清创完成后选用泡沫类敷料。

3）促进上皮化。

4. 愈合时间　共 54 天。

5. 治疗过程　见图 3-4。

A. 接诊时

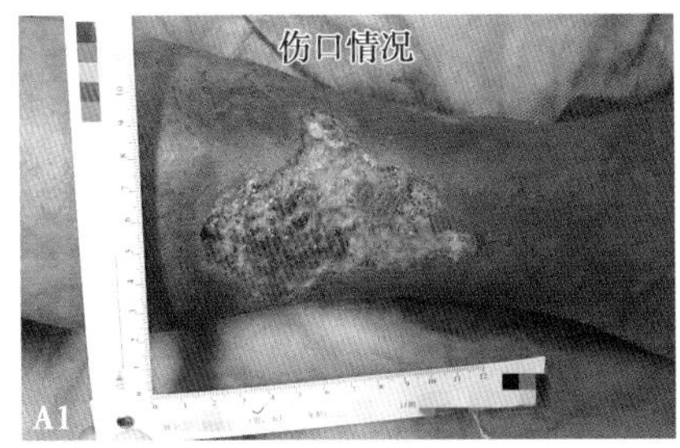

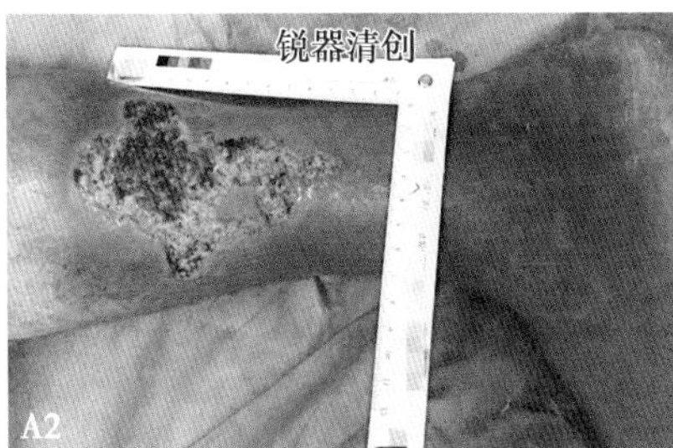

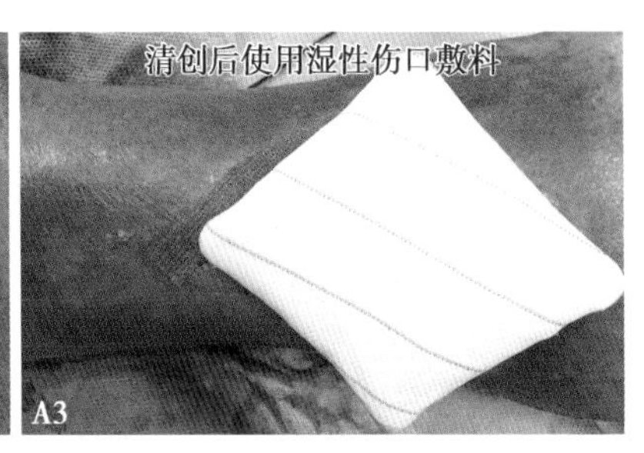

B. 4 天后

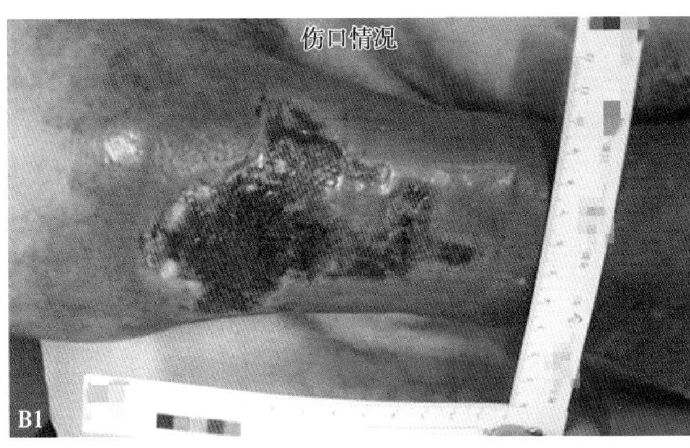

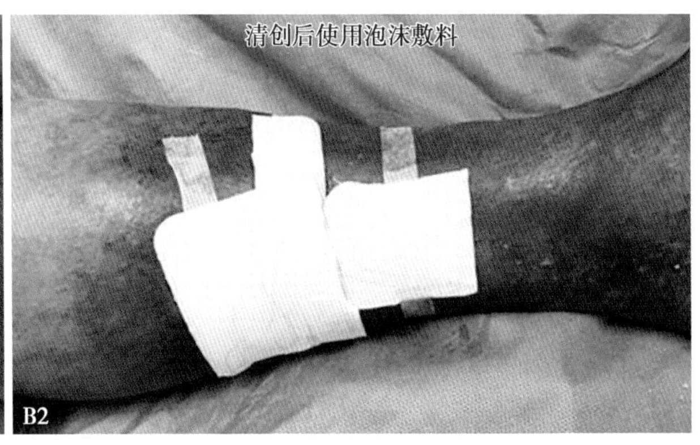

C. 8 天后

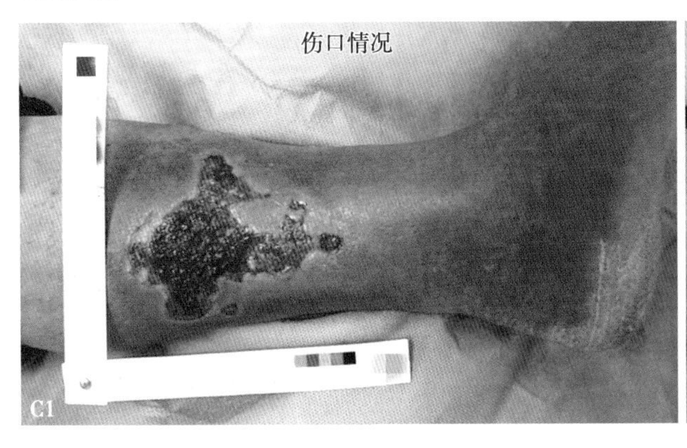

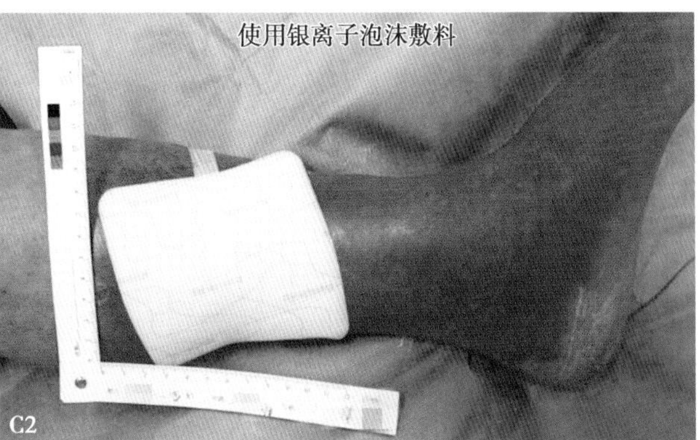

D. 14天后

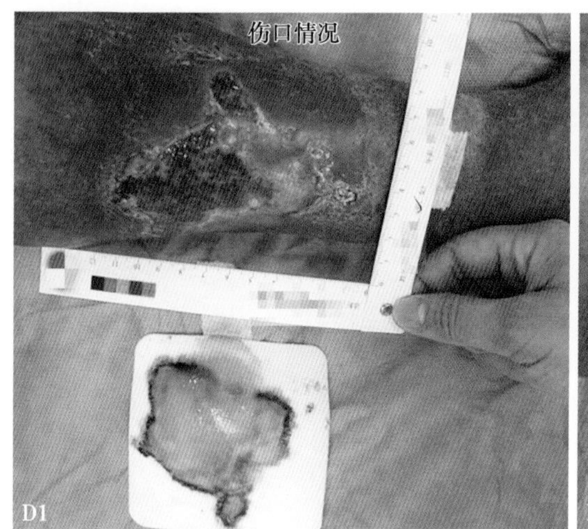

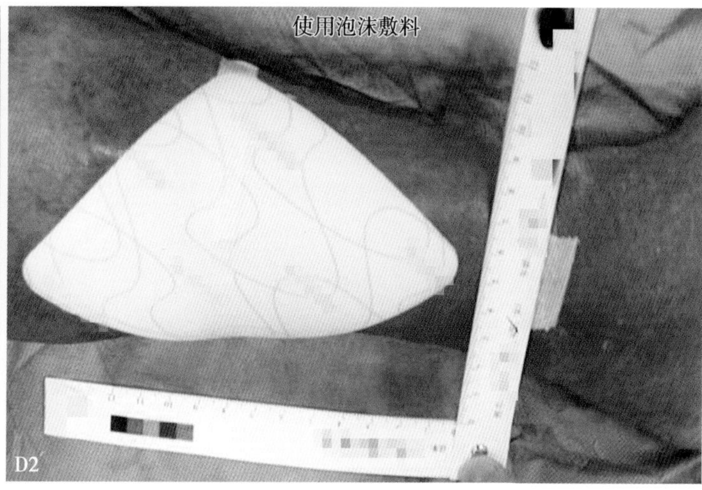

E. 28天后

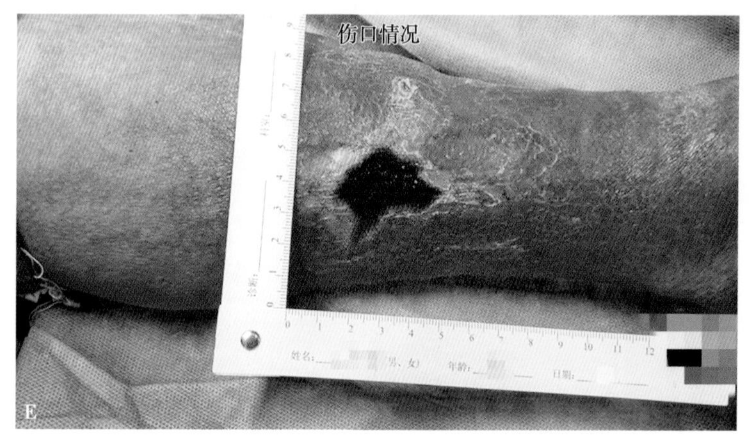

F. 54天后

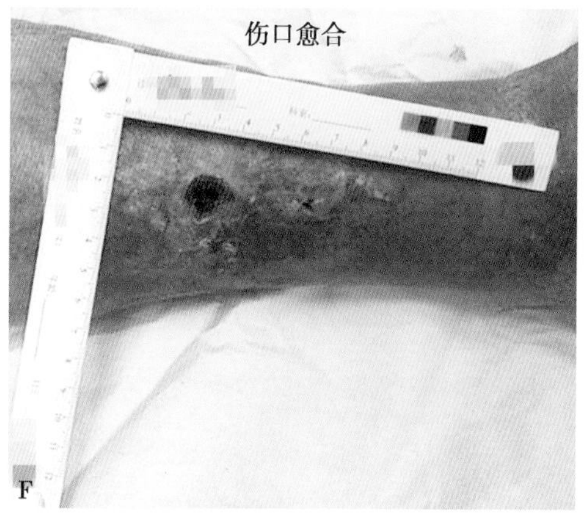

图 3-4 左小腿混合性溃疡保守治疗案例

案例 2 静脉性溃疡——左小腿内侧

1. 临床资料 患者男性，73 岁。主因“双下肢出现静脉曲张团块 40 余年，皮肤变黑 10 余年”入院。1 年前左小腿内侧外伤后皮肤溃烂，在当地医院医治效果欠佳后就诊于四川大学华西医院伤口治疗中心。身高 172cm，体重 67kg，体重指数 22.6kg/m^2。既往体健，否认高血压、糖尿病、结核、免疫系统疾病病史；小学文化，经济状况一般，无吸烟史，近期进食及睡眠好。双下肢皮肤色素沉着明显，以患侧为甚；小腿上部及腘窝可见迂回曲张的静脉；肢端温暖，足背动脉、胫后动脉搏动均能触及。左小腿内侧有一处大小为 5.1cm × 5.0cm 的溃疡。彩色多普勒超声结果提示，双侧大隐静脉曲张，左侧大隐静脉曲张伴反流，未见血栓征象。动脉系统未见异常。

2. 接诊时伤口情况

（1）伤口床：左小腿内侧一处大小 5.1cm × 5.0cm 的溃疡，基底 75% 黄色组织，25% 红色组织，渗液量中等，黄褐色，轻度腐臭味。

（2）伤口边缘：不齐，边缘增厚卷边。

（3）伤口周围皮肤：色素沉着，干燥，无红斑及浸渍。

3. 治疗方案

（1）全身治疗：药物改善静脉血管功能；营养支持（均衡优质蛋白饮食）。

（2）伤口治疗方案

1）清创、控制感染、促进静脉回流：因伤口周围有曲张静脉团块，谨慎使用锐器及机械性清创，采用交互式伤口垫进行清创，使用不含乙醇的润肤霜涂抹周围皮肤。

2）渗液管理：清创完成后选用泡沫类敷料，辅助压力治疗进行渗液管理。

3）促进上皮化。

4. 愈合时间　共64天。

5. 治疗过程　见图3-5。

A. 接诊时

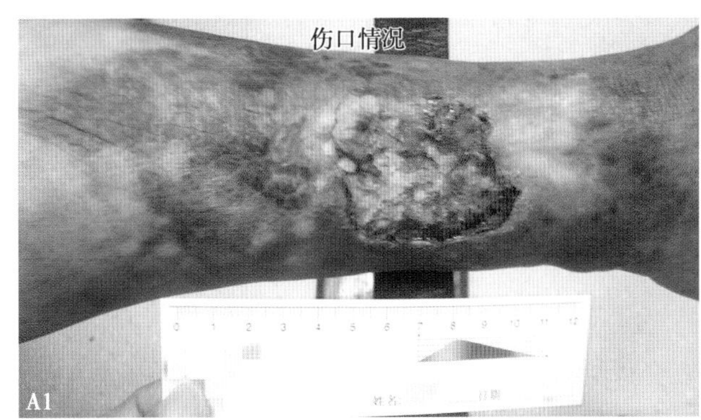

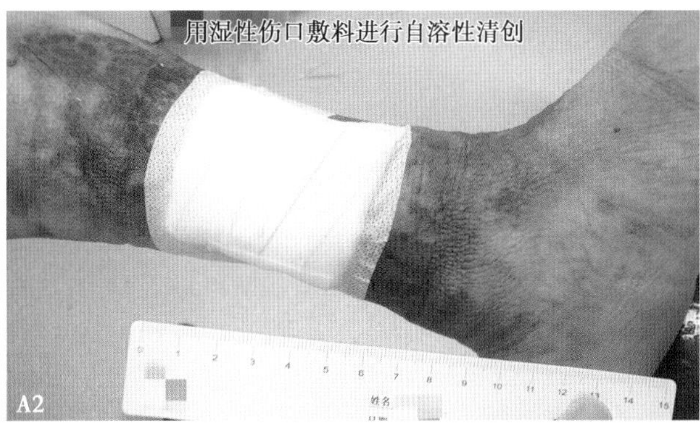

B. 9天后

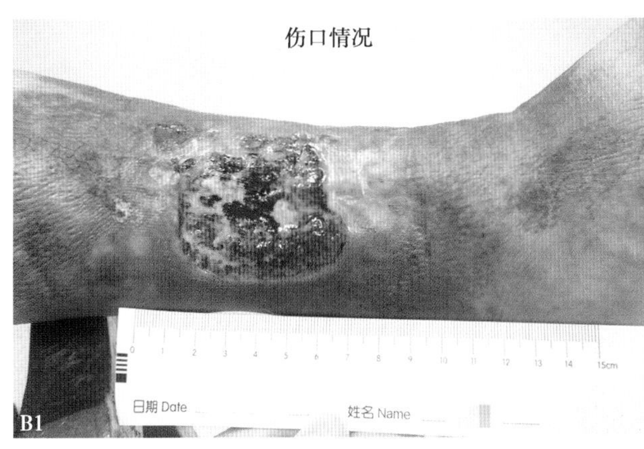

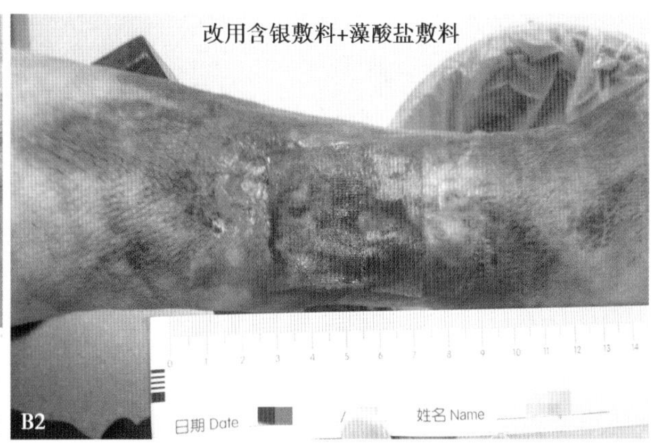

C. 23天后

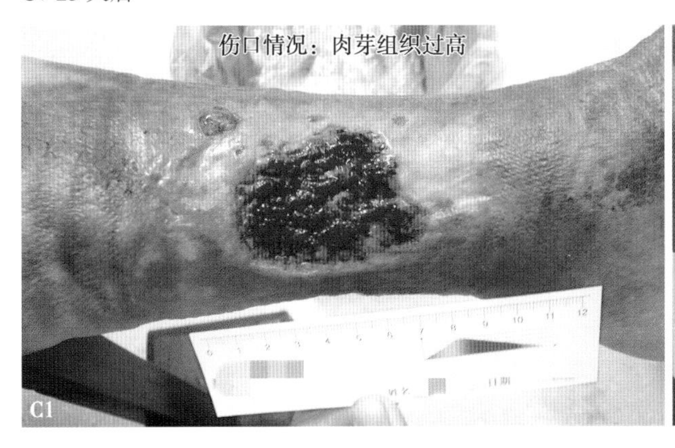

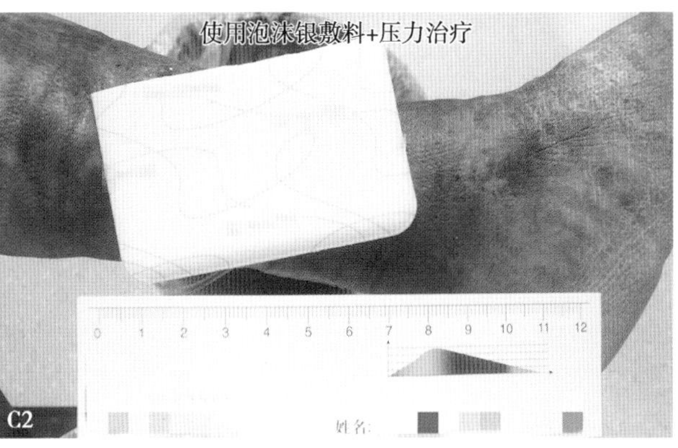

D. 28天后

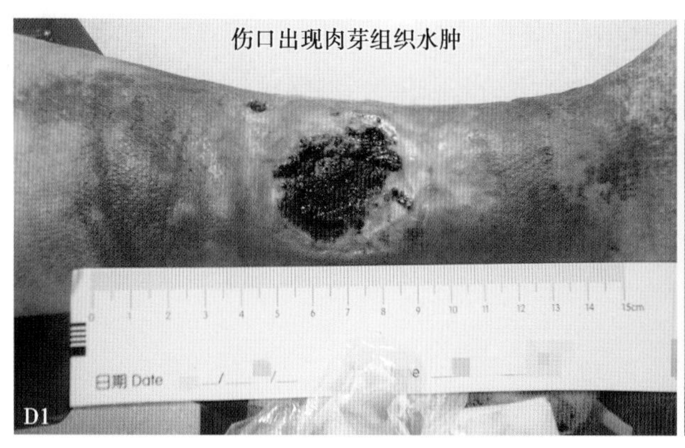

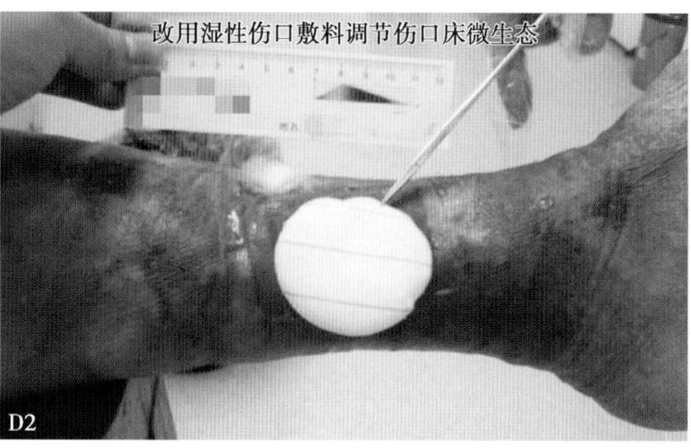

E. 37天后

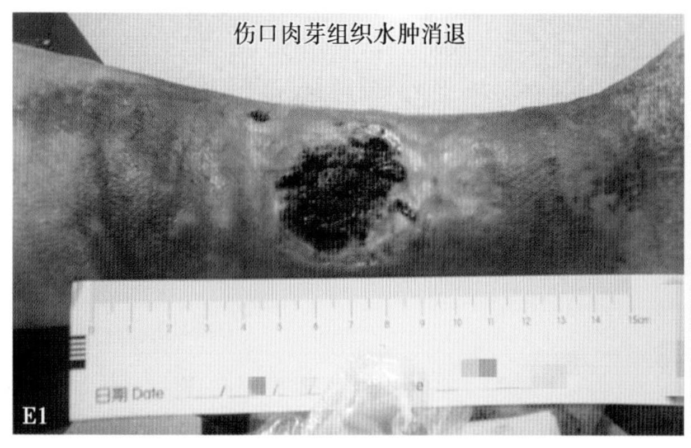

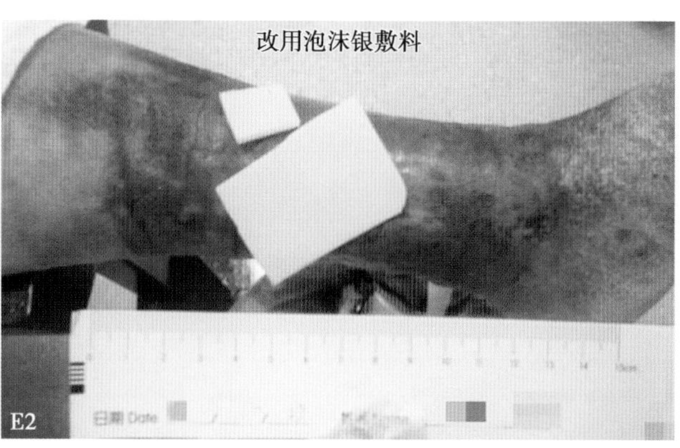

F. 46天后

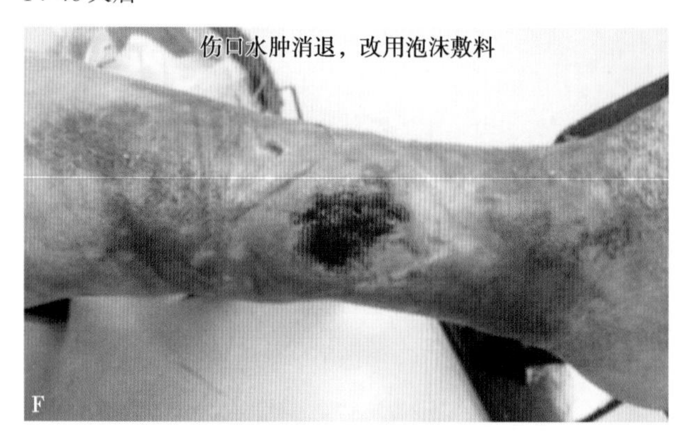

G. 53天后

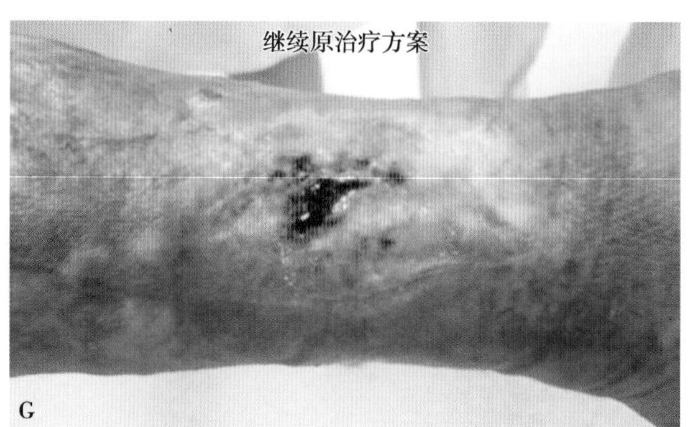

H. 64天后

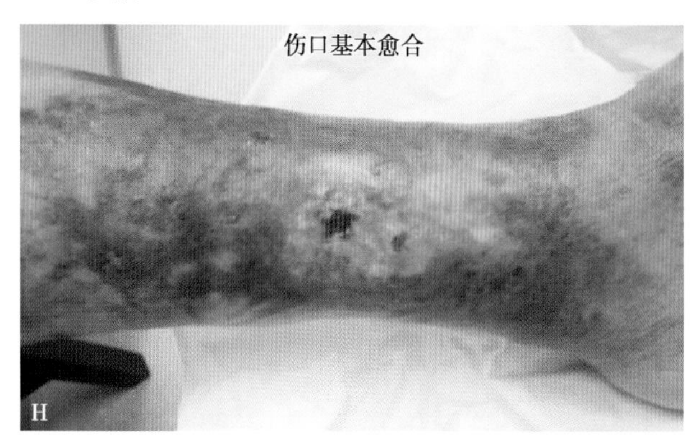

图3-5　左小腿内侧静脉性溃疡保守治疗案例

案例3　静脉性溃疡——右小腿

1. 临床资料　患者男性，75岁。主因“双下肢静脉曲张病史20余年”入院。20年前患者曾在当地医院行双下肢曲张静脉剥脱术。2年多前下肢无明显诱因出现溃烂，进行性加重，在当地医院医治效果欠佳，于四川大学华西医院伤口治疗中心就诊。身高162cm，体重65kg，体重指数24.8kg/m^2。既往体健，否认糖尿病、结核、免疫系统疾病病史；有高血压、冠心病病史，心功能Ⅱ级；初中文化，经济状况一般，无吸烟史，近期进食及睡眠较好。双下肢皮肤色素沉着明显，肿胀，以患侧肢体小腿和足部为甚，自诉下午加重、晨起减轻；小腿上部及腘窝可见迂回曲张的静脉；肢端温暖，足背动脉、胫后动脉搏动均能触及。右小腿内侧分别有两处大小为6.5cm×5.5cm及5.6cm×5.1cm的溃疡。彩色多普勒超声结果提示，双侧大隐静脉曲张，右侧大隐静脉曲张伴反流，未见血栓征象。动脉系统未见异常。

2. 接诊时伤口情况

（1）伤口床：右小腿内侧有两处大小为6.5cm×5.5cm及5.6cm×5.1cm的溃疡，基底>75%黄色组织，<25%红色组织，渗液量中等，黄褐色，轻度腐臭味。

（2）伤口边缘：整齐，边缘增厚。

（3）伤口周围皮肤：色素沉着，干燥，无红斑及浸渍。

3. 治疗方案

（1）全身治疗

1）地奥司明片及银杏叶片改善静脉血管功能。

2）营养支持（均衡优质蛋白饮食）。

（2）伤口治疗方案

1）清创：选用机械清创联合自溶性清创方式。

2）渗液管理：清创完成后选用泡沫敷料。

3）压力治疗：患者心功能Ⅱ级，下肢水肿，但仅限于双下肢远端，不考虑心源性水肿，可安全使用弹力绷带进行压力治疗，注意根据患者耐受情况可适当降低治疗压力。

4）周围干燥皮肤：嘱患者清洁后使用不含乙醇的润肤霜涂抹。

4. 愈合时间　共61天。

5. 治疗过程　见图3-6。

A. 接诊时

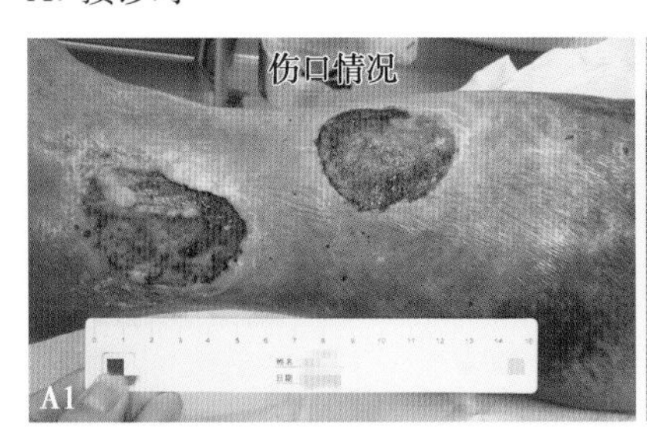

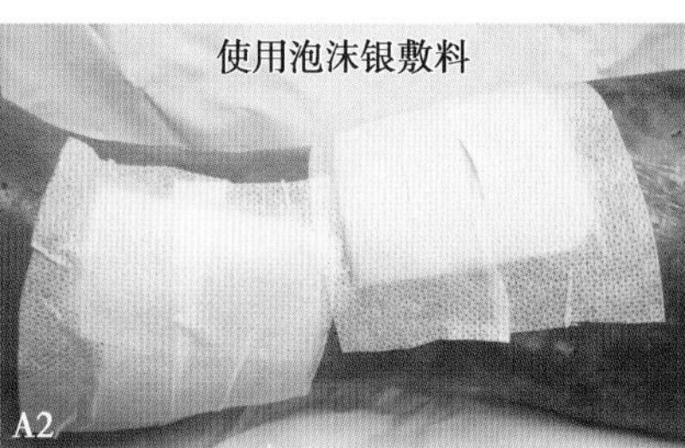

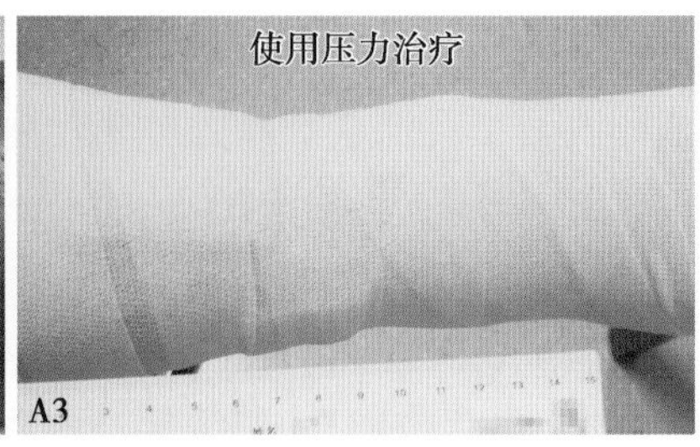

B. 2 天后

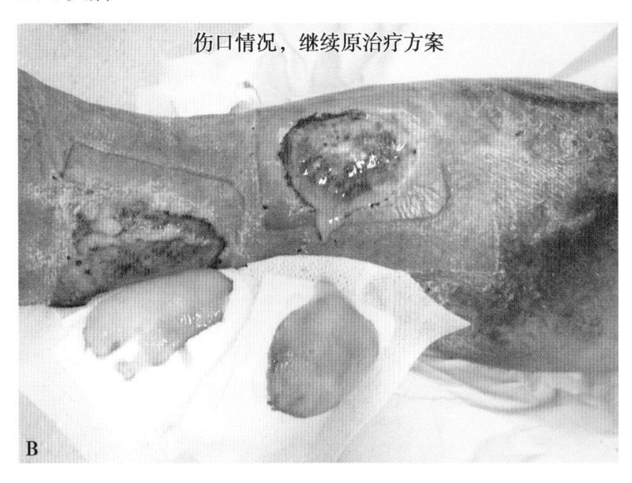

C. 20 天后

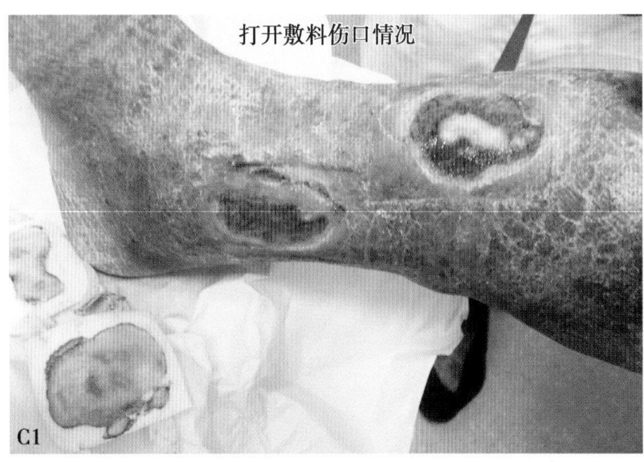

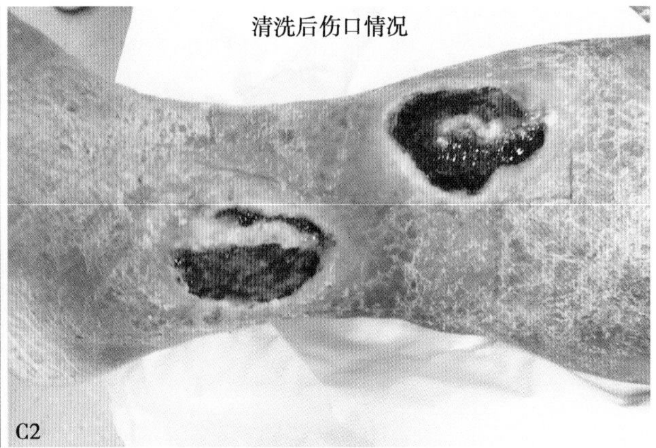

D. 35 天后

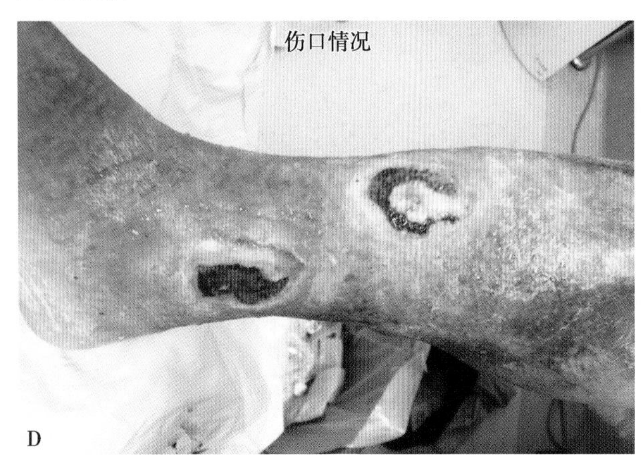

E. 45 天后

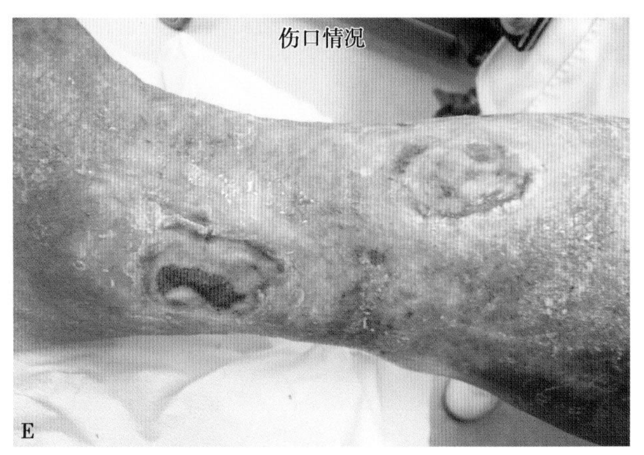

F. 55 天后

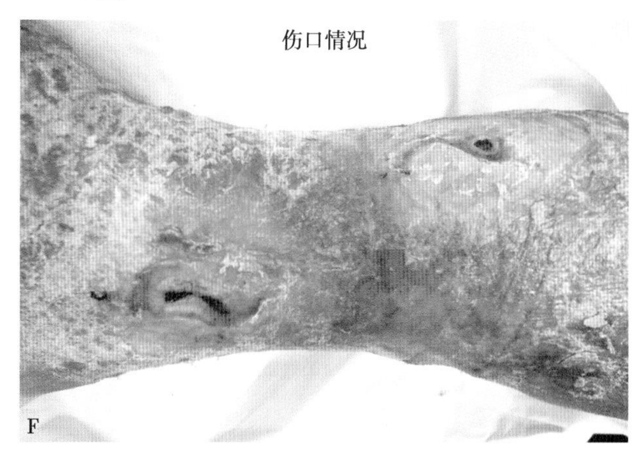

G. 61 天后

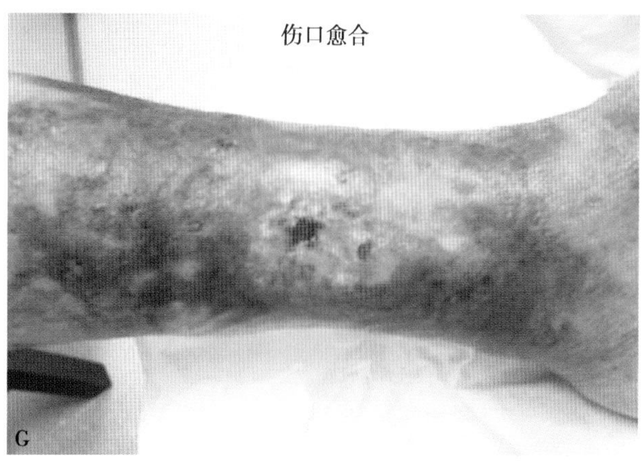

图 3-6　右小腿静脉性溃疡保守治疗案例

案例 4　静脉性溃疡——左踝外侧

1. 临床资料　患者男性，71 岁。主因“双下肢静脉曲张史 4 年，左大腿全厚皮片游离植皮术后植皮区溃烂 2 周”入院。彩色多普勒超声提示，左侧大隐静脉曲张术后；右侧小腿肌间静脉部分血栓形成；左侧股总静脉、股浅静脉、腘静脉反流；右侧小腿穿支静脉增粗伴反流。

2. 接诊时伤口情况

（1）伤口床：左踝外侧有两处大小分别为 3.0cm × 1.3cm 及 3.2cm × 1.7cm 的溃疡，基底 100% 红色组织，渗液量中等，轻微异味。

（2）伤口边缘：整齐，边缘组织增厚。

（3）伤口周围皮肤：非凹陷性水肿，色素沉着，粗糙，脱屑。

3. 治疗方案

（1）全身治疗

1）药物改善静脉血管功能。

2）营养支持（均衡优质蛋白饮食）。

（2）伤口治疗方案

1）锐器清创，去除坏死组织，银离子泡沫敷料控制感染，外用压力治疗，皮肤保护膜保护周围皮肤。

2）感染控制后，伤口床应用泡沫敷料促进上皮化，腿部伤口周围皮肤涂抹润肤霜，穿弹力袜。

4. 愈合时间　共 56 天。

5. 治疗过程　见图 3-7。

A. 接诊时

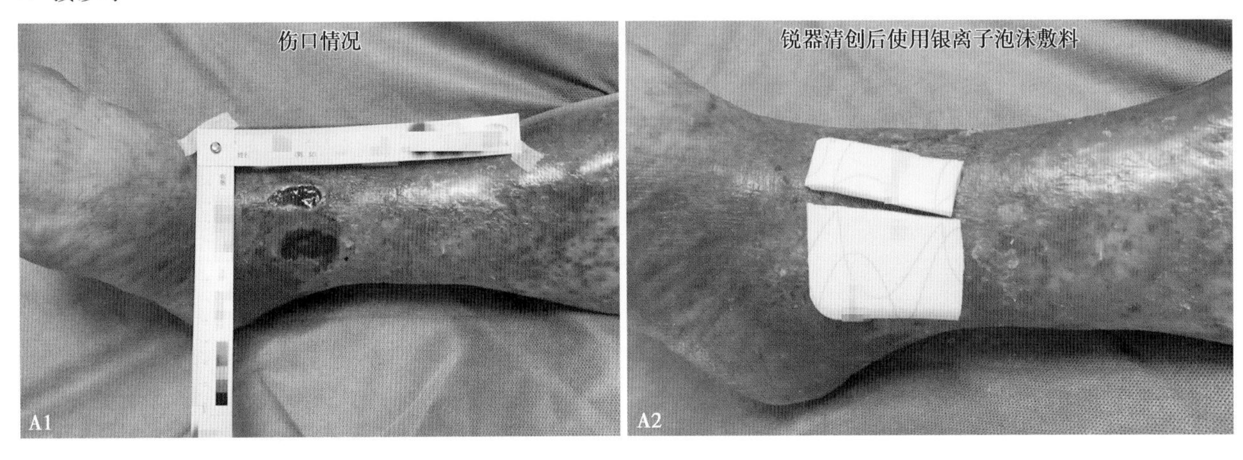

B. 2 天后

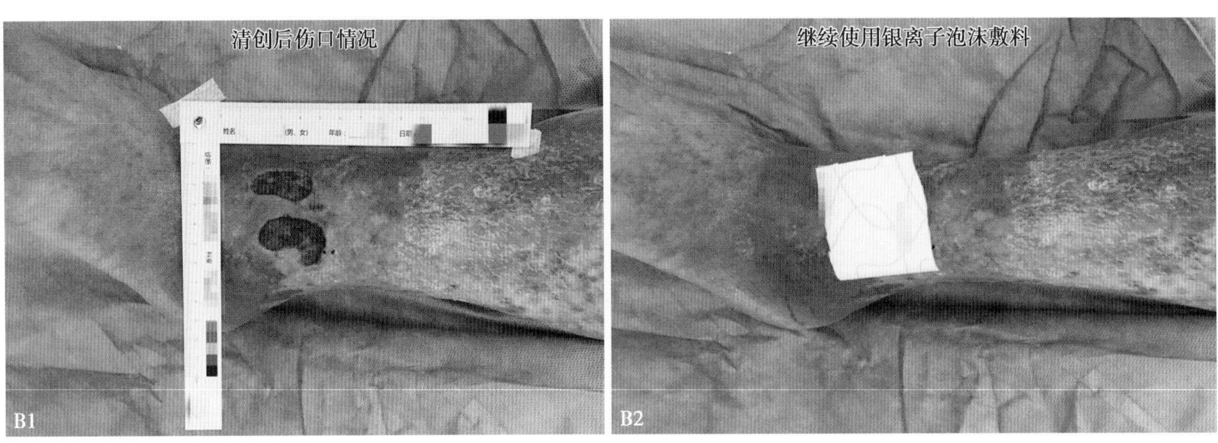

C. 19 天后

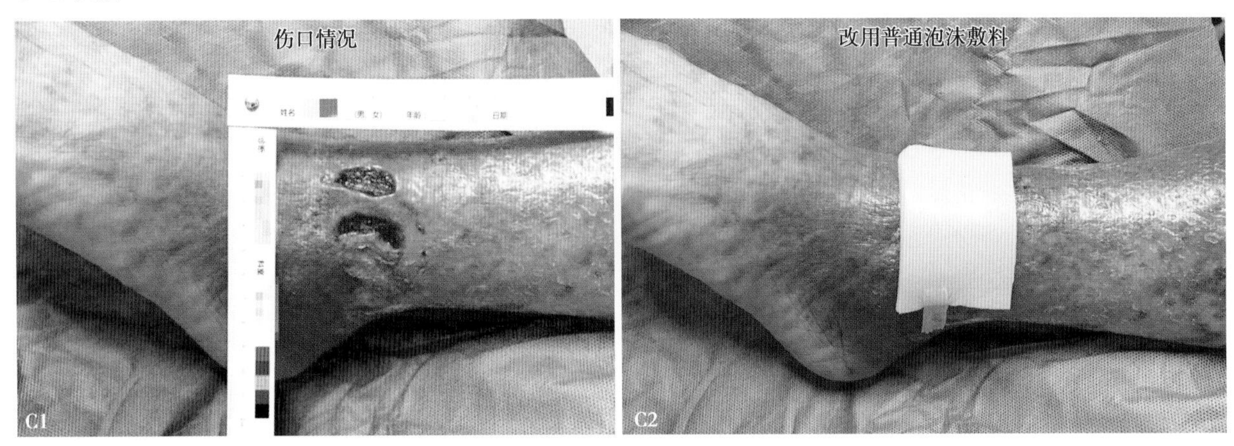

D. 30天后

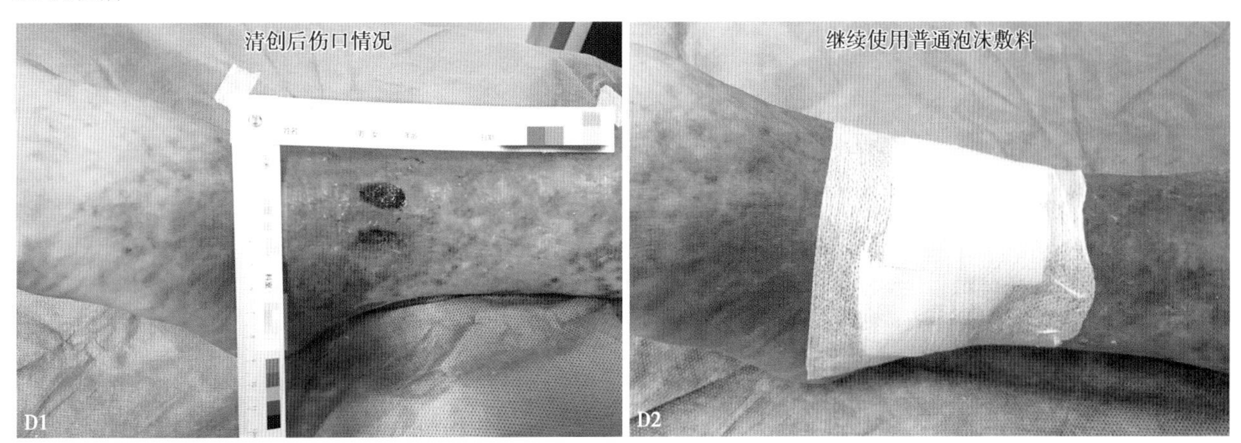

E. 42天后

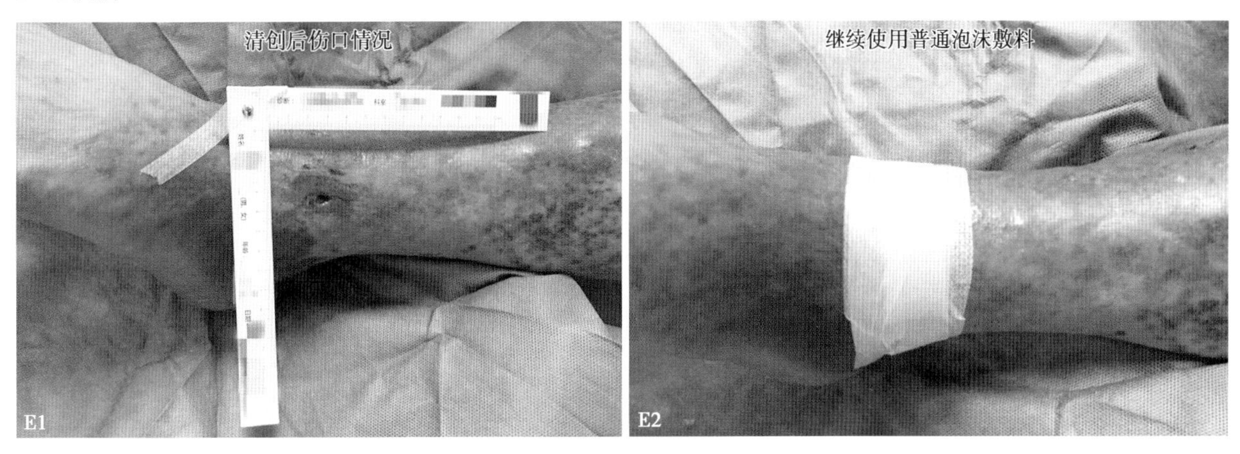

F. 56天后

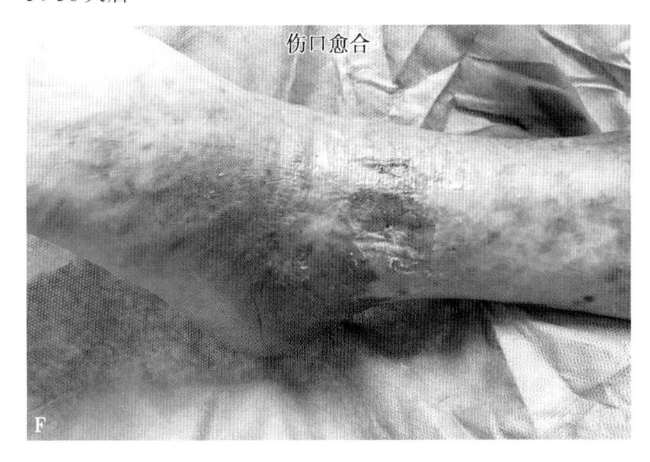

图3-7 左踝外侧静脉性溃疡保守治疗案例

案例5 动脉性溃疡——左小腿

1. 临床资料 患者男性，82岁。主因“左下肢外伤后溃疡形成1个月”入院。既往体健，否认高血压、糖尿病、结核、免疫系统疾病病史；小学文化，经济状况一般，无吸烟史。下肢动脉彩色多普勒超声提示，双下肢动脉粥样硬化症；左侧胫前、胫后动脉，腓动脉，双足背动脉管腔不规则狭窄；左侧胫前、胫后动脉，腓动脉不全闭塞；双下肢静脉未见明显异常。实验室检查结果，血红蛋白86g/L，总蛋白64.2g/L，白蛋白39.6g/L。分泌物培养结果提示为金黄色葡萄球菌。

2. 接诊时伤口情况 左小腿内侧有一处大小为7cm×8cm的溃疡合并骨外露。

（1）伤口床：<12.5%黄色腐肉，>87.5%红色肉芽组织高出创缘；伤口中央一处约2.0cm×1.0cm×0.5cm腔隙合并骨外露，大量黄色脓性分泌物，有异味。

（2）伤口边缘：无潜行，有边缘增厚、浸渍现象。

（3）伤口周围皮肤：色素沉着，浸渍。

（4）NRS：静息时2分。

3. 治疗方案

（1）全身治疗：遵医嘱服前列腺素 E_1（扩张血管和改善微循环）。

（2）伤口治疗方案

1）锐器清创：夹除过度生长肉芽，水凝胶涂抹骨外露处，含银敷料填塞中间腔隙处，泡沫银敷料覆盖伤口，透气胶布加压固定，换药频率每周2次。

2）渗液管理：充分引流后，及时更换外层敷料。

3）促进上皮化：维持伤口床湿润。

4. 愈合时间 共90天。

5. 治疗过程 见图3-8。

A. 接诊时

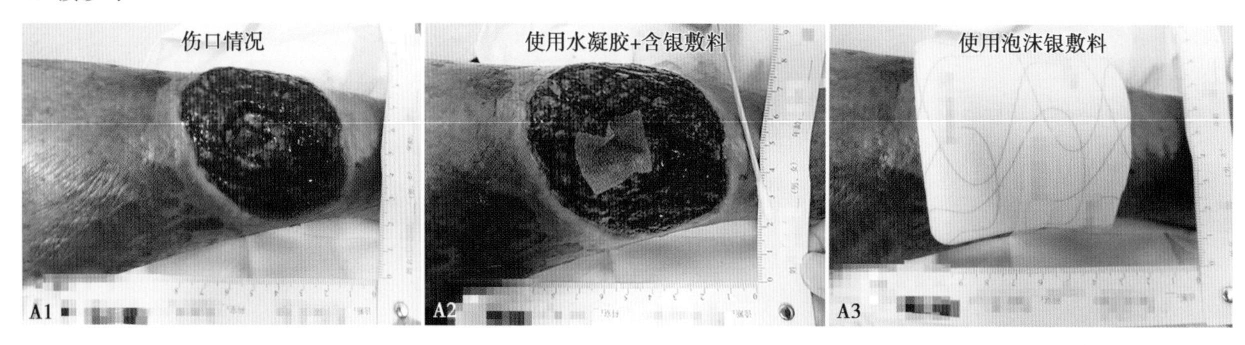

B. 3天后

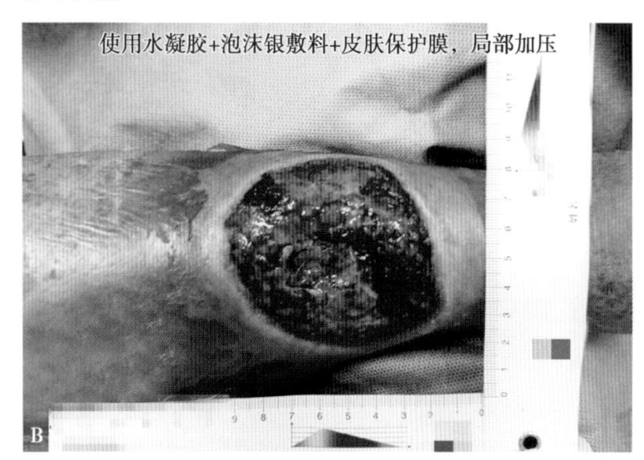

C. 7天后

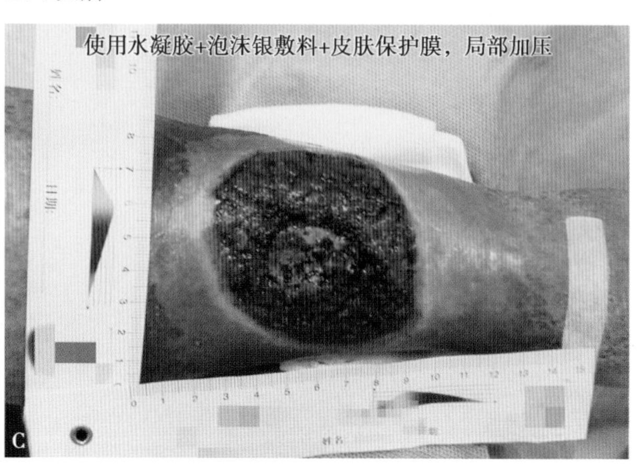

D. 10天后

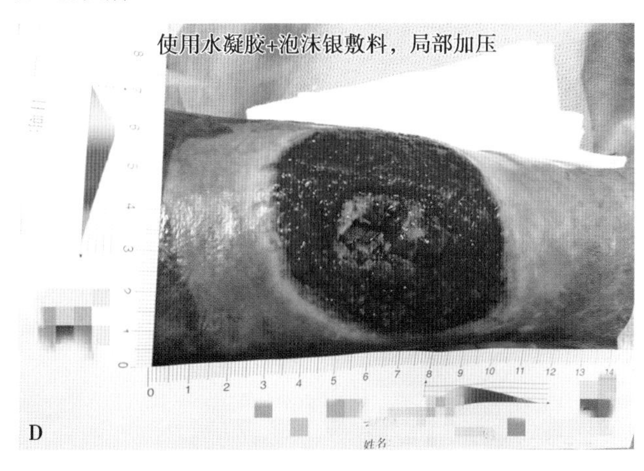

E. 24天后

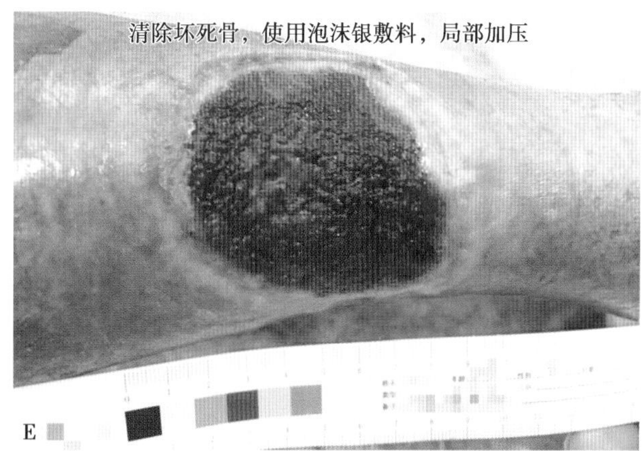

F. 38天后

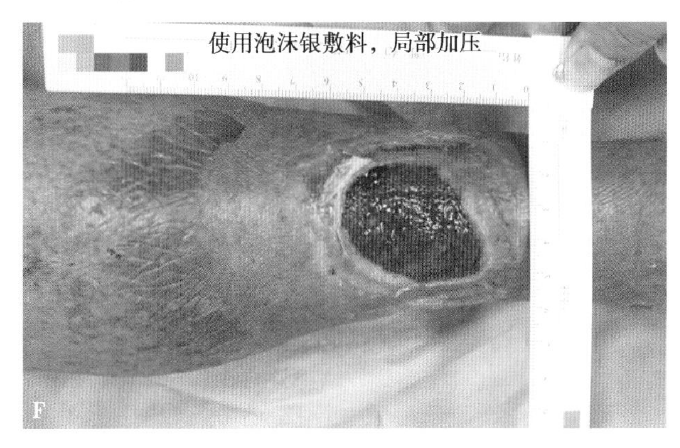

G. 45天后

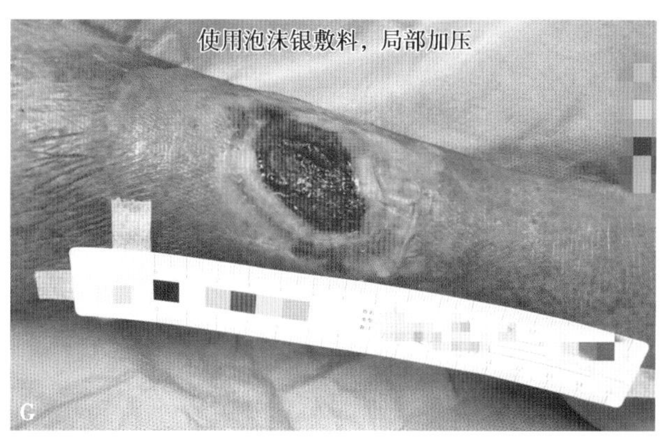

H. 56天后

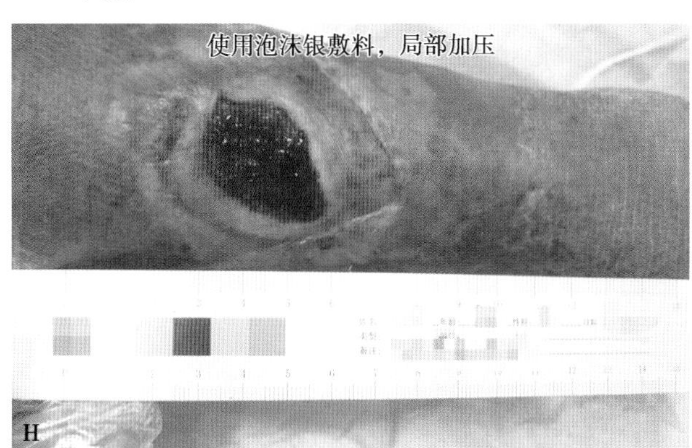

I. 70天后

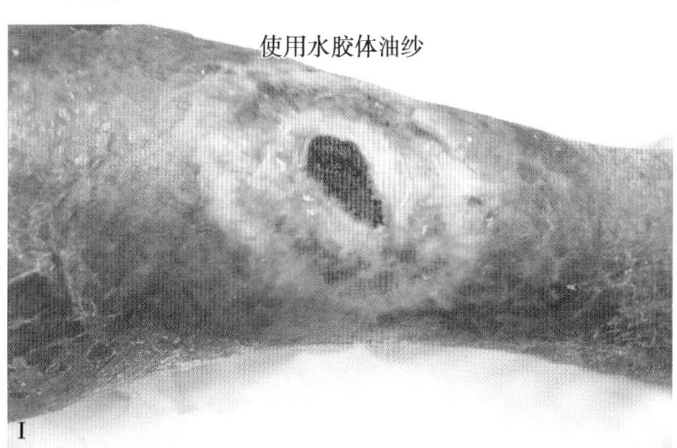

J. 90天后

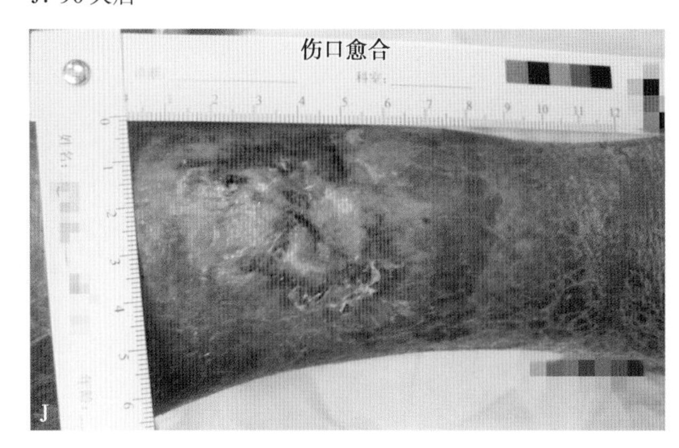

图 3-8 左小腿动脉性溃疡保守治疗案例

（曹 华 杜晓炯 李 璐 石玉兰 吴洲鹏）

参考文献

[1] VARU V N，HOGG M E，KIBBE M R. Critical limb ischemia[J]. J Vasc Surg，2010，51（1）：230-241.

[2] SUCKOW B D，GOODNEY P P，NOLAN B W，et al. Domains that determine quality of life in vascular amputees[J]. Ann Vasc Surg，2015，29（4）：722-730.

[3] NORGREN L，HIATT W R，DORMANDY J A，et al. Inter-society consensus for the management of peripheral arterial disease（TASC Ⅱ）[J]. Eur J Vasc Endovasc Surg，2007，33 Suppl 1：S1-S75.

[4] ADAM D J，BEARD J D，CLEVELAND T，et al. Bypass versus angioplasty in severe ischaemia of the leg（BASIL）：multicentre，randomised controlled trial[J]. Lancet，2005，366（9501）：1925-1934.

[5] SIRACUSE J J，MENARD M T，ESLAMI M H，et al. Comparison of open and endovascular treatment of patients with critical limb ischemia in the Vascular Quality Initiative[J]. J Vasc Surg，2016，63（4）：958-965.

[6] ABU DABRH A M，STEFFEN M W，ASI N，et al. Bypass surgery versus endovascular interventions in severe or critical limb ischemia[J]. J Vasc Surg，2016，63（1）：244-253.

[7] STROUP D F，BERLIN J A，MORTON S C，et al. Meta-analysis of observational studies in epidemiology：a proposal for reporting. Meta-analysis of observational studies in epidemiology（MOOSE）group[J]. JAMA，2000，283（15）：2008-2012.

[8] MANTEL N，HAENSZEL W. Statistical aspects of the analysis of data from retrospective studies of disease[J]. J Natl Cancer Inst，1959，22（4）：719-748.

[9] TIERNEY J F，STEWART L A，GHERSI D，et al. Practical methods for incorporating summary time-to-event data into meta-analysis[J]. Trials，2007，8（1）：16.

[10] IOANNIDIS J P. Interpretation of tests of heterogeneity and bias in meta-analysis[J]. J Eval Clin Pract，2008，14（5）：951-957.

[11] HIGGINS J P，THOMPSON S G，DEEKS J J，et al. Measuring inconsistency in meta-analyses[J]. BMJ，2003，327（7414）：557-560.

[12] EGGER M，DAVEY SMITH G，SCHNEIDER M，et al. Bias in meta-analysis detected by a simple，graphical test[J]. BMJ，1997，315（7109）：629-634.

[13] BRADBURY A W，ADAM D J，BELL J，et al. Bypass versus angioplasty in severe ischaemia of the leg（BASIL）trial：an intention-to-treat analysis of amputation-free and overall survival in patients randomized to a bypass surgery-first or a balloon angioplasty-first revascularization strategy[J]. J Vasc Surg，2010，51（5 Suppl）：5S-1S7.

[14] AH CHONG A K，TAN C B，WONG M W，et al. Bypass surgery or percutaneous transluminal angioplasty to treat critical lower limb ischaemia due to infrainguinal arterial occlusive disease?[J]. Hong Kong Med J，2009，15（4）：249-254.

[15] ARVELA E，VENERMO M，SODERSTROM M，et al. Infrainguinal percutaneous transluminal angioplasty or bypass surgery in patients aged 80 years and older with critical leg ischaemia[J]. Br J Surg，2011，98（4）：518-526.

[16] BISDAS T，BOROWSKI M，TORSELLO G，et al. Current practice of first-line treatment strategies in patients with critical limb ischemia[J]. J Vasc Surg，2015，62（4）：965-973.

[17] CASELLA I B，BROCHADO-NETO F C，SANDRI GDE A，et al. Outcome analysis of infrapopliteal percutaneous transluminal angioplasty and bypass graft surgery with nonreversed saphenous vein for individuals with critical limb ischemia[J]. Vasc Endovasc Surg，2010，44（8）：625-632.

[18] BISDAS T，BOROWSKI M，STAVROULAKIS K，et al. Endovascular therapy versus bypass surgery as first-line treatment strategies for critical limb ischemia：results of the interim analysis of the CRITISCH registry[J]. JACC Cardiovasc Interv，2016，9（24）：2557-2565.

[19] DICK F，DIEHM N，GALIMANIS A，et al. Surgical or endovascular revascularization in patients with critical limb ischemia：Influence of diabetes mellitus on clinical outcome[J]. J Vasc Surg，2007，45（4）：751-761.

[20] DOSLUOGLU H H，LALL P，CHERR G S，et al. Superior limb salvage with endovascular therapy in octogenarians with critical limb ischemia[J]. J Vasc Surg，2009，50（2）：305-315.

[21] DOSLUOGLU H H，LALL P，HARRIS L M，et al. Long-term limb salvage and survival after endovascular and open revascularization for critical limb ischemia after adoption of endovascular-first approach by vascular surgeons[J]. J Vasc Surg，2012，56（2）：361-371.

[22] FAGLIA E，CLERICI G，CLERISSI J，et al. Early and five-year amputation and survival rate of diabetic patients with critical limb ischemia：data of a cohort study of 564 patients[J]. J Vasc Surg，2006，44（5）：1129-1139.

[23] RODDY S P. Endovascular-first approach is not associated with worse amputation-free survival in appropriately selected patients with critical limb ischemia[J]. J Vasc Surg，2014，59（2）：551-552.

[24] GENTILE F，LUNDBERG G，HULTGREN R. Outcome for endovascular and open procedures in infrapopliteal lesions for critical limb ischemia：registry based single center study[J]. Eur J Vasc Endovasc Surg，2016，52（5）：643-649.

[25] HICKS C W，NAJAFIAN A，FARBER A，et al. Below-knee endovascular interventions have better outcomes compared to open bypass for patients with critical limb ischemia[J]. Vasc Med，2017，22（1）：28-34.

[26] HYNES N，AKHTAR Y，MANNING B，et al. Subintimal angioplasty as a primary modality in the management of critical limb ischemia：comparison to bypass grafting for aortoiliac and femoropopliteal occlusive disease[J]. J Endovasc Ther，2004，11（4）：460-471.

[27] INOUE K，ONOHARA T，MIKASA K，et al. Early-phase wound healing and long-term outcomes of a selective endovascular-first approach for treating Rutherford 5 critical limb ischemia with infrainguinal lesions[J]. Surg Today，2016，46（11）：1301-1309.

[28] JENS S，CONIJN A P，FRANS F A，et al. Outcomes of infrainguinal revascularizations with endovascular first strategy in critical limb ischemia[J]. Cardiovasc Interv Radiol，2014，38（3）：552-559.

[29] KATIB N，THOMAS S D，LENNOX A F，et al. An endovascular-first approach to the treatment of critical limb ischemia results in superior limb salvage rates[J]. J Endovasc Ther，2015，22（4）：473-481.

[30] KORHONEN M，BIANCARI F，SODERSTROM M，et al. Femoropopliteal balloon angioplasty vs. bypass surgery for CLI：a propensity score analysis[J]. Eur J Vasc Endovasc Surg，2011，41（3）：378-384.

[31] KUDO T，CHANDRA F A，KWUN W H，et al. Changing pattern of surgical revascularization for critical limb ischemia over 12 years：endovascular vs. open bypass surgery[J]. J Vasc Surg，2006，44（2）：304-313.

[32] KUMADA Y，ISHII H，AOYAMA T，et al. Bypass surgery versus endovascular therapy in chronic hemodialysis patients with cli due to infrainguinal disease[J]. J Am Coll Cardiol，2016，68（14）：1601-1602.

[33] LEJAY A，DELAY C，GEORG Y，et al. Endovascular surgery，open surgery，and primary amputation in nonagenarians presenting with critical limb ischemia[J]. Ann Vasc Surg，2016，9（2）：25-33.

[34] MASAKI H，TABUCHI A，YUNOKI Y，et al. Bypass vs. endovascular therapy of infrapopliteal lesions for critical limb ischemia[J]. Ann Vasc Dis，2014，7（3）：227-231.

[35] ZOLOTUKHIN I A，SELIVERSTOV E I，SHEVTSOV Y N，et al. Prevalence and risk factors for chronic venous disease in the general russian population[J]. Eur J Vasc Endovasc，2017，54（6）：752-758.

[36] KIND P，HARDMAN G，MACRAN S. UK Population Norms for EQ-5D. Centre for health economics[D]. York：University of York，1999：171-172.

[37] GARRATT A M，MACDONALD L M，RUTA D A，et al. Towards measurement of outcome for patients with varicose veins[J]. Qual Health Care，1993，2（1）：5-10.

[38] LAUNOIS R，REBUOL-MARTY J，HENRY B. Construction and validation of a quality of life questionnaire in chronic lower limb venous insufficiency（CIVIQ）[J]. Quality Life Res，1996，5（6）：539-554.

第四章

代谢性疾病常见溃疡

第一节 糖尿病足

糖尿病患者因下肢神经、血管功能异常可导致足部皮肤破溃、感染，甚至深层组织破坏，临床上称为糖尿病足。

由于溃疡局部生长因子合成及释放减少、巨噬细胞减少及功能受损、血管新生减少、角质细胞和成纤维细胞迁移及增殖减弱等原因，糖尿病足采用常规治疗方法难以治愈，已成为糖尿病患者致死、致残的主要原因之一。国外资料显示在非外伤导致的低位截肢手术中，40%～60% 发生于糖尿病患者，在糖尿病相关的低位截肢中，85% 是由糖尿病足溃疡引起的。中国的研究报告显示，糖尿病患者中 1 年内新发足溃疡的发病率为 8.1%，愈合后 1 年内再发溃疡率为 31.6%。糖尿病足溃疡的发生率高且危害大，因此，对糖尿病足的早期诊断及早期干预治疗是至关重要的。

一、临床表现

糖尿病足患者除足部有明显的皮肤破溃或坏疽外，在临床工作中，还可以观察到患者周围神经、血管病变的表现。

周围神经病变可表现为烧灼感、蚁行感、麻木、刺痛、痛觉或温度觉消失等感觉异常；直立性低血压、胃轻瘫、反复不明原因的腹泻或便秘、尿潴留等自主神经病变；还有如爪状趾、锤状趾、高弓足、扁平足、踇外翻等与感觉、运动、自主神经病变综合相关的足部畸形。

下肢动脉病变则可出现皮肤脱屑、菲薄、蜡样光泽、色素沉着、皮肤温度下降、肌肉萎缩、静脉曲张、足踝水肿、间歇性跛行、静息痛、动脉搏动减弱或消失，甚至肢体缺血坏死等。

二、辅助检查

糖尿病足患者除需要检查相关感染指标外，还需要对患者的周围神经病变、下肢血管病变进行检查。糖尿病患者合并周围神经病变时，自身的保护性感觉、温度觉等丧失。另外，还可出现足底压力的异常，常不易察觉小的足部外伤或烫伤等，导致足部溃疡出现并逐渐加重。下肢血管病变可引起肢体远端缺血坏死，不仅是糖尿病足溃疡产生的危险因素之一，同时还是造成溃疡迁延不愈的主要原因之一。然而，目前糖尿病患者对于周围神经病变和下肢血管病变的认知率依旧较低，导致早期筛查及早期干预治疗均不及时，引起病情恶化。因此，早期对糖尿病患者的周围神经功能、周围血管功能进行检查是必不可少的。

（一）周围神经病变的检查

糖尿病周围神经病变建议每年检查 1 次。

1. 临床症状及足外观 需问诊患者是否有周围神经病变的症状，如肢体麻木、皮肤异常感觉（针刺感、蚁行感、烧灼感）、皮肤感觉消失等。然而，高达 30%～40% 的周围神经病变患者无明显临床症状，故无症状并不能排除周围神经病变，仍需进一步地检查。查体时需注意患者是否存在足部畸形，若发现爪状趾、锤状趾、高弓足、扁平足、踇外翻、沙尔科关节等足部畸形，提示可能存在周围神经的病变。

2. 皮肤感觉检查　包括痛觉、保护性触觉、温度觉、振动觉。

（1）痛觉检查：常使用大头针等尖锐的工具，轻刺第1、3、5趾腹及跖底，以及足外侧及足背的皮肤，若患者痛觉不敏感或消失，可进一步让患者比较与正常区域差异的程度。

（2）保护性触觉检查：常用工具为10g尼龙丝，检查时10g尼龙丝须与皮肤表面垂直，当用力使尼龙丝弯曲时，尼龙丝可在皮肤表面产生10g的压力，推荐检查的部位主要是行走时常规承力的部位，包括第1、3、5趾腹及跖底，以及足掌外侧、足跟，还可检查足背和第1、2趾骨间，检查时需避开水疱、破溃、胼胝。每个检查点检查3次，其中一次为阴性检查（即不接触皮肤），以排除患者惯性思维的影响，3次检查中若错误感知2次及以上，即可诊断为保护性触觉消失。

（3）温度觉检查：可以使用分别在凉水和热水中浸泡过的玻璃试管，接触患者皮肤，让患者评估两种温度的差异；也可以使用专门的温觉检查仪，即一端为金属质地（凉），另一端为聚酯（温）。患者若感觉不出两种温度的差异，即为温度觉缺失。

（4）振动觉检查：工具推荐128Hz的音叉。检查前先敲击音叉，使其振动，然后将音叉柄放置在患者足部的骨性突起处（如趾跖关节、踝关节、胫骨粗隆），询问患者是否能感觉到振动，以及振动消失的时间，以判断患者能感知的振动强度。另外，还可使用Bio-Thesiometer感觉定量检查仪评估患者能感知的振动感觉阈值（vibration perception threshold，VPT）。

3. 膝反射、踝反射　患者足部自然下垂，使用叩诊锤轻轻敲击患者的髌骨下方，诱发膝反射；将患者足部放置在平面上，使用叩诊锤轻轻敲击患者的跟腱，诱发踝反射。若需重扣才能诱发反射或不能诱发反射，均可提示周围运动神经已受损。

4. 肌电图　肌电图可以测定神经传导速度，过去认为是诊断周围神经病变的“金标准”。若患者存在2项及以上神经传导速度减慢，以及存在神经病变的临床症状或查体发现神经异常等，即可诊断。此检查需专人操作，操作耗时，费用较高。

（二）下肢血管病变的检查

下肢血管病变的检查同样也推荐每年1次。

1. 临床症状和体征　查体时，需注意患者是否存在周围动脉病变的临床表现，如皮肤脱屑、菲薄、蜡样光泽、皮肤温度下降、间歇性跛行、静息痛。合并静脉功能不全时，患者常出现皮肤色素沉着、下肢水肿，患肢下垂时，可见皮肤色泽进一步加深，部分患者皮肤表面可见静脉充盈、曲张，严重者甚至出现静脉石，将患肢上抬时可见皮肤色泽恢复，同时静脉迅速回流使原本充盈的静脉萎陷，若抬高后患肢进一步出现肢体远端皮肤苍白，则提示动脉循环不良。

2. 皮肤温度　怀疑血管病变的患者可用皮肤温度计测量下肢皮肤温度，测量部位包括胫前、踝部、足背等，存在下肢动脉严重狭窄或闭塞的患者，肢体远端的皮肤温度将明显降低。

3. 动脉搏动及杂音　查体时需要检测双侧颈动脉及股动脉是否有杂音，存在杂音则提示大血管有粥样硬化斑块或狭窄，还需检测双侧腘动脉、胫前动脉、胫后动脉及足背动脉的搏动情况。周围动脉病变的患者中仅有10%～20%出现间歇性跛行，因此仅根据患者的临床症状来评估周围动脉病变是不适当的。无症状的糖尿病患者，全面的动脉体格检查至关重要。

4. 踝肱指数　ABI是踝部胫后动脉或胫前动脉和上臂肱动脉收缩压的比值，临床上被广泛用来评估下肢的血供。ABI＜0.9可诊断周围动脉病变；ABI＞0.7～0.9为轻度动脉病变，ABI＞0.4～0.7为中度动脉病变，ABI≤0.4为重度动脉病变，而ABI＞1.4则通常提示存在动脉硬化、动脉弹性受损。ABI具有操作简单、价格低廉、可重复性高的特点，被广泛应用于临床。但ABI也有不足，它可受到侧支循环的影响，从而错误地评估患者的下肢血供。另外，ABI不能预测运动时的下肢血供，ABI正常的患者，可进一步行运动后ABI检测，嘱患者在坡度为10°～12°的踏车上行走，直至患者出现小腿症状，再次测定ABI，当ABI较前降低15%～20%时应考虑周围血管病变。

5. 经皮氧分压　经皮氧分压（transcutaneous oxygen pressure，$TcPO_2$）监测能够实时、连续监测体内循环系统气体交换，以及运输能力，可反映局部动脉血流和皮肤组织供氧情况，是目前国际上公认的能反映局部微循环状态的可靠指标，也是诊断糖尿病足及周围动脉疾病的“金标准”。$TcPO_2$ < 40mmHg表示组织低氧；$TcPO_2$ < 20mmHg表示存在肢体严重缺血，需要行血管重建。$TcPO_2$对于糖尿病足溃疡预后有较好的预测能力，其灵敏度、特异度、阳性预测值、阴性预测值分别为88.6%、82.4%、90.7%和72.2%。另外，$TcPO_2$监测还可用于截肢平面的选择。

6. 影像学检查　血管彩色多普勒超声是血管形态学检查，可显示动脉壁的情况，如粥样硬化斑块、狭窄、闭塞，明确具体病变的血管、部位及病变程度。血管彩色多普勒超声能正确地评估患者血管情况，但对超声医师的要求较高。

临床症状、查体及ABI、彩色多普勒超声提示周围血管病变的患者，可进一步行CTA、磁共振血管造影（magnetic resonance angiography，MRA）或下肢血管造影，明确病变程度及部位，以便制订治疗方案。糖尿病足合并严重周围血管病变的患者（有明确闭塞），下肢血管造影检查有助于血管介入治疗方法的选择，也可以用于截肢平面的选择。

三、诊断

（一）周围神经病变的诊断标准

周围神经病变的诊断标准：①有明确的糖尿病病史；②周围神经病变出现在诊断为糖尿病之后；③临床症状、体征符合周围神经病变；④有临床症状者5项检查（温度觉、振动觉、尼龙丝检查、踝反射、针刺痛觉）中任1项异常，无临床症状者5项检查中任2项异常。周围神经病变属于排他性诊断，需排除其他病因，如肾衰竭患者体内蓄积的代谢产物对神经的影响、脊椎病变、药物的神经毒性作用。

（二）周围血管病变的诊断标准

周围血管病变的诊断标准：①有明确的糖尿病病史；②临床症状符合下肢缺血的表现；③静息时ABI < 0.9，或行平板运动试验后ABI降低15%～20%，或影像学提示血管狭窄。

四、分级及分期

根据溃疡形成的原因，可将糖尿病足分为神经性溃疡、缺血性溃疡和神经 - 缺血性溃疡。其中，以神经 - 缺血性溃疡最常见，且预后较差。糖尿病足的预后受多种因素的影响，包括血供、感染、溃疡深度、面积、周围神经病变等。目前，糖尿病足的分级系统较多，但并无任何一个系统可以完整地评估以上这些影响因素。

1. Wagner分级　临床上最常用的为Wagner分级（表4-1），分级越高，截肢的可能性越大。Wagner分级的不足之处在于对感染及局部血供的评估能力较低。

表4-1　Wagner分级

分级/级	临床表现
0	存在糖尿病足的高危因素（图4-1）
1	溃疡表浅，无感染（图4-2）
2	溃疡较深，常有软组织炎，可累及肌腱（图4-3）
3	深部溃疡，常合并深部脓肿和骨髓炎（图4-4）
4	局限性坏疽（图4-5）
5	广泛性坏疽，可累及全足（图4-6）

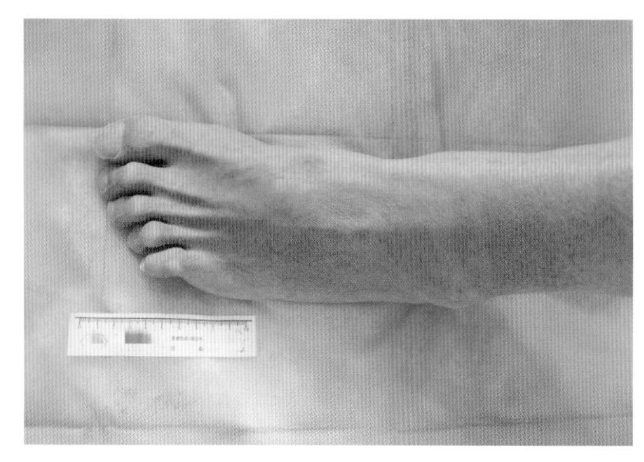

图 4-1 Wagner 0 级

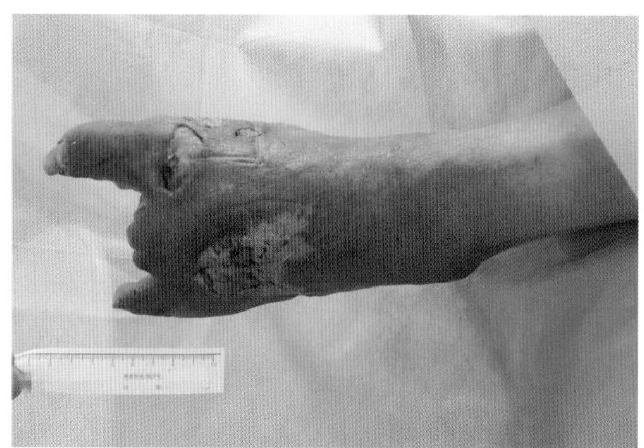

图 4-2 Wagner 1 级

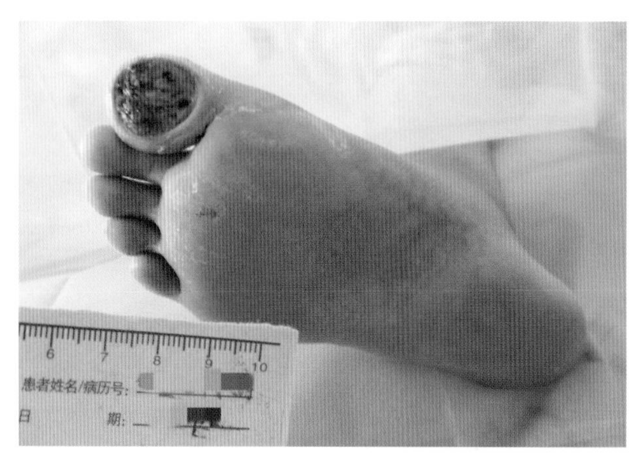

图 4-3 Wagner 2 级

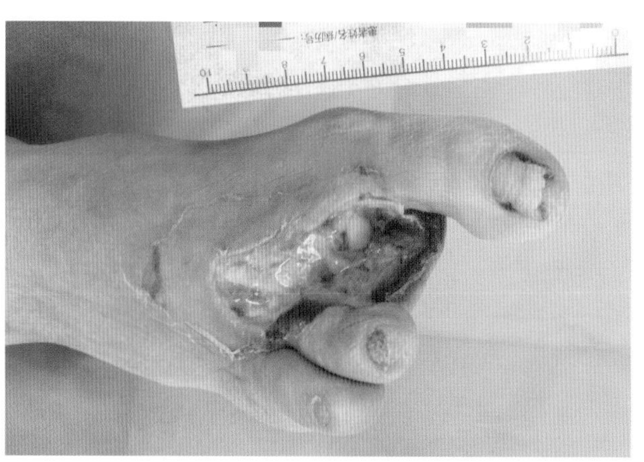

图 4-4 Wagner 3 级

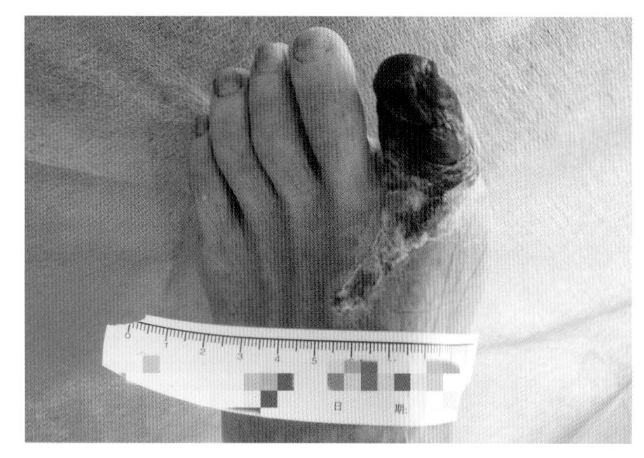

图 4-5 Wagner 4 级

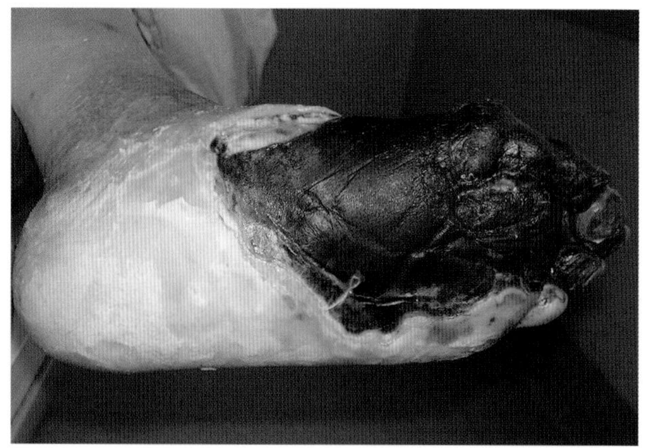

图 4-6 Wagner 5 级

2. Texas 分级、分期 Texas 分级、分期弥补了 Wagner 分级的不足，能较好地描述感染和局部血供（表 4-2），在评估伤口严重程度及预后方面也比 Wagner 分级更好。另外，Texas 分级、分期还可预测伤口的愈合时间。随着 Texas 分级、分期级别的升高，截肢的风险也增大。

表 4-2　Texas 分级、分期

分级	分期
1 级：高危足，无溃疡	A 期：高危足，无感染、缺血
2 级：表浅溃疡	B 期：感染
3 级：深部溃疡，累及肌腱	C 期：缺血
4 级：深部溃疡，累及骨、关节	D 期：感染并缺血

五、治疗

（一）综合评估

糖尿病足患者，首先应进行整体评估，控制血糖、血脂、血压，评估存在的糖尿病急慢性并发症，以及影响病情的合并症。稳定患者整体病情，同时营养支持、抗感染、营养神经、扩血管、抗血小板、抗凝及伤口处理，处理糖尿病足的同时积极预防心、脑、血管事件的发生，降低糖尿病足患者的截肢率和死亡率。

糖尿病足患者多合并感染，严重者甚至可出现败血症。根据 Wagner 分级，级别较低的表浅溃疡多为革兰氏阳性菌感染，而级别较高的溃疡多为革兰氏阴性菌感染，慢性伤口或以前使用过抗生素的伤口也主要为革兰氏阴性菌感染，且多为混合感染。一旦临床表现确定溃疡合并感染，则应尽早开始抗生素的使用，抗生素的选择可根据临床经验或局部分泌物培养而决定。合并骨髓炎的伤口抗感染时间应维持 4～6 周，并根据伤口情况进行调整。因局部使用抗生素的效果有限，且可能造成耐药性，临床多选择静脉使用抗生素，不推荐局部使用。同时应重视伤口处理对感染的控制，良好的清创可以明显减轻伤口感染状态，降低抗生素使用等级及缩短使用时间。

目前，临床上常用的改善循环的药物包括贝前列素、西洛他唑、盐酸沙格雷酯、前列地尔，均可明显改善周围动脉病变患者的疼痛、冷感、间歇性跛行症状，增加无痛行走距离，是轻、中度周围动脉病变患者的基础治疗方法。地奥司明可以增加静脉回流，改善微循环，减轻患肢肿胀。

临床常用的神经病变药物包括甲钴胺、硫辛酸、依帕司他，可以改善周围神经病变引起的麻木、皮肤瘙痒、针刺感等，严重的神经痛，还需要阿米替林或加巴喷丁等药物的辅助治疗。

抗血小板药物，如阿司匹林，可以降低患者的全因死亡率和心血管病死率，推荐小剂量长期服用。因糖尿病患者本身处于血液高凝状态，而糖尿病足又需要长期卧床减压，出现血栓的风险较高，故常同时使用抗凝血药，如低分子量肝素。

（二）伤口处理

伤口处理是糖尿病足治疗的基础。糖尿病足，首先应评估溃疡的血供情况，如伤口缺血严重影响愈合，应进行下肢血管再通与血运重建，如下肢动脉腔内治疗、旁路移植等，不适合进行手术干预的患者可考虑干细胞移植重建血管。如溃疡血供可，或轻度缺血，并不明显影响伤口的生长，可重点进行减压，同时清除病变坏死组织、肉芽组织、胼胝等，以及判断病变骨是否应被清除，如需要，也应进行相应骨组织切除。清创方法包括外科清创、机械清创、自溶清创、酶解清创、生物清创及联合清创。清创后，根据需求选择适宜的干预措施，如水胶体敷料促进坏死组织自溶；含银敷料抑菌；泡沫敷料吸收渗液；生长因子敷料促进肉芽组织生长、上皮爬行；伤口负压治疗，通过在伤口形成负压环境，引流渗液，减少细菌，维持局部湿性环境，促进局部血液循环，促进肉芽组织生长，缩短创缘距离；自体富血小板凝胶富含多种生长因子，可加速新生肉芽组织成熟、诱导胞外基质生成，联合标准治疗治愈率可达到 95.7%，远高于单独使用标准治疗的治愈率（56.5%）；局部应用生物组织工程皮肤等。欧洲伤口处理协会将伤口局部的处理原则总结为 TIME 原则。通过以上原则和具体方法，创造一个相对适宜的伤口微环境，从而加速伤口愈合或为进一步的手术治疗提供基础伤口准备。

六、预后

在积极改善血供、控制感染及适宜的伤口清创后，多数患者溃疡可以完全愈合，从而避免截肢；但仍有部分患者不可避免截肢。合并大血管病变的糖尿病足患者更大的风险在于心脑血管事件，所谓“病在足上，险在心上”即提示糖尿病足患者一定要重视心脑血管事件的预防。

七、糖尿病足及其复发的预防

糖尿病足具有患病率高、危害大、治疗难等特点，严重影响患者的生活质量，故糖尿病足应以预防为主。预防的基础是早期筛查糖尿病足的高危人群，以便对高危人群进行健康教育及危险因素的预防。因此，糖尿病患者需定期进行周围神经、周围血管病变的筛查。高危人群的预防，健康教育至关重要，应告知患者日常生活中的注意事项，如保持足部卫生、预防足部外伤和烫伤、每天检查双足、穿合适的鞋袜、适当锻炼等，还需要告知患者长期规律服用相关药物的必要性。

第二节 糖尿病足手术治疗案例

案例1 Wangner 3级糖尿病足——左足底

1. 临床资料 患者男性，58岁。糖尿病史16年，入院前2个月出现不明原因左足足底皮肤溃烂，感染逐渐加重。1个月前左足溃烂面积逐渐加大、加深，大量渗液、恶臭，空腹血糖28.5mmol/L，白细胞计数11.25×10^9/L，血红蛋白110g/L，白蛋白29g/L，ABI0.8。放射科检查显示无血管闭塞及骨质破坏，左足伤口细菌培养结果为奇异变形杆菌。

2. 接诊时伤口情况

（1）伤口床：基底12.5%黄色组织，87.5%红色组织；约10cm×7cm坏死组织，可见大量坏死肌腱，大量黄白色脓性分泌物，恶臭味。

（2）伤口边缘：11—2点钟方向大面积潜行。

（3）伤口周围皮肤：肿胀明显。

3. 治疗方案

（1）全身治疗

1）控制感染：静脉滴注头孢硫脒2g，2次/d。

2）控制血糖：血糖控制方案为门冬胰岛素注射液8U每餐前皮下注射和甘精胰岛素注射液20U每晚10点皮下注射。

3）营养支持：糖尿病饮食，静脉滴注氨基酸注射液。

（2）伤口治疗方案

1）清创：手术扩创清除坏死组织。

2）伤口床培养：采用伤口湿性愈合技术，选用恰当的敷料。

3）渗液管理：合理运用负压。

4）腔隙封闭：负压与加压等同时运用。

5）早期封闭伤口：大张皮移植。

4. 愈合时间 共30天。

5. 治疗过程 见图4-7。

A. 接诊时伤口情况

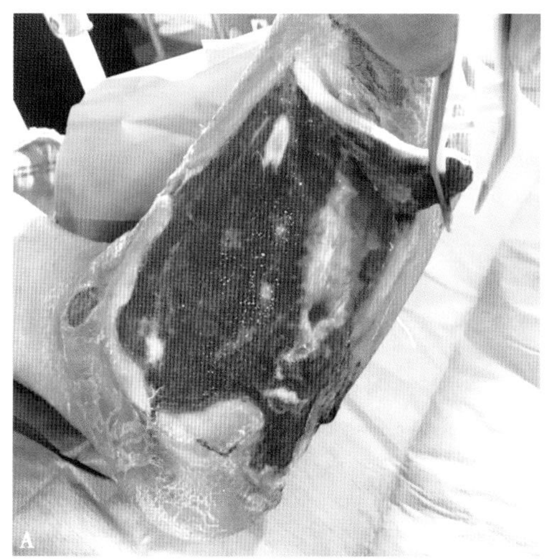

B. 手术扩创并行负压封闭引流 4 天后

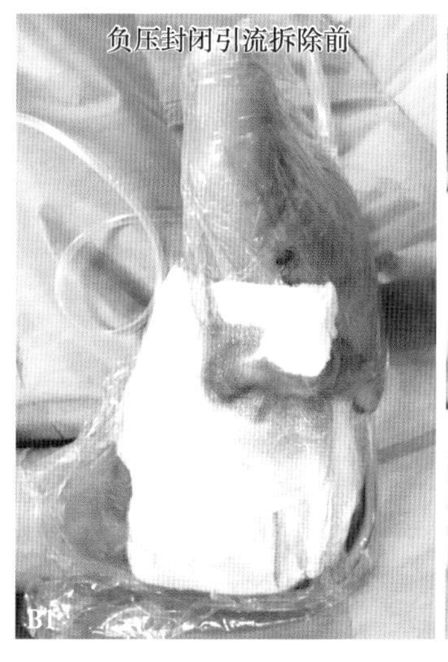

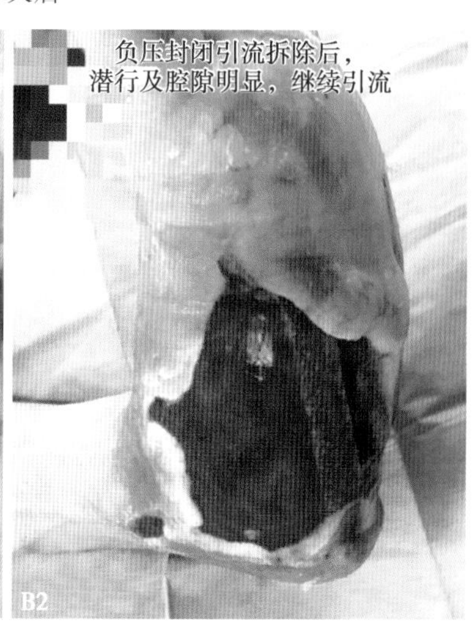

C. 术后 5 天

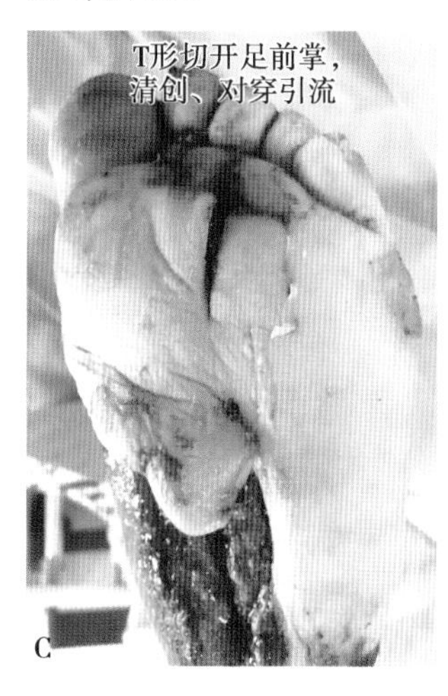

D. 术后 7 天

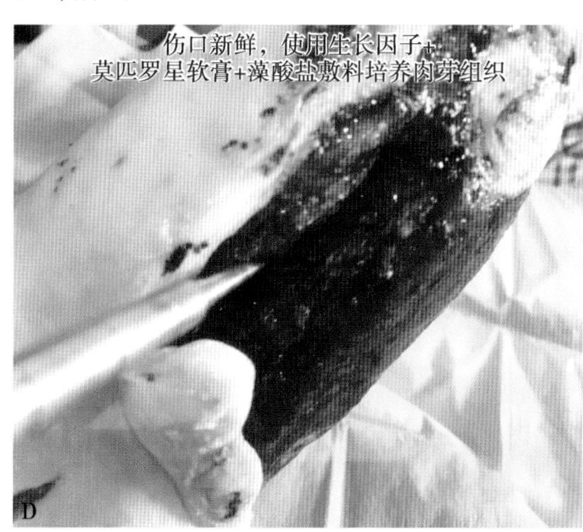

E. 术后 10 天

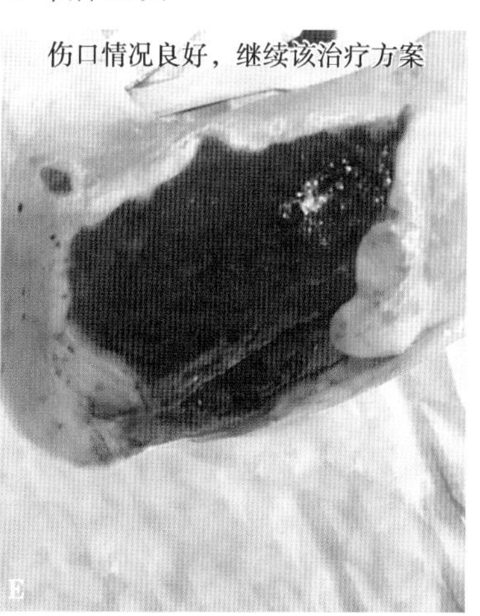

F. 术后 17 天

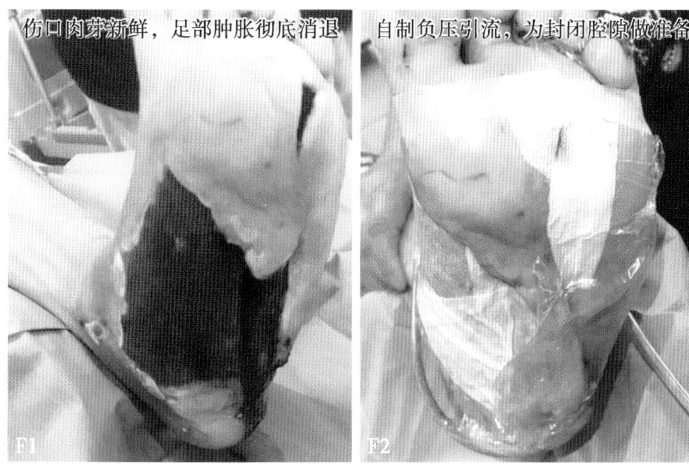

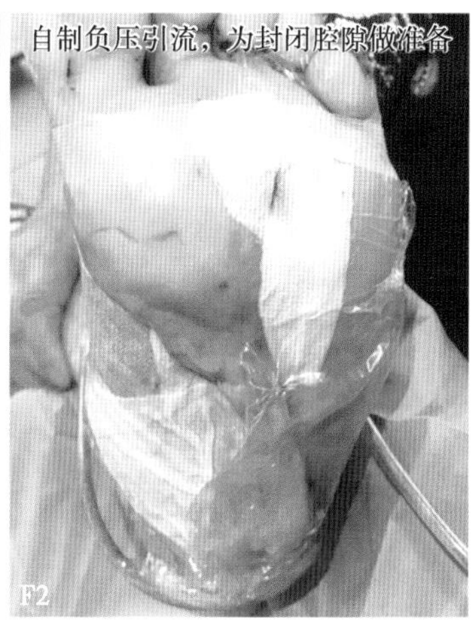

G. 术后 19 天

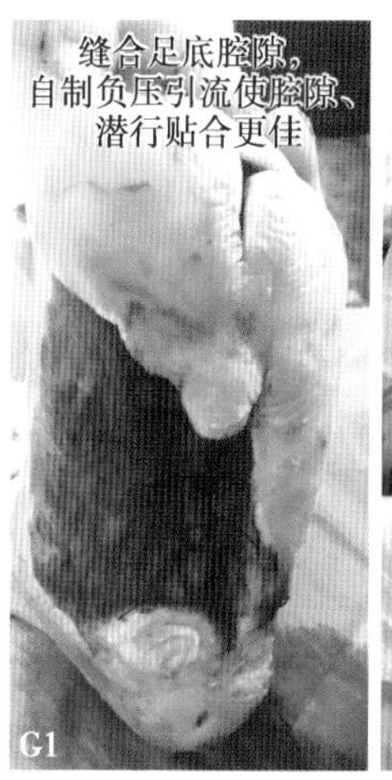

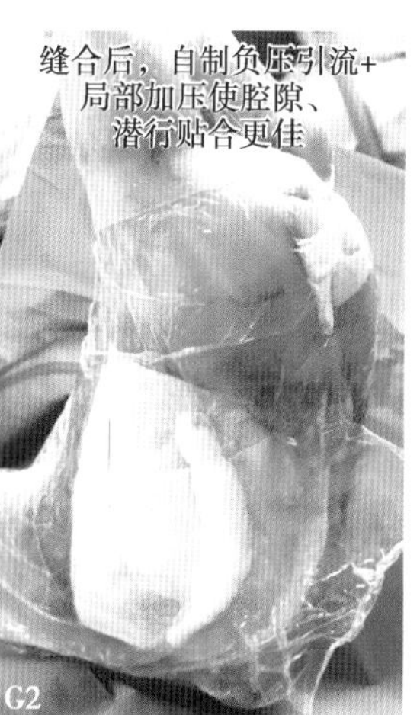

H. 术后21天

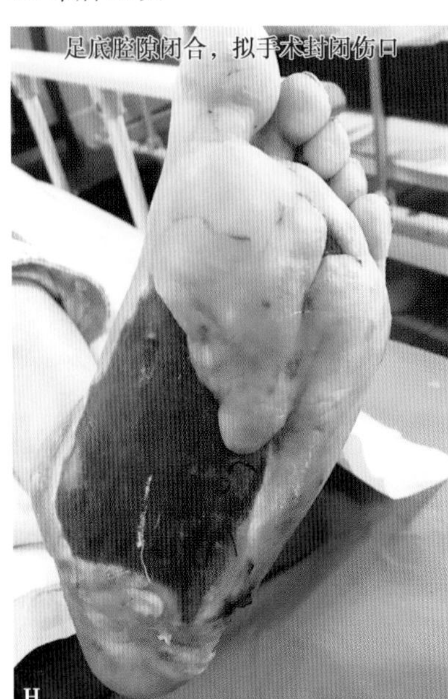

I. 术后27天

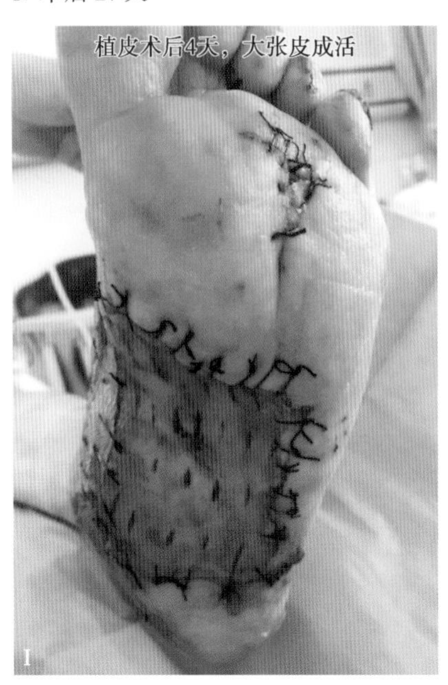

J. 术后30天

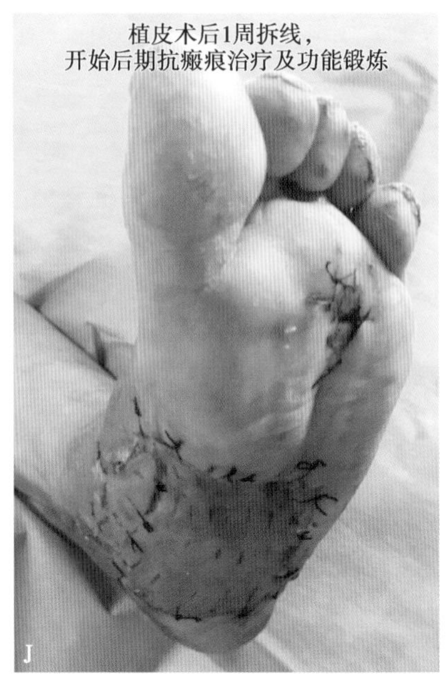

图 4-7 左足底 Wangner 3 级糖尿病足手术治疗案例

案例2 Wangner 4级糖尿病足——左足

1. 临床资料 患者男性，50岁。主因“左足不明原因破溃感染并发黑10日余”入院。以“2型糖尿病、糖尿病足并感染、糖尿病酮症、重度低蛋白血症”收住内分泌科，入院后骨科会诊建议截肢处理。患者及家属拒绝截肢，坚持保守治疗。患者身高160cm，体重45kg，体重指数17.6kg/m^2。糖尿病史2年，未规律服药。既往有骨折史。白细胞10.14×10^9/L，中性粒细胞8.90×10^9/L，淋巴细胞0.79×10^9/L，血红蛋白83g/L，血清白蛋白17.1g/L，总蛋白54.8g/L，空腹血糖10.8mmol/L，降钙素原2.68ng/ml。伤口分泌物培养结果为金黄色葡萄球菌、弗氏柠檬酸杆菌、奇异变形杆菌、鲍曼不动杆菌。

2. 接诊时伤口情况

（1）伤口床：左足前1/2，左足底前半部分皮肤黑色坏死，足背约4cm×5cm黑色坏死，肿胀，皮下组织软化，有脓性渗出液，味恶臭，第1趾与第3趾黑色坏死，足踝部轻度肿胀。

（2）伤口边缘：足病皮肤坏死未破溃。

（3）伤口周围组织：红肿。

（4）NRS：0分。

3. 治疗方案

（1）全身治疗

1）控制感染：遵医嘱予静脉使用抗生素治疗。

2）严格控制血糖。

3）营养支持。

（2）伤口治疗方案

1）局部治疗：联系烧伤整形科医师，对足部伤口进行手术清创＋扩创＋负压封闭引流。

2）渗液管理：给予负压治疗。

3）促进肉芽组织生长：保持伤口床湿度平衡，根据伤口渗液选择覆盖藻酸钙敷料加泡沫敷料。

4）促进上皮化：保持伤口床湿度平衡，给予泡沫敷料覆盖。

4. 愈合时间　共164天。

5. 治疗过程　见图4-8。

A. 接诊时

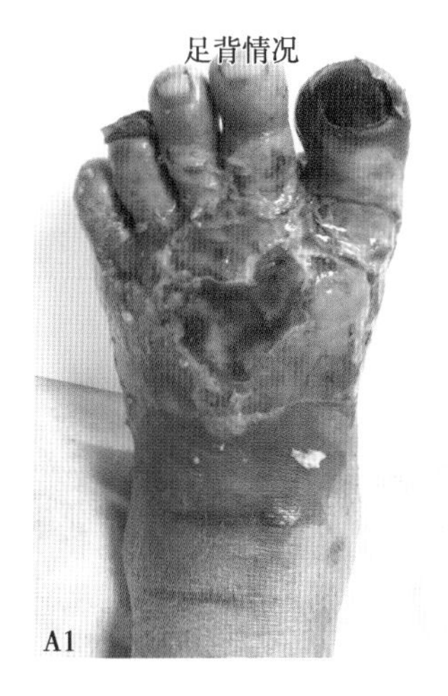

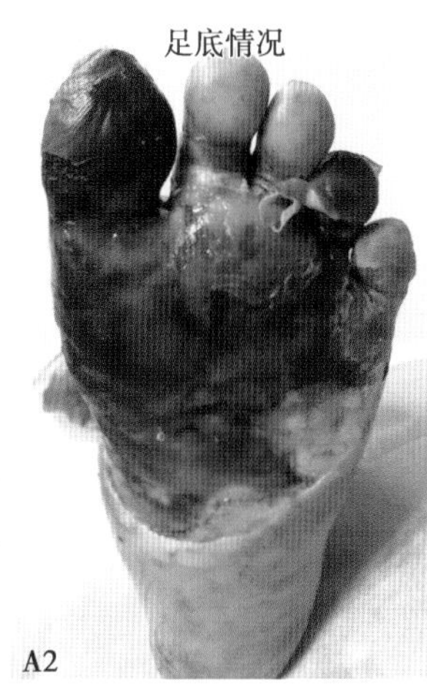

B. 27天后

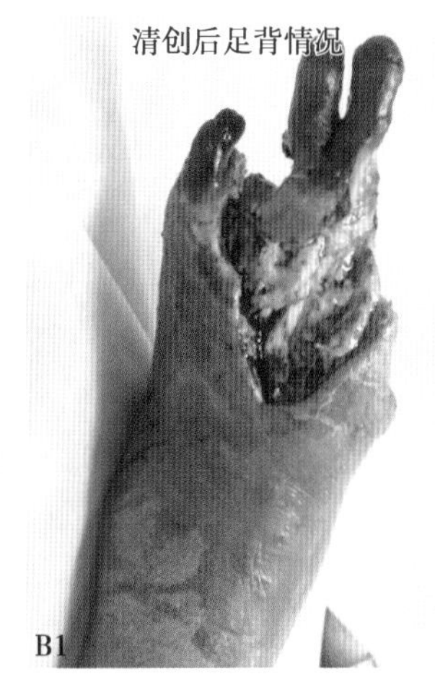

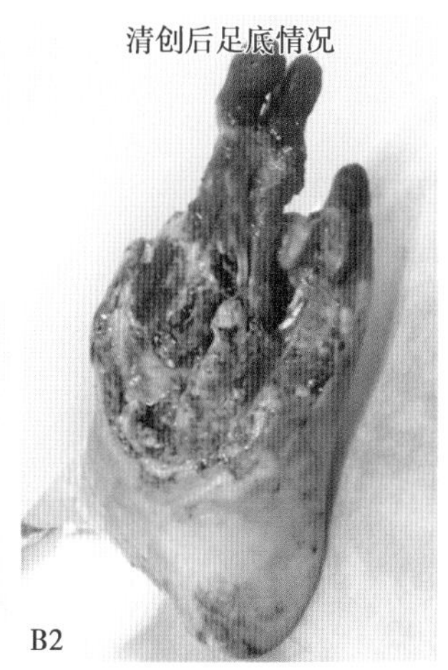

C. 34天后

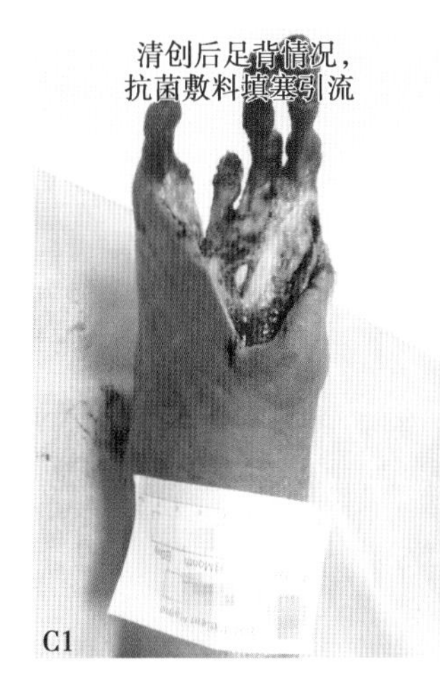

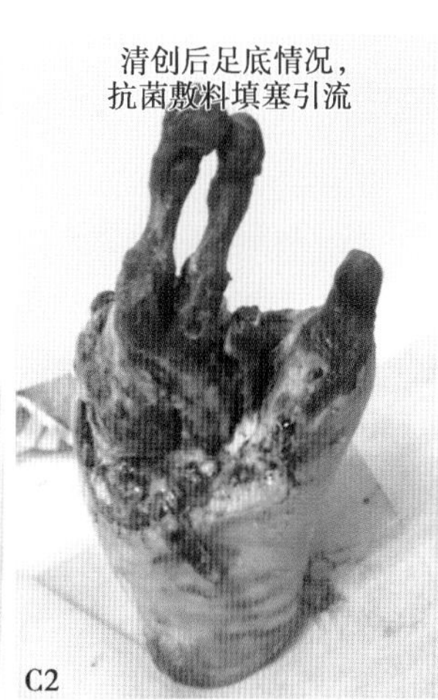

D. 41天后

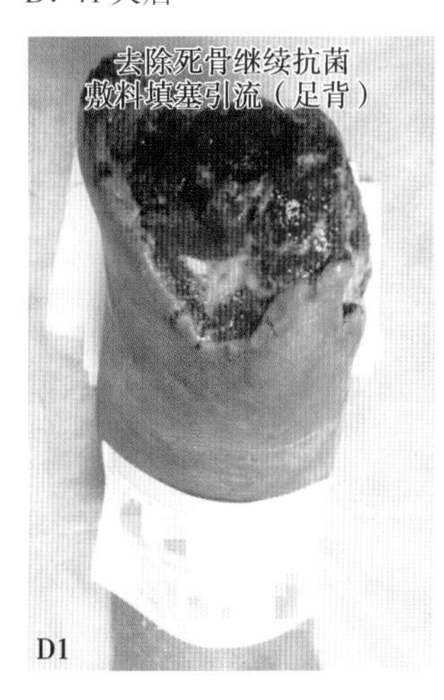

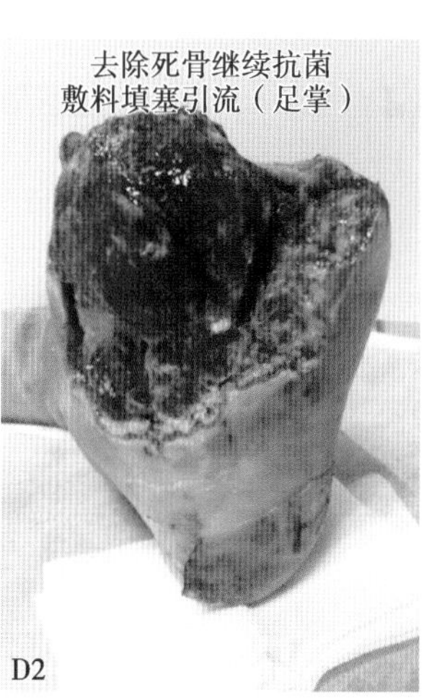

E. 66天后

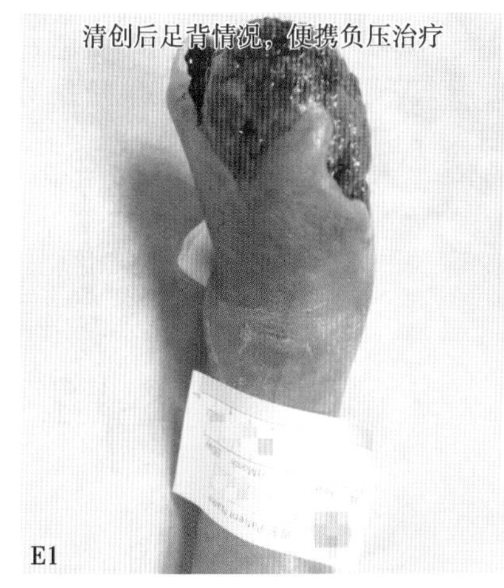

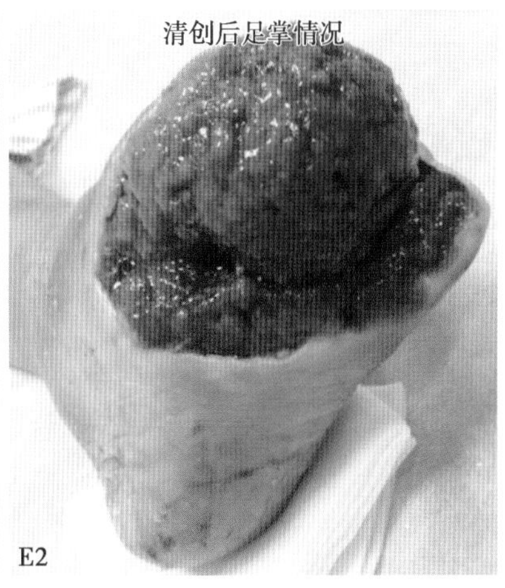

F. 71天后

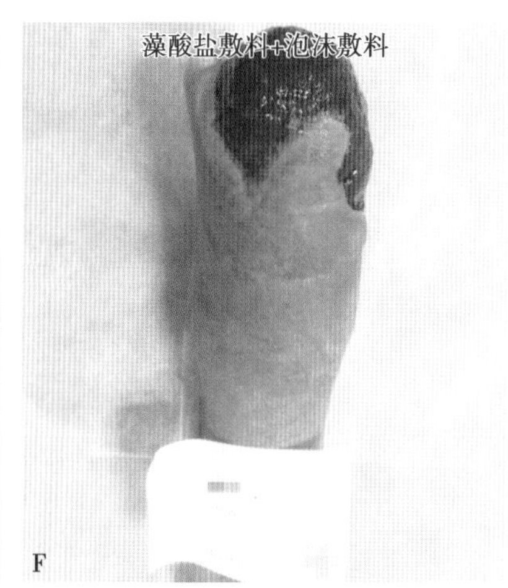

G. 121天后

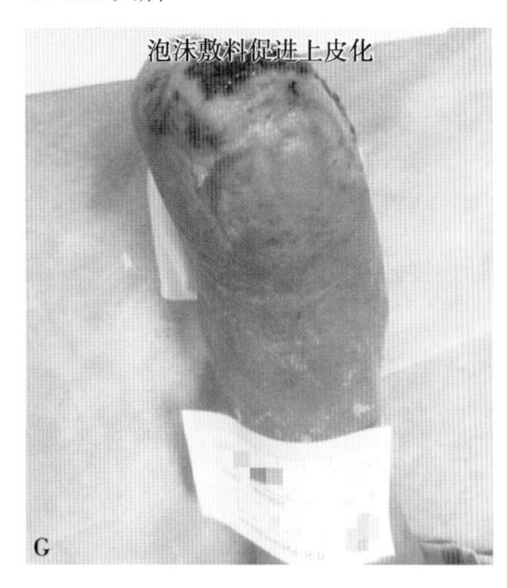

H. 143天后

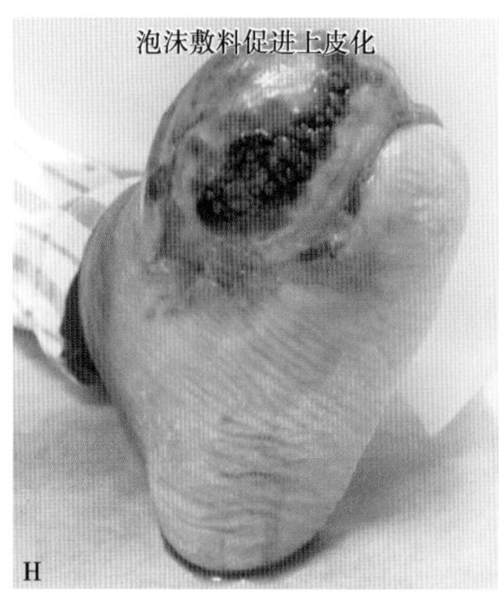

I. 164天后

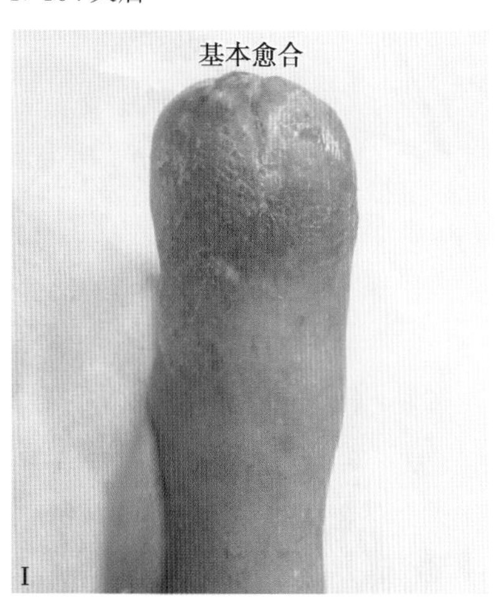

图4-8　左侧Wangner 4级糖尿病足手术治疗案例

案例3　Wangner 4级糖尿病足——左足第3～5趾

1. 临床资料　患者男性，69岁，因“口干、多饮、多尿伴消瘦10年余，加重伴左足溃破、疼痛、坏疽1个半月”入院。入院前10余年诊断为糖尿病，间断口服降血糖药，血糖控制差。入院前4年出现四肢肢端麻木伴冰凉，无疼痛及间歇性跛行，未行任何监测及治疗。1个半月前感左足第4～5跖趾关节疼痛伴麻木，2～3天后出现红肿及疼痛，逐渐破溃，伴少量脓性分泌物，无异味，治疗后出现第5跖趾关节坏疽，且坏疽面积增大，为求进一步诊治就诊于中国人民解放军南部战区总医院。患者有高血压病史，口服抗高血压药调节血压。查体右侧腘动脉、胫前动脉及足背动脉、胫后动脉搏动明显；左侧腘动脉、胫前动脉、胫后动脉搏动减弱，足背动脉搏动未触及。右足皮肤温度，踝关节37.1℃，足背37.6℃。左足皮肤温度：踝关节38.1℃，足背38.2℃。双侧压力觉、痛觉减弱，踝反射消失，温度觉、振动觉正常。

辅助检查：糖化血红蛋白10.8%。双足正斜位X线片提示，①右足第3～5趾近节趾间关节区骨质吸收，边缘硬化；②双足第1跖趾关节轻度骨质增生，左足第2跖趾关节区骨质密度稍降低；③左足第2趾远端可疑骨质吸收。肌电图提示，上下肢周围神经源性损害，运动纤维、感觉纤维受累。踝肱指数，右下肢1.24，左下肢0.94。左足伤口病理组织培养无细菌生长。

2. 接诊时伤口情况

（1）伤口床：伤口呈黑色，足背前外侧约4.2cm×5.6cm皮肤、足底前外侧约3.6cm×2.8cm皮肤干性坏死，第3～5趾干性坏疽，第4、5趾间12点方向有约1cm窦道，有少量脓性分泌物，无异味。

（2）伤口边缘：分界清楚，无潜行、卷边及浸渍。

（3）伤口周围皮肤：轻度红肿、少量色素沉着，足底皮肤干燥，有胼胝。

（4）NRS：3分。

3. 治疗方案

（1）全身治疗

1）降血糖、降血压、调血脂，改善代谢：控制空腹血糖6～8mmol/L，餐后血糖8～10mmol/L，每日监测4次。

2）控制感染：头孢他啶2g，每12小时1次静脉滴注抗感染。

3）其他：抗凝、抗血小板聚集、改善微循环、营养神经、纠正营养不良、健康教育和心理护理等措施。

（2）伤口治疗方案

1）清创、减压："蚕食法"保守清创、患足减压、进一步完善血管检查。

2）局部手术治疗：行左侧下肢动脉造影 + 左侧股浅动脉、腘动脉、胫前动脉及胫后动脉球囊扩张术 + 左足第 3～5 趾截除术。

3）促进肉芽生长：超声水刀清创 + 手工锐器清创 + 自溶性清创，联合负压封闭引流 + 中成药敷料以促进肉芽生长。

4）促进上皮化：皮肤创面用无机诱导活性敷料 + 凡士林油纱覆盖保湿，透气胶布由足底向足背牵拉以缩小伤口。

4. 愈合时间 共 90 天。

5. 治疗过程 见图 4-9。

A. 接诊时

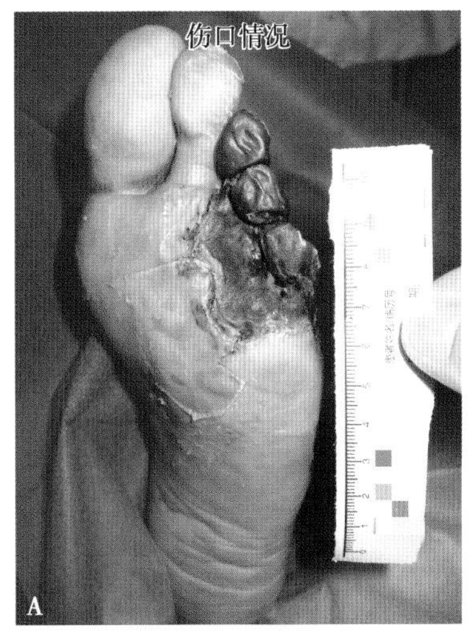

B. 13 天后

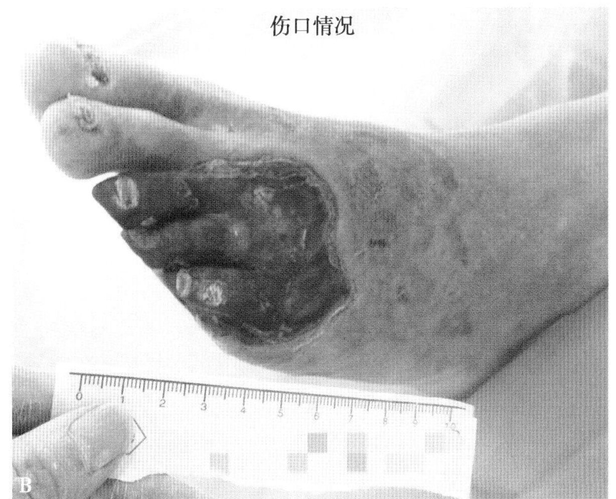

C. 22 天后

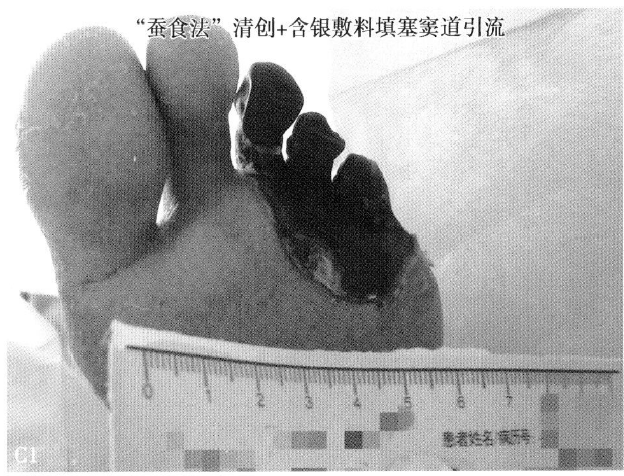

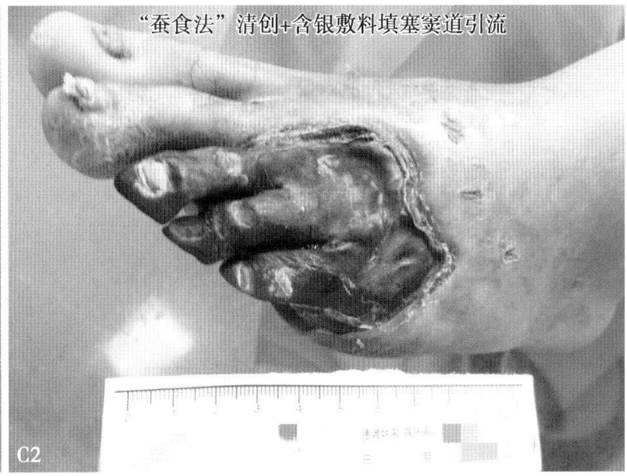

D. 45 天后

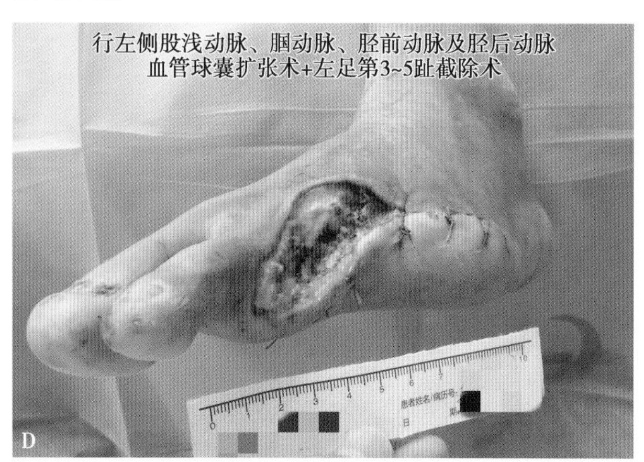

E. 50 天后

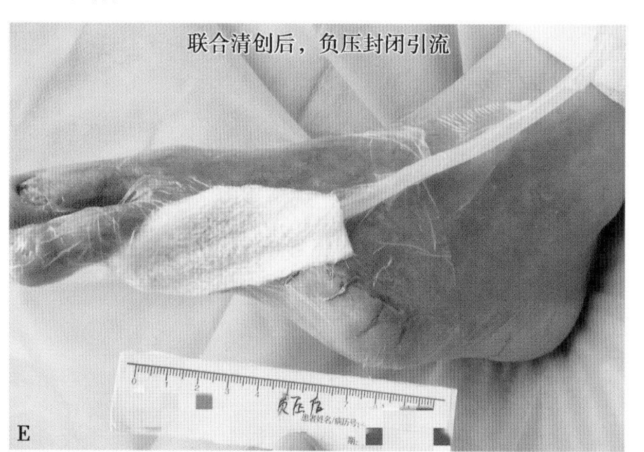

F. 55 天后

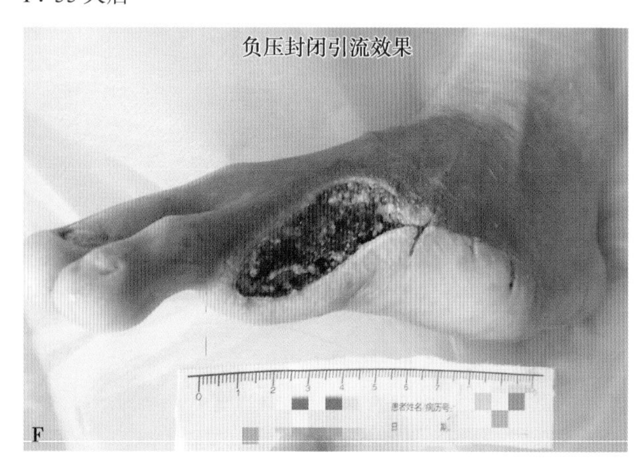

G. 73 天后

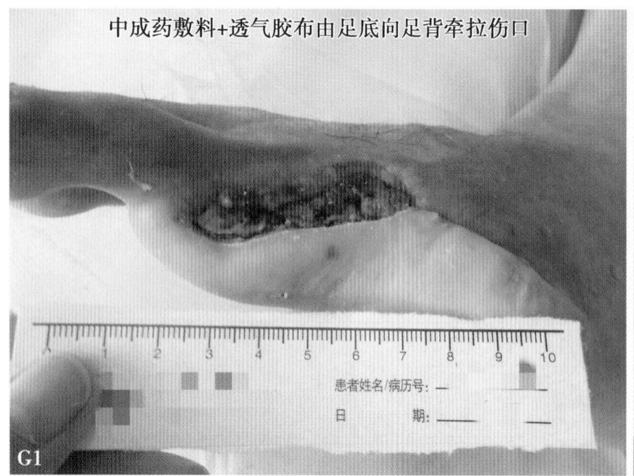

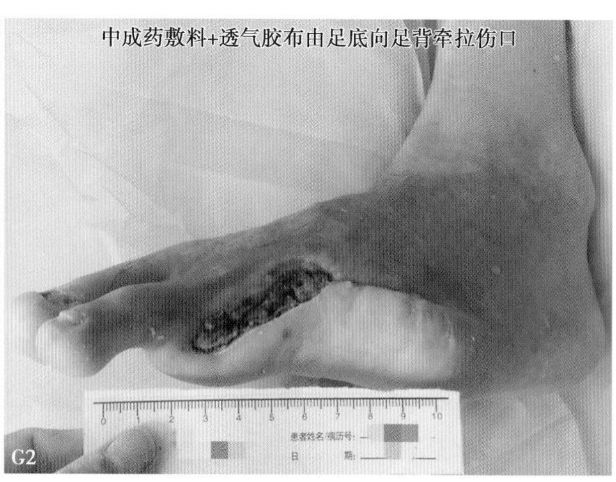

H. 83天后

皮肤创面用无机诱导活性敷料+凡士林油纱覆盖，
用透气胶布牵拉伤口
H

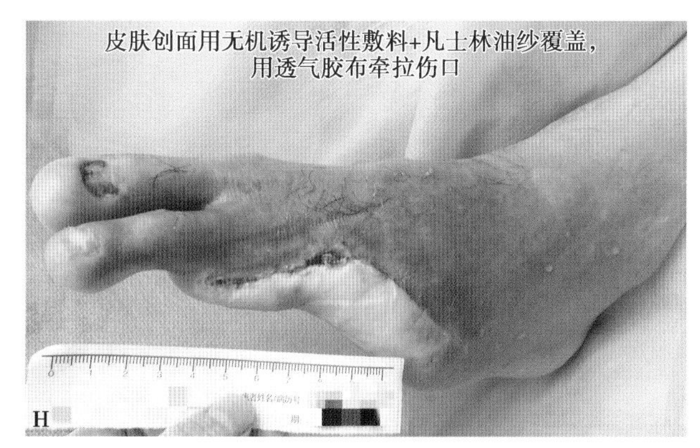

I. 90天后

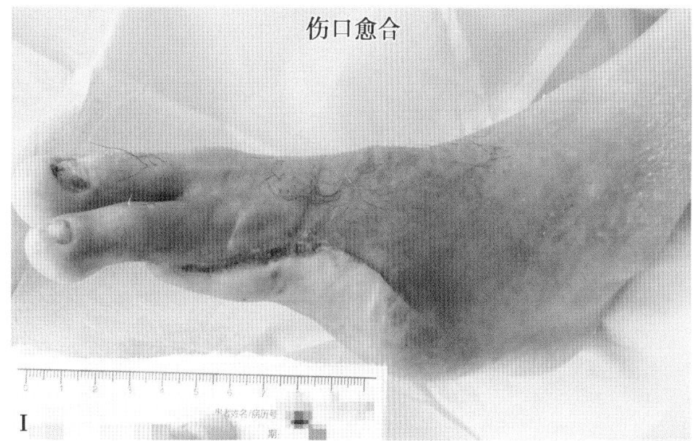

图4-9 左足第3～5趾 Wangner 4级糖尿病足手术治疗案例

第三节 痛风性溃疡

痛风性溃疡是由外伤、摩擦或合并感染等原因，导致痛风石破溃，白色尿酸盐结晶经皮肤排出，引起局部组织的炎症、坏死，形成经久不愈的皮肤伤口，或痛风石切除术后，由于伤口仍时有白色尿酸盐结晶溢出无法一期愈合形成的慢性皮肤伤口。其愈合困难，可形成窦道，但较少继发感染。

一、病因及发病机制

（一）痛风石的形成

尿酸是嘌呤代谢的终产物，主要由细胞代谢分解的核酸、其他嘌呤类化合物及食物中的嘌呤通过分解形成。人体中尿酸约80%来自内源性嘌呤代谢，20%来自富含嘌呤或核酸蛋白的食物。尿酸是一种pH为5.75的弱酸，主要以尿酸盐形式存在。当pH 7.4、温度37℃时，尿酸盐的饱和浓度为420μmol/L（7mg/dl），由于尿酸排泄减少或生成增多等原因，血清尿酸水平不断升高，超过饱和浓度时形成尿酸盐结晶，并聚集、沉积在滑液、软组织和器官周围，使局部组织发生慢性异物反应。沉积物周围被单核细胞、上皮细胞、巨噬细胞包绕，纤维组织增生形成结节，最终成为痛风石。痛风石可出现在任何关节、肌腱、关节周围软组织、皮下组织及内脏器官等部位，常见于耳郭，足趾，手指，腕、踝、肘等关节周围，隆起于皮下，外观为芝麻到鸡蛋大小的黄白色赘生物，表面菲薄。

（二）痛风性溃疡的发生

随着尿酸盐结晶的不断沉积，痛风石数量增多、体积增大，其表面覆盖的皮肤愈发菲薄，加上外伤、摩擦、合并感染、痛风石切除术等诱发因素，最终导致痛风石破溃，排出白色粉末或糊状物，其中可检出尿酸盐结晶。尿酸盐结晶能够直接引发、放大和维持强烈的炎症反应，因为它们能够刺激体液和细胞炎症介质的合成和释放，如白介素-1（interleukin-1，IL-1）、肿瘤坏死因子-α（tumor necrosis factor，TNF-α）、IL-8及单核细胞趋化蛋白-1（monocyte chemoattractant protein-1，MCP-1）等，进而激活中性粒细胞与血管内皮细胞等细胞内的一氧化氮合酶、磷酸酯酶 A_2 及Toll样受体信号通路等，造成局部组织破坏，导致伤口难以愈合，形成痛风性溃疡。由于这些白色的尿酸盐结晶有抑菌作用，溃疡面较少继发感染。

二、病理

因尿酸盐结晶可溶于甲醛溶液，故无须用无水乙醇固定，可分别在普通显微镜及偏光显微镜下观察。溃疡伤口处取坏死组织涂片，可在显微镜下观察到大量小的尿酸盐结晶，呈放射状排列，为条纹状沉淀，外面包有上皮细胞和巨噬细胞，形成异物肉芽肿。有时呈现多核心状，其间有尿酸盐结晶、蛋白质、脂肪和多糖成分。

三、临床表现

痛风石的形成是痛风性溃疡发生的必要条件，也是痛风的一种特征性临床表现。一般认为，除与血尿酸水平相关外，痛风石的发生率还与病程有关。痛风首次发作到形成痛风石的时间为4～42年，平均为11.6年。病程<5年的患者痛风石发生率约为10%，5～20年的患者为55%，>20年的患者为70%。因此，痛风性溃疡多见于长期血尿酸控制不佳、未达到治疗目标的患者。大量文献报道，发生痛风性溃疡的平均年龄为61岁，多见于男性。

1. 部位 多发生于有痛风石沉积的部位，尤其以足部多见，可能与足部常受到摩擦、碰撞，并且要承受应力有关。

2. 临床特点 痛风石破溃前可出现局部的红肿、皮肤温度升高及关节疼痛，伴或不伴发热。破溃后可见白色糊状或泥沙状物从伤口溢出，且难以愈合，可伴有慢性疼痛、功能障碍及感觉异常。

四、诊断

根据诱因、临床表现、血尿酸水平、病理学检查、影像学检查，可诊断痛风性溃疡。

（一）痛风诊断标准

目前多采用1977年美国风湿病学会（American College of Rheumatology，ACR）痛风性关节炎诊断标准。

1. 关节液中有特异性尿酸盐结晶。

2. 或用化学方法/偏振光显微镜证实痛风石中含尿酸盐结晶。

3. 或具备以下12项中的6项：①急性关节炎发作>1次；②炎症反应在1天内达高峰；③单关节炎发作；④可见关节发红；⑤第一跖趾关节疼痛或肿胀；⑥单侧第1跖趾关节受累；⑦单侧跗骨间关节受累；⑧可疑痛风石；⑨高尿酸血症；⑩不对称关节内肿胀（X线证实）；⑪无骨侵蚀的骨皮质下囊肿；⑫关节炎发作时关节液微生物培养阴性。

（二）痛风性溃疡诊断标准

2013年《高尿酸血症和痛风治疗中国专家共识》中提出了痛风性溃疡的诊断标准为符合痛风诊断标准且满足以下条件之一：①痛风石手术切除术后，伤口仍时有白色结晶溢出，无法一期愈合而形成慢性溃疡伤口；②由于摩擦、外伤、合并感染等原因，痛风石破溃，伤口经久不愈，且反复溢出白色糊状或泥沙样物质，甚至形成窦道。

五、治疗

临床上痛风性溃疡少见，但治疗难度极大。根据现有的临床治疗经验及病例报道，痛风性溃疡的治疗主要包括以下三个方面。

（一）控制血尿酸水平

控制血尿酸水平在痛风治疗和预防痛风石的形成中极为重要。国际指南中建议每年出现≥2次痛风发作或有痛风石的高尿酸血症患者（男性和围绝经期后女性>420μmol/L，围绝经期前女性>360μmol/L）必须开始降尿酸治疗，并将血尿酸水平控制在目标值以下（血尿酸<360μmol/L，有痛风石者需将尿酸水

平控制在＜300μmol/L）。目前主要包括三类降尿酸药，包括抑制尿酸生成药（黄嘌呤氧化酶抑制剂）、促尿酸排泄药及尿酸氧化酶激动剂。

1. 抑制尿酸生成药

（1）别嘌醇：通过抑制黄嘌呤氧化酶使尿酸生成减少，常作为降尿酸治疗的一线用药。为避免用药后血尿酸迅速降低而诱发急性关节炎，应从 50～100mg/d 开始，2～4 周根据肾小球滤过率增加药物剂量，最大剂量不超过 800mg/d，至血尿酸达标为止。值得注意的是，极少数患者服用别嘌醇后会出现致命的超敏反应。

（2）非布司他：2009 年，美国 FDA 批准非布司他上市。研究表明，与别嘌醇相比，非布司他降尿酸效果更好。80mg/d 的非布司他降尿酸的效果是 300mg/d 的别嘌醇降尿酸效果的 2 倍。目前推荐初始剂量为 40mg/d，若 2 周后血尿酸水平未达标可增加至 80mg/d（美国）或 120mg/d（欧洲）。

2. 促尿酸排泄药　苯溴马隆主要通过抑制肾小管对尿酸的重吸收、增加尿酸排泄而降低尿酸水平，推荐剂量为 50～200mg/d。尽管促尿酸排泄药物多用于尿酸排泄障碍的患者（占痛风患者的 90%），但它们的使用频率低于抑制尿酸生成药，且在肾功能严重受损或有尿路结石的患者中不宜使用。服药期间应口服碳酸氢钠 3～6g/d 以碱化尿液，并保持每日尿量达到 2 000ml 以上。

3. 尿酸氧化酶激动剂　培格洛替酶是聚乙二醇修饰的哺乳动物尿酸氧化酶，2010 年获美国 FDA 批准用于对传统治疗方法无效或不耐受的慢性痛风患者。培格洛替酶具有降尿酸和缩小痛风石的作用，有效剂量为每 2 周注射 8mg。

（二）强化伤口管理

目前国际上还没有关于治疗和护理痛风性溃疡的指南，根据现有的临床病例及治疗经验，强调伤口管理对痛风性溃疡愈合的重要性。临床可以使用含银伤口敷料、枸橼酸软膏、水凝胶或外源性冻干胶原涂抹伤口，定期行局部清创（可每个月 1 次），或用自由皮瓣覆盖伤口。

（三）监测感染征象

尽管痛风性溃疡继发感染较少，但仍有相关病例报道。在治疗期间注意监测患者是否出现感染中毒症状、感染指标是否升高，必要时完善病原微生物涂片及培养。

第四节　痛风性溃疡治疗案例

案例 1　痛风性溃疡——右足外踝

1. 临床资料　患者男性，痛风史 18 年，2016 年 5 月末主因“反复关节痛，加重伴右足皮肤破溃 13 天”在当地医院就诊，经当地治疗无缓解，于 2016 年 6 月 7 日入住风湿免疫科治疗，2016 年 6 月 21 日到伤口治疗中心就诊。查体结果，耳郭、臀部、四肢见大小不等痛风石，最大约 5cm × 4cm，右足弥漫暗红色皮疹，红肿、皮肤温度高，右足外踝可见 3 处皮肤破溃，有大量白色分泌物，右足背动脉搏动弱。尿酸（正常值 240～490μmol/L），6 月 553.0μmol/L；7 月 20 日 480μmol/L，7 月 31 日 417μmol/L；8 月 419μmol/L。空腹血糖 5.3～6.7mmol/L。

2. 接诊时伤口情况（图 4-10A）

（1）伤口床：大小分别为 3cm × 3cm，5cm × 5cm，2.6cm × 2.2cm；基底散在红色组织。

（2）伤口边缘：12—1 点钟方向最深处 3cm 潜行，2—3 点钟方向最深 1cm 潜行；4—5 点钟方向最深处 1.3cm 潜行；大量白色石灰粉末状尿酸盐结晶，轻度异味。

（3）伤口周围皮肤：色素沉着，浸渍、肿胀。

（4）NRS：静息痛 3 分，清创痛 7 分。

3. 治疗方案

（1）全身治疗：遵医嘱服用非布司他 40mg，1 次 /d；秋水仙碱片 0.5mg，1 次 /d。

（2）伤口治疗方案：锐器 + 超声水刀清创，银离子填塞伤口保持引流通畅。

4. 愈合时间 共 85 天。

5. 治疗过程 见图 4-10。

A. 接诊时

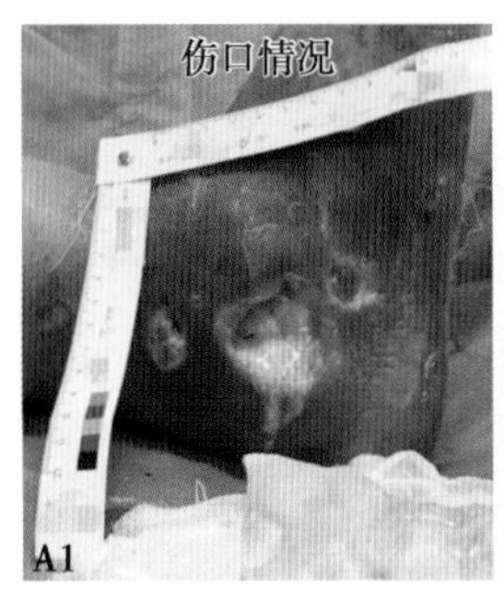

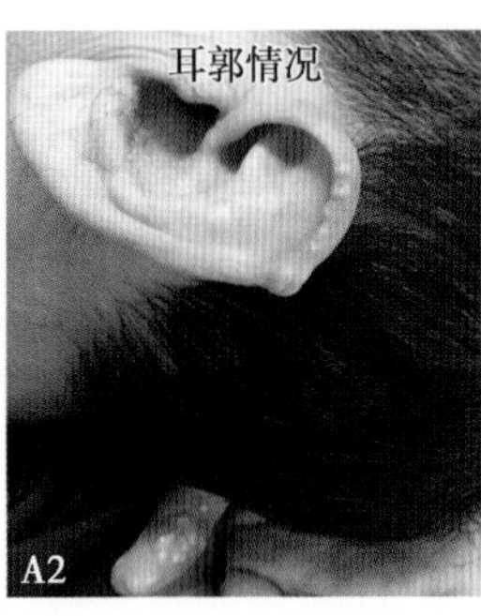

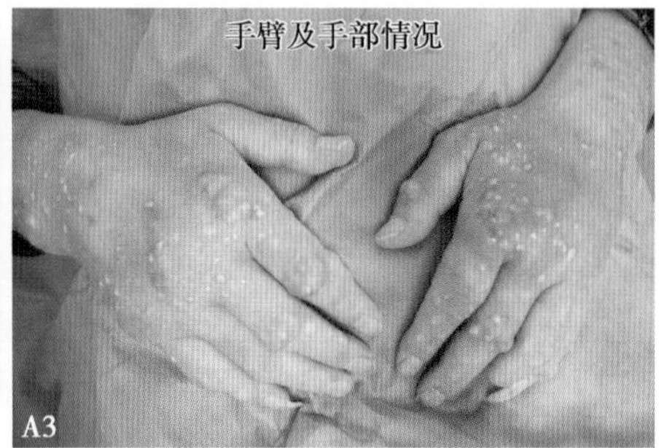

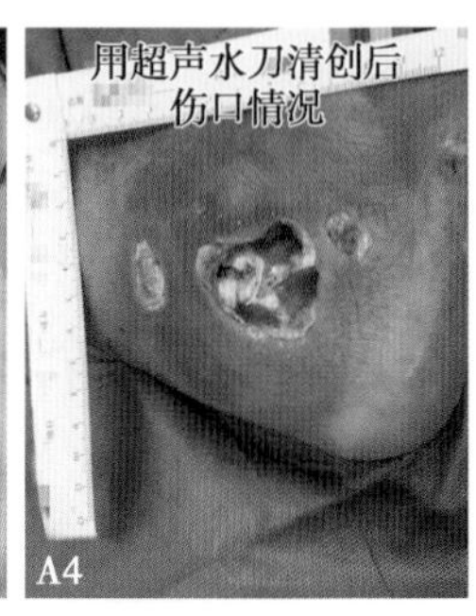

B. 2 天后

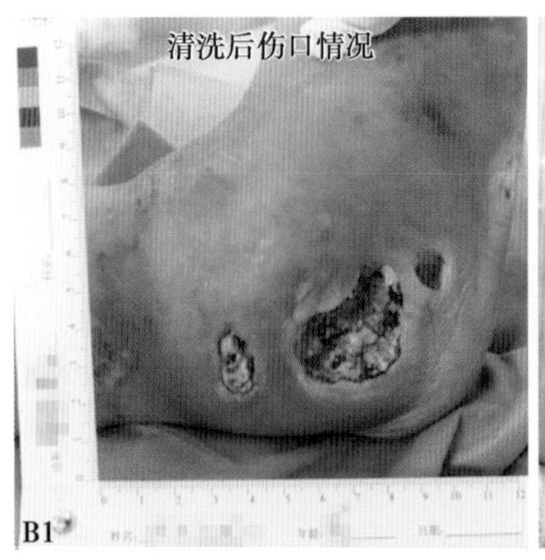

C. 8 天后

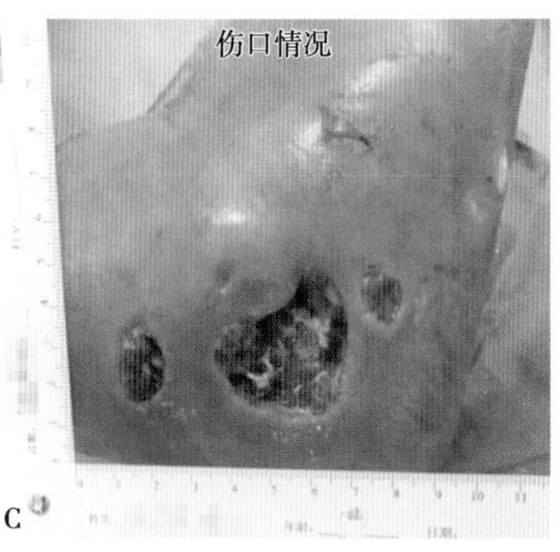

D. 24 天后

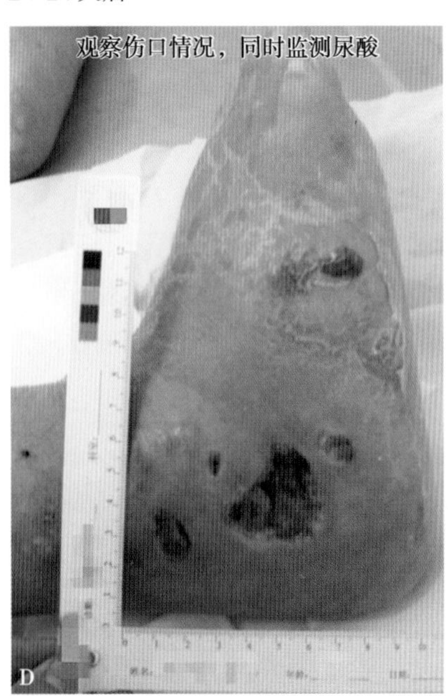

E. 36 天后

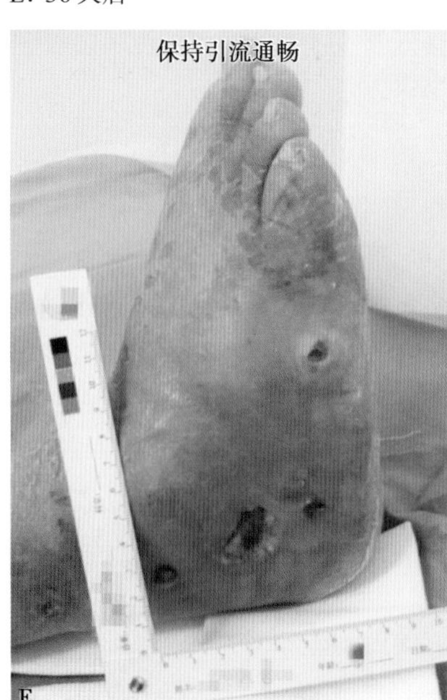

F. 57 天后

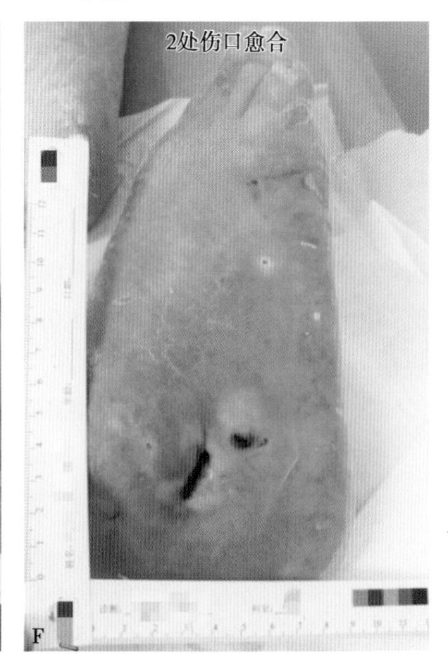

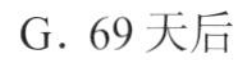

G. 69天后　　H. 83天后　　I. 85天后

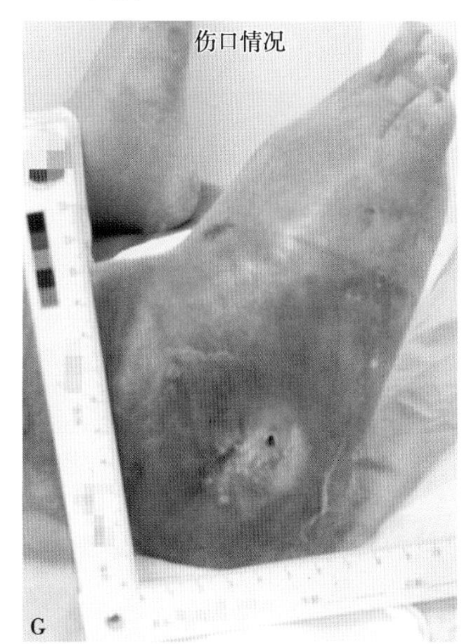

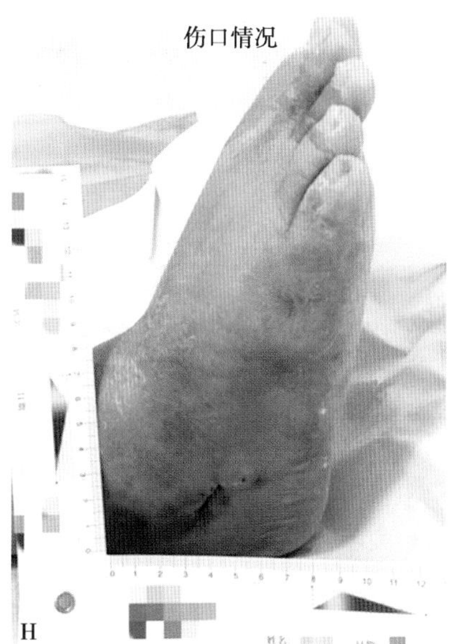

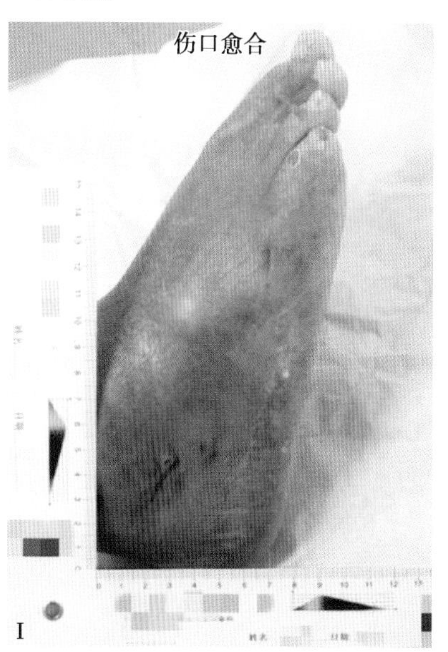

图4-10　右足外踝痛风性溃疡治疗案例

案例2　痛风性溃疡——左手腕部

1. 临床资料　患者男性，70岁。主因“反复关节肿痛16年，痛风石3年，加重2月余，左腕部皮肤破溃10天余”收入四川大学华西医院风湿科。患者自患痛风以来未接受规范化治疗，血尿酸长期较高，痛风反复发作并出现全身多部位痛风石，入院前左腕部痛风石破溃。入院时查血尿酸565μmol/L，白细胞7.15×10^9/L。入院后，风湿科采用痛风的标准化治疗，入院当日请伤口治疗中心会诊协助处理伤口。

2. 接诊时伤口情况

（1）伤口床：大小约1cm × 1cm。

（2）伤口边缘：红肿明显，可见大量白色石灰粉末状尿酸盐结晶，异味明显。

（3）伤口周围皮肤：色素沉着，浸渍、肿胀，皮温高。

（4）NRS：静息痛4分，清创痛6分。

3. 治疗方案

（1）全身治疗：住院治疗，控制血尿酸、碱化尿液、镇痛（口服非布司他40mg，1次/d；碳酸氢钠0.5g，3次/d；塞来昔布0.2g，2次/d；秋水仙碱0.5mg，2次/d），低嘌呤饮食。

（2）伤口治疗方案

1）清创、减张、减轻疼痛：行脓肿多点切开，减轻局部张力，每天换药。

2）控制感染：给予含银敷料引流渗液，控制异味，保护周围皮肤。

3）促进肉芽生长及上皮化：给予伤口含银敷料覆盖，无菌纱布包扎。每周换药2次。

4. 愈合时间　共84天。

5. 治疗过程　见图4-11。

A. 接诊时

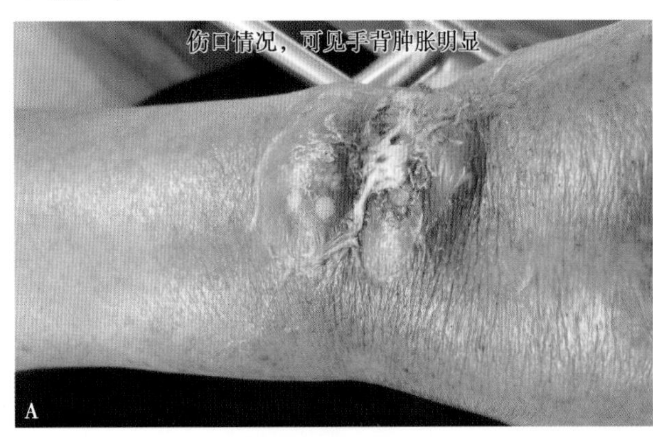

B. 1天后

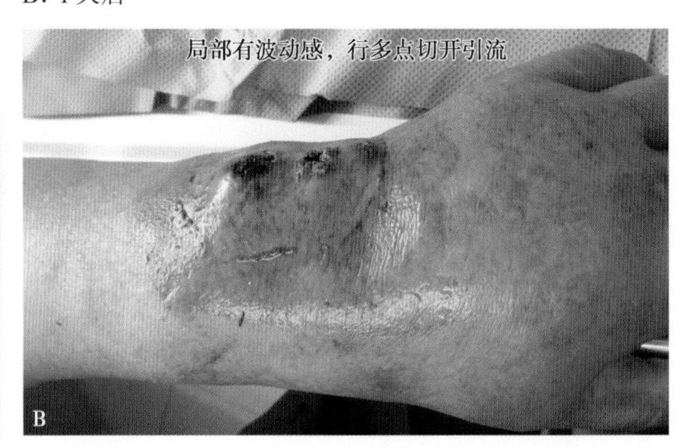

C. 2天后

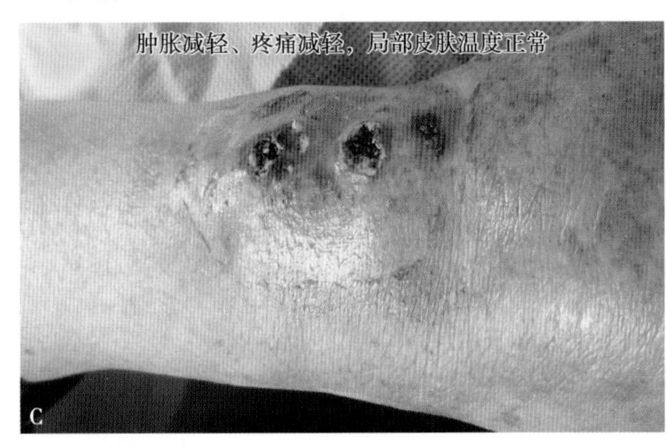

D. 3天后

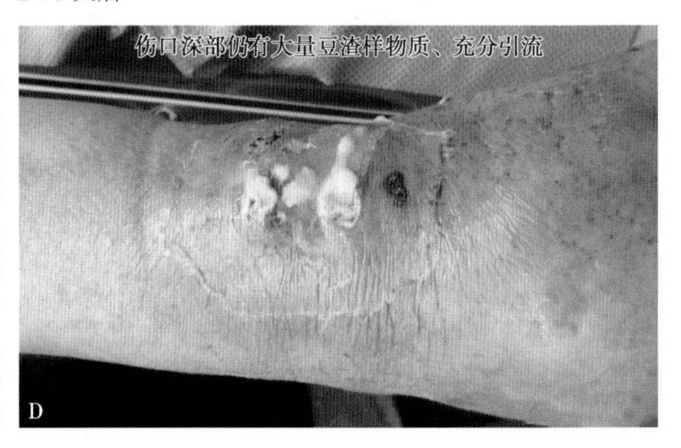

E. 4天后

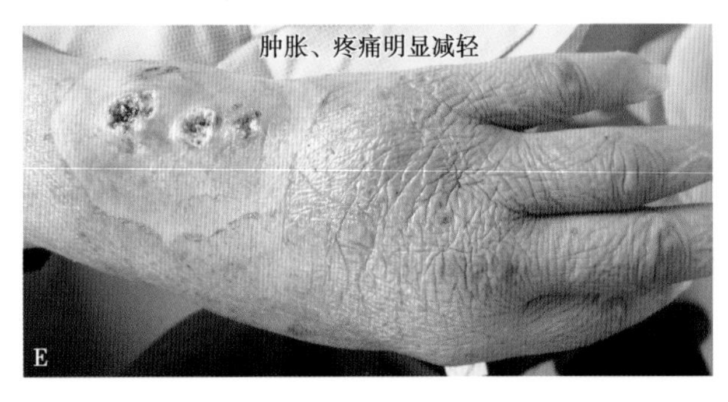

F. 31天后

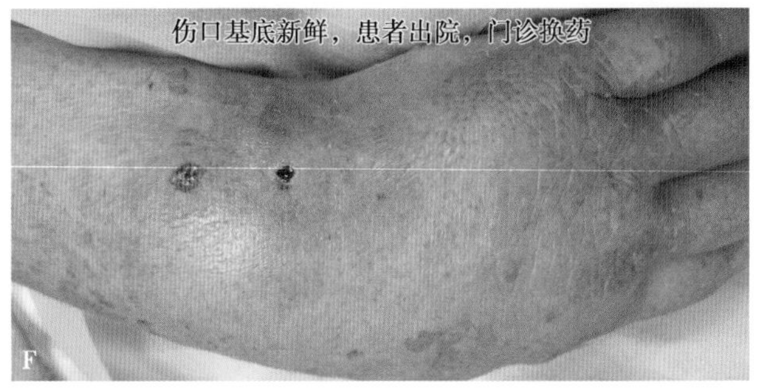

G. 84天后

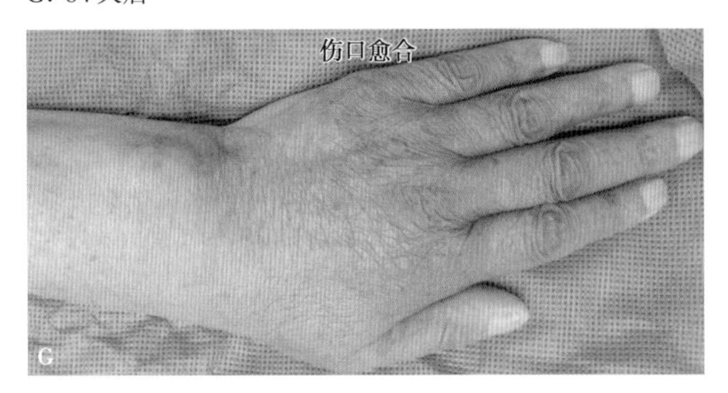

图4-11 痛风性溃疡治疗案例

（陈大伟 陈颂卿 刘 敏 王 瑾 向利娟）

参考文献

[1] 中华医学会. 痛风及高尿酸血症基层诊疗指南 [J]. 中华全科医师杂志，2020，19（6）：486-494.

[2] BUSSO N，SO A. Mechanisms of inflammation in gout[J]. Arthritis Res Ther. 2010，12（2）：206.

[3] LAM G，ROSS F L，CHIU E S. Nonhealing Ulcers in Patients with Tophaceous Gout：A Systematic Review[J]. Adv Skin Wound Care. 2017，30（5）：230-237.

[4] WALLACE S L，ROBINSON H，MASI A T，et al. Preliminary criteria for the classification of the acute arthritis of primary gout[J]. Arthritis Rheum 1977，20（3）：895-900

[5] NEOG T，JANSEN T L T A，DALBETH N，et al. 2015 Gout classification criteria：an American College of Rheumatology/European League Against Rheumatism collaborative initiative[J]. Ann Rheum Dis. 2015，74（10）：1789-1798.

[6] CHEN D，WANG C，CUI L，et al. Autologous Platelet-Rich Gel Treatment of Chronic Nonhealing Ulcerated Tophaceous Gout. Indian J Dermatol. 2020，65（2）：141-144.

[7] RICHETTE P，DOHERTY M，PASCUAL E，et al. 2016 updated EULAR evidence-based recommendations for the management of gout. Ann Rheum Dis. 2017，76（1）：29-42.

[8] RICHETTE P，DOHERTY M，PASCUAL E，et al. 2018 updated European League Against Rheumatism evidence-based recommendations for the diagnosis of gout[J]. Ann Rheum Dis. 2020，79（1）：31-38.

[9] 中华医学会风湿病学分会. 痛风诊疗规范 [J]. 中华内科杂志，2023，62（09）：1068-1076.

[10] CHENG L，XIONG Y，QIN C Z，et al. HLA-B*58：01 is strongly associated with allopurinol-induced severe cutaneous adverse reactions in Han Chinese patients：a multicentre retrospective case-control clinical study[J]. Br J Dermatol. 2015，173（2）：555-558.

[11] 翁天航，王竟悟，杨燕. 非布司他、苯溴马隆和别嘌醇治疗高尿酸血症的效果对比分析 [J]. 中国处方药，2022，20（12）：109-111.

[12] XU J J，ZHU Z H，ZHANG W. Clinical characteristics of infectious ulceration over tophi in patients with gout[J]. J Int Med Res. 2018，46（6）：2258-2264.

[13] WENG C T，LIU M F，LIN L H，et al. Rare coexistence of gouty and septic arthritis：a report of 14 cases[J]. Clin Exp Rheumatol. 2009，27（6）：902-906.

[14] 刘修齐. 痛风石溃疡患者溃疡感染状况及生活质量情况分析 [D]. 广东：南方医科大学，2020.

第五章

创伤性慢性溃疡

创伤性慢性溃疡又称创伤性溃疡，是指有明确外伤或手术史，并在此基础上发生的溃疡，临床表现依损伤性质不同而异，部位不确定。创伤性溃疡占慢性溃疡的67.5%，好发于20～50岁的中青年，因致病原因复杂、创伤后处理不正确等因素造成该病发病率极高。

一、发病机制

由组织结构破坏，或细胞变性坏死、微循环障碍，或病原微生物入侵及异物存留等导致，主要表现为局部炎症反应，其基本病理过程与一般炎症相同。局部反应的轻重与致伤因素的种类、作用时间、组织损害程度和性质，以及污染的轻重和是否有异物存留有关。再加上神经内分泌系统的作用，伤后机体总体上处于一种分解代谢的状态，表现为基础代谢率增高，能量消耗增加，糖、蛋白质、脂肪分解加速，糖异生增加。伤后常出现高血糖、高乳酸血症，血中游离脂肪酸和酮体增加，尿素氮排出增加，从而出现负氮平衡状态。水、电解质代谢紊乱可导致水、钠潴留，钾排出增多及钙、磷代谢异常，导致创伤后不愈合。

进一步研究发现，由创伤导致的体表慢性难愈合伤口发生机制主要涉及以下方面：①伤口细胞外基质成分（细胞支架，主要指纤维连接蛋白）的基因表达下调，导致其产生减少，其结果使组织修复细胞的移动支架遭到破坏，从而延缓伤口愈合；②除细胞坏死外，主要修复细胞（特别是成纤维细胞）的过度凋亡进一步影响细胞外基质（特别是胶原）的产生，其结果是延缓伤口修复；③局部伤口生长因子浓度的变化及其对延缓伤口修复的影响。研究发现，在一些慢性难愈合伤口组织中生长因子浓度不降低，反而出现升高现象，这种在高生长因子浓度下的伤口不愈合或难愈合在于生长因子活性下降，以及靶细胞受体结构与功能发生改变，使生长因子与受体的正常结合发生障碍，产生一种所谓的“失偶联”现象，使伤口愈合调控的网络发生障碍。

二、分类

从原因来看，创伤性溃疡主要分为以下三类：机械损伤性溃疡、慢性骨髓炎性溃疡、烧/烫伤溃疡。在此主要介绍机械损伤性溃疡，根据发生的原因，又分为术后难愈慢性伤口和外伤性慢性伤口。

三、病因

机械损伤性溃疡常发于各种年龄段，常由伤口处理不当、清创不彻底、换药不当引起继发感染、坏死及血管、神经损伤，影响肉芽生长，妨碍伤口愈合。

四、临床表现

1. 评估伤口的继发性愈合不正常现象 苍白或脆弱的肉芽组织，过干或过潮湿的肉芽组织床，分泌物可能是血清、血液或脓性分泌物，伤口呈现坏死或腐肉情形，伴有腐败的异味，组织无法形成上皮化，形成瘘管或隧道型潜行性伤口。

2. 慢性伤口伴感染常出现的症状 红肿、硬结、伤口周围皮肤温度升高、疼痛或压痛、不佳的肉芽组织形成、感觉迟钝、组织易碎、化脓或伤口分泌物增加、浸润、水肿等。

与急性伤口愈合过程不同，慢性伤口愈合过程停滞于炎症期与增生期。慢性伤口在经过适宜的治疗后，仍难以达到结构上和外观上的愈合。

五、诊断

有明确外伤或手术史，伤口未按预期时间愈合，或停留在某一个愈合阶段，过程超过4周。愈合时间并非绝对，与伤口大小、病因、个体一般健康状况等多种因素相关。

六、治疗

（一）清创

清除失活组织对伤口愈合至关重要，可采用手术、机械、自溶、酶和生物技术等手段进行清创。在清创前应进行血管评估，尤其是小腿或足部溃疡。清创是慢性伤口治疗的一个关键技术。由于对清创定义和原则的认识更加清晰，清创方法也由外科清创改良为保守性锐器清创、自溶清创、酶解清创等。每种清创方法都有其优缺点、使用适应证和操作风险，建议使用联合清创，以确保安全有效，降低操作风险和并发症发生率。清创期间还需动态观察伤口渗液量、组织类型和面积变化，随时调整清创方法，做到安全、有效地实施清创。

1. 手术清创 快速、有效，但有可能损伤有活力的组织，应由操作熟练的医师实施，糖尿病足溃疡常需手术清创，但小腿和足跟缺血性溃疡应避免手术清创。

2. 机械清创 有多种方式，可采用生理盐水纱布敷料、脉冲灌洗、涡流清创、超声清创和雾化生理盐水等，其疼痛程度低于手术清创，但可能会损害有生机的组织。温和而全面的清洗能去除阻止愈合的碎片和异物，然而频繁清洗会干扰伤口愈合的环境，导致非常脆弱的新生肉芽组织或上皮细胞损伤和被去除。因此，必须严格掌握伤口清洗的指征。在伤口清洗过程中，要求清洗溶液对伤口愈合过程无损害。所使用溶液的温度应该与体温相同或相近，否则会减慢伤口肉芽的生长速度，冷溶液会降低伤口温度，至少需要3小时才能恢复到操作前的温度。

3. 自溶性清创 通过与保湿敷料相互作用的内源性酶（如蛋白水解酶、纤维水解酶和胶原水解酶）降解伤口基底的无生机物质。该方法无痛，具有选择性，但起效较其他方法慢（通常在72小时内起效），应避免用于败血症或免疫功能抑制患者。

4. 酶性清创 可采用胶原酶，起效快于自溶性清创，也具有选择性，可用于感染的伤口或服用抗凝血药的患者。但酶性清创可引起过敏、刺激，应避免使用含银敷料。

5. 生物清创 采用医学级蛆虫，对于难治性肉芽纤维化伤口是一个可供选择的方案，但通常会有疼痛，常遭到医师和患者的抵触。

（二）感染处理

使用伤口清洗液（如生理盐水）和外用抗生素治疗局部感染有助于伤口愈合。由于组织损伤和毒性，避免使用去污剂、过氧化氢和浓聚维酮碘溶液。卡地姆碘具有抗菌活性，有助于慢性静脉曲张性溃疡和压力性损伤的愈合。0.5%稀醋浸泡可减少慢性伤口的细菌反复定植，尤其是铜绿假单胞菌。在频繁感染的伤口或感染高危伤口中，可试用含银敷料2周。深部感染，则需要系统治疗。

（三）湿度均衡

Metzger证实伤口处理的最好方法是采用保湿敷料对伤口进行保湿处理，为创面形成低氧、微酸、湿润的环境，从而抑制创面细菌的生长，保护创面，减轻疼痛，促进肉芽组织生长，从而缩短伤口愈合时间，降低感染率。适当的湿度均衡可促进角质形成细胞迁移和伤口愈合。应选择能够保持伤口湿润，但又不太湿或太干的敷料。有多种类型的保湿敷料可供选择，其中最基本的五类包括薄膜、泡沫、水胶体、藻酸盐和水凝胶敷料。有些敷料具有黏性，如水胶体和薄膜，有些则需要其他敷料加以固定。可先用纱布包扎，然后再用弹性加压敷料包扎。如果需要更大的压力，可使用Unna靴子（一种压缩敷料）或多层加压包扎。

（四）负压伤口治疗

负压伤口治疗是指将连接特制真空负压泵的引流管置于伤口并用纱布或聚亚胺酯海绵包裹，之后用透明贴膜封闭伤口，利用负压泵造成伤口负压环境进行伤口治疗的方法。相对于传统的被动引流措施，负压伤口治疗可将压力均匀地传导至伤口，而且能够防止组织碎屑阻塞引流管。伤口负压治疗通过多种机制促进伤口愈合，包括从伤口吸走渗液，减轻组织水肿，促进肉芽组织生长，保持伤口湿润。

（五）伤口边缘处理

生物皮肤替代品模仿正常的皮肤结构，可活化患者的愈合级联。生物工程敷料主要包括表皮、真皮和表皮 - 真皮联合构造三类。组织工程皮肤是一种来自患者自身皮肤的培养表皮自体移植材料，可作为烧伤分层移植的辅助疗法，但费用昂贵，需要事先订制，仅作为一种人道主义器械有限地使用。真皮构造常用于急慢性伤口，尤其是烧伤，这类产品有多种。合成性生物敷料是一种含有猪胶原和人成纤维细胞的尼龙网，适用于浅表烧伤，便于观察伤口和引流，但存在与伤口粘连和感染的风险。双层皮肤真皮基质是一种含有猪胶原和硫酸软骨素的双层敷料，适用于部分皮层和全层皮肤慢性溃疡和手术溃疡。细胞外基质移植物是以猪小肠黏膜下层制作，适用于各种类型的慢性溃疡，但Ⅲ度烧伤禁用。双层皮肤替代物具有双层皮肤构造，表皮层为分化的角质形成细胞，真皮层含有猪Ⅰ型胶原和人成纤维细胞，适用于持续 4 周以上的静脉性溃疡和持续 3 周以上的糖尿病足溃疡，可方便地固定在慢性伤口上，数周换药 1 次，直至溃疡愈合，但需事先订制。

（六）高压氧治疗

高压氧治疗通过增加生长因子和一氧化氮生成促进伤口愈合。高压氧治疗适用于慢性溃疡、愈合不良的伤口、急性伤口和糖尿病足溃疡，尤其是对糖尿病足溃疡最有效。

七、预后

创伤性溃疡的预后主要受严重创伤、感染、血液和神经营养及细胞功能障碍等多种因素影响，具有复杂性与难治性，目前其内在发生机制尚未完全阐明，仍然是临床治疗的难题，无论是哪一种治疗方式，都会给患者带来严重的生理与心理创伤。因此有效预防各种创伤性慢性溃疡的发生与发展才是临床治疗的根本，而解除各种创伤的影响因素及加强溃疡保护，避免溃疡进入慢性化，早期有效封闭溃疡才是治疗的关键。

以下介绍两种特殊类型的创伤性慢性溃疡：切口感染伴肠瘘的慢性溃疡及合并植入物感染的慢性溃疡。

1. 切口感染伴肠瘘的慢性溃疡　经瘘口漏出的肠液既腐蚀污染切口及周围皮肤，发生粪水性皮炎（发红、糜烂、灼痛），又加重营养和水、电解质的丢失及内稳态失衡。因此，切口感染与肠瘘两者相互影响，相互制约，增加了伤口处理的难度。肠瘘治疗方法是采用静脉营养支持，可减少肠液产生和丢失，有利于纠正内稳态失衡，并减少肠液对切口和周围皮肤的侵蚀。根据瘘口流量，使用造口袋收集肠液和保护皮肤。肠瘘类似于回肠造口，应特别关注皮肤保护，早期采取预防保护措施，如使用防漏膏、皮肤保护粉和保护膜等。造口治疗师应随时评估判断皮肤情况，采取有效的皮肤保护方案。若伤口已被严重侵蚀，安置造口袋后不能保持其密封性，可采用低负压持续吸引或双套管冲洗吸引以减少消化液对切口的侵蚀。在处理溃疡的同时，需系统评估和关注患者的全身状况，目标明确，措施得当，注意调动其积极因素参与治疗（图 5-1、图 5-2）。

2. 合并植入物感染的慢性溃疡　以腹股沟疝补片修补术后感染为例。合并植入物感染的慢性溃疡与普通伤口的治疗策略和措施存在巨大差异，通常需取出植入物切口方能痊愈。随着腹外疝行补片无张力修补的推广，补片感染的发生也随之增多，疝补片作为异物，一旦发生感染很难通过保守治疗治愈。浅表感染多发生在术后早期，且多不累及补片。但如果浅表感染不能得到及时处理，感染可逐渐深入，侵及其下的补片。补片感染位置一般较深，且倾向于慢性病程，临床表现多由局部炎症反应导致，包括手术切口脓性分泌物、局部红肿、窦道形成、手术部位慢性疼痛等。也可因细菌团块脱落导致远端部位的蜂窝织炎、脓肿形成，甚至导致菌血症等严重并发症。保守治疗保留了补片，降低了疝复发的风险，但由于细菌生物膜的存在，使补片感染对抗生素及宿主免疫系统均具有较强的抵抗力，保守治疗补片感染较难治愈。目前常用的保守治疗措施包括全身应用抗生素、局部换药、引流脓液、切口冲洗、负压装置引流等。通过手术取出补片仍是临床上治疗补片感染最常用的方法。但补片取出后患者可能存在疝复发的风险，从而需要进一步手术治疗（图 5-3）。

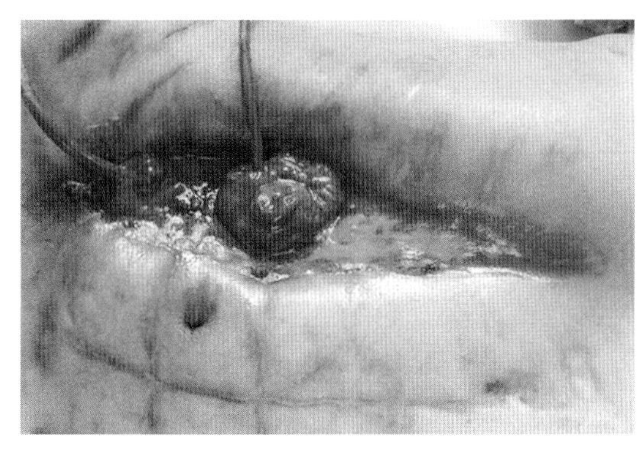

图 5-1 剖腹探查术后肠瘘

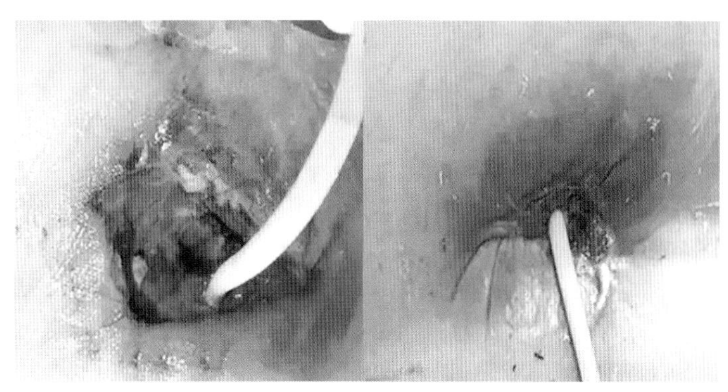

图 5-2 阑尾术后肠瘘

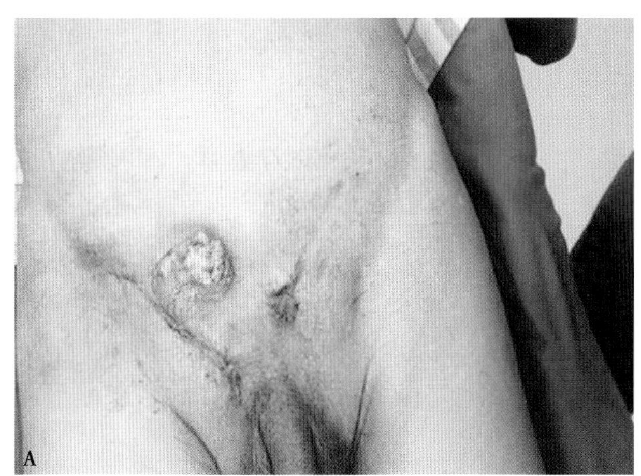

A. 右侧腹股沟疝补片无张力修补术后感染

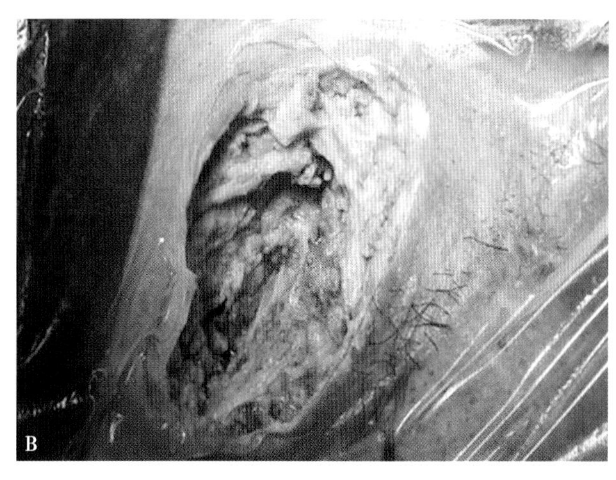

B. 手术完成时伤口情况

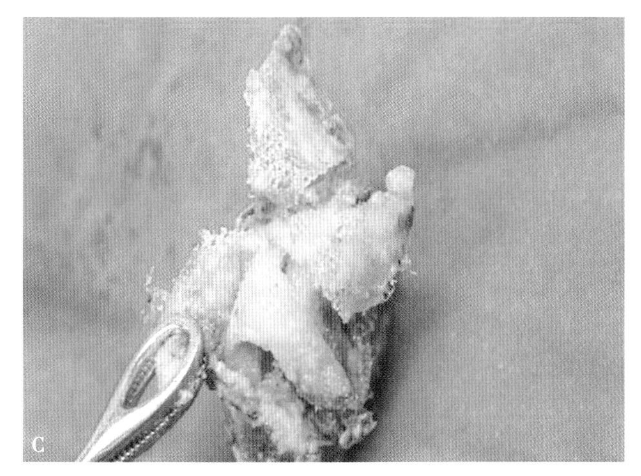

C. 取出感染补片

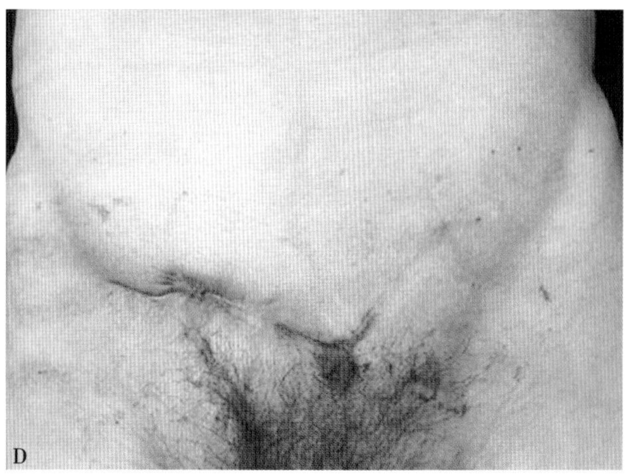

D. 术后 8 周伤口情况（疝未复发）

图 5-3 腹股沟疝补片修补术后感染

八、保守治疗案例

案例 1 术后难愈伤口——青年男性腹部正中

1. 临床资料 患者男性，37 岁。因务工时从高处坠落，右侧臀部被一钢筋穿通导致直肠穿孔，行剖腹探查术 + 乙状结肠造瘘术 + 经肛直肠穿孔修补术 + 右臀清创引流术。术后 5 日伤口出现脓性分泌物，实验室检查结果，白细胞 12.6×10^9/L；总蛋白 55.5 g/L；白蛋白 32 g/L；伤口分泌物培养提示为屎肠球菌。

2. 接诊时伤口情况

（1）伤口床：腹部正中手术伤口约 18cm × 4cm × 4cm，中部长约 5cm 切口缝线被拆除，其 12 点钟方向潜行长约 6cm，6 点钟方向潜行长约 7cm、深约 4cm。6 点钟方向有一瘘管可直通盆腔，吸痰管可探入深度为 4cm，瘘管出口位于右臀穿通伤口处，对合整齐、上下贯通，深度可达腹膜，可见腹膜层缝线。

（2）伤口周围皮肤：除中部稍有红肿外，其余均正常，有黄白色混浊液体渗出，有异味。

3. 治疗方案

（1）全身治疗

1）控制感染：静脉滴注莫西沙星 0.4g，1 次 /d；头孢唑肟 2g，2 次 /d。

2）缓解疼痛：在伤口治疗前半小时增加地佐辛 10mg 静脉滴注。

（2）伤口治疗方案

1）控制感染：伤口以潜行、腔隙为主，需考虑敷料残留风险，局部伤口使用含银敷料。

2）渗液管理：患者腹部伤口瘘管与盆腔、直肠间隙相通，污染异物所带细菌及肠道内的细菌进入伤口，在密闭空间内不断繁殖，造成局部病灶感染较重，组织处于炎症反应期可形成较多渗液，而盆腔与瘘管内积聚的渗液由于特殊的解剖结构不易引流，用干燥厚实的纱布 + 棉垫 + 加压腹带在压力渗透原理下也能很好地引流渗液。

3）促进上皮化：用泡沫敷料覆盖，维持伤口床湿润。

4. 愈合时间 共 37 天。

5. 治疗过程 见图 5-4。

A. 接诊时

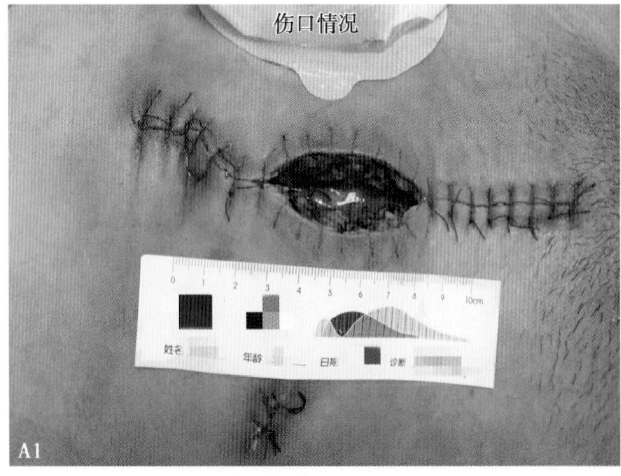

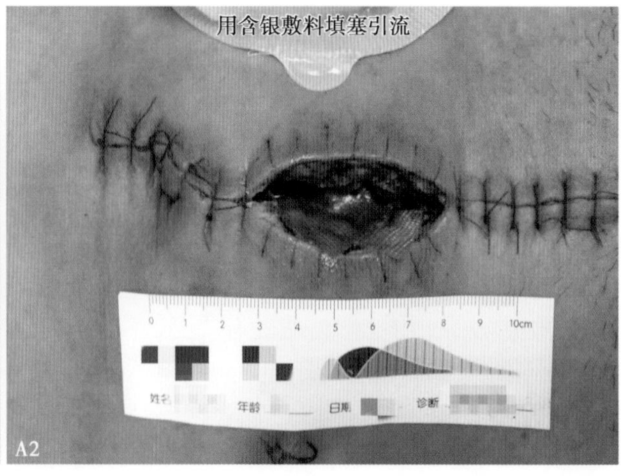

B. 4天后

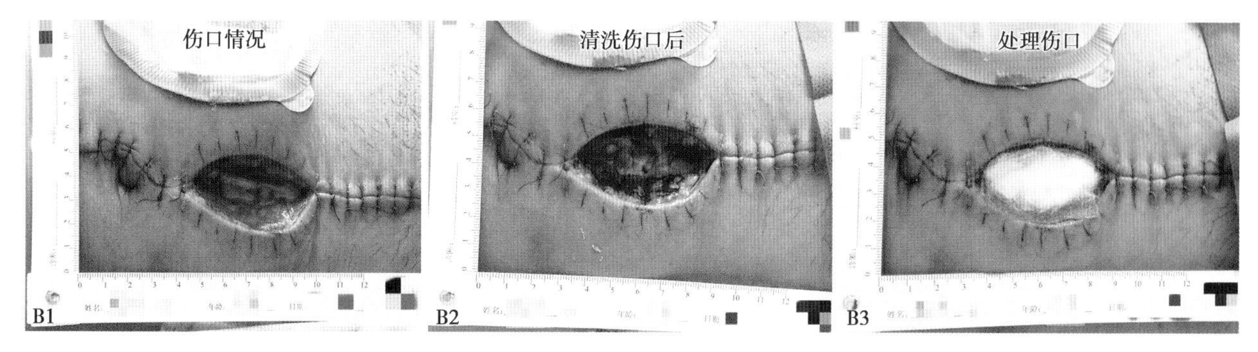

C. 15天后

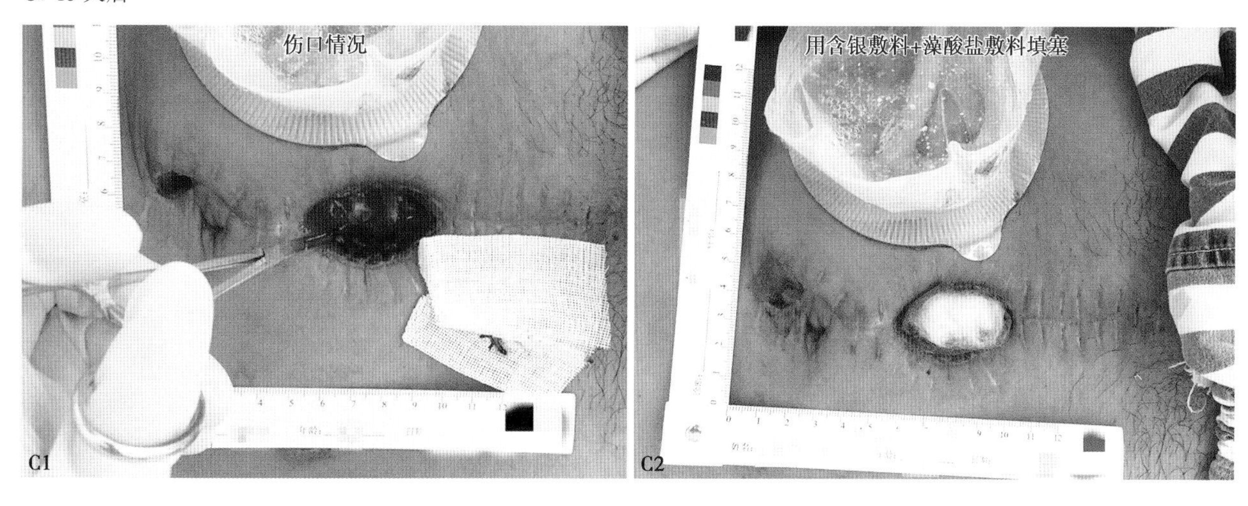

D. 24天后

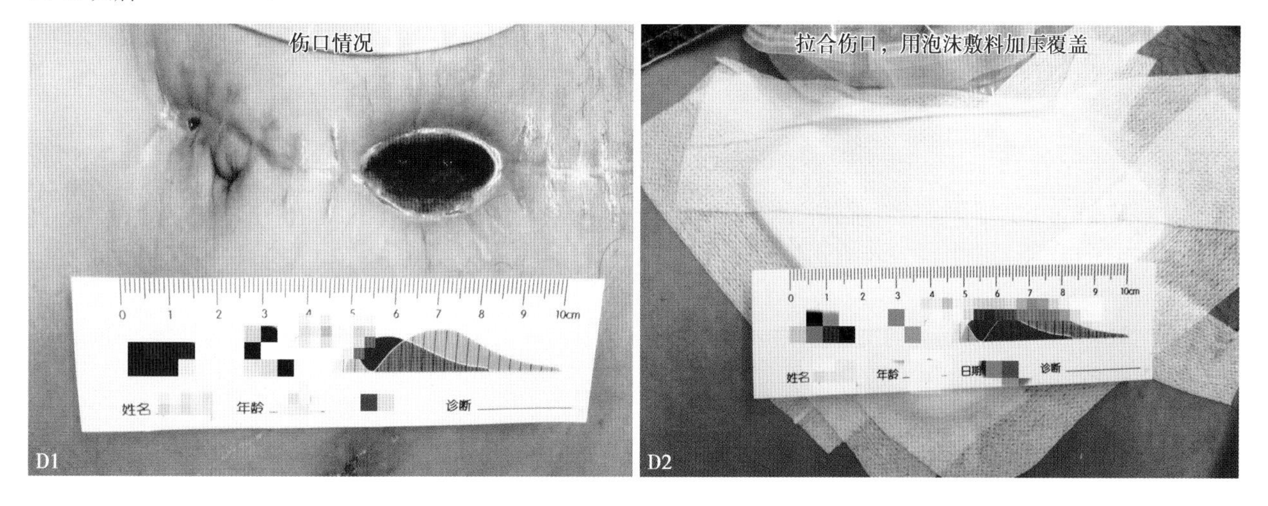

E. 28天后

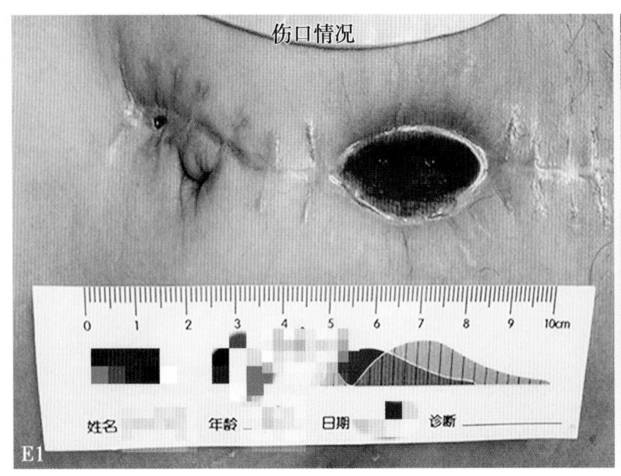

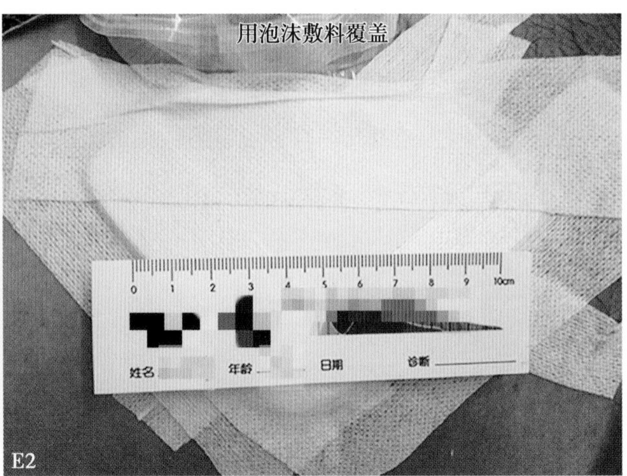

F. 37天后

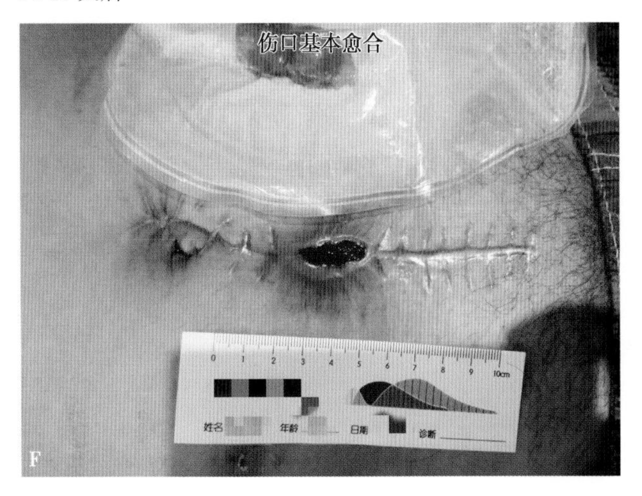

图5-4　术后难愈伤口保守治疗案例

案例2　术后难愈伤口——老年女性腹部正中

1. 临床资料　患者女性，83岁。主因“腹痛、腹胀3天”入院。腹部X线片提示，患者存在肠梗阻，暂时予禁食、禁水、补液治疗。第2天腹痛未缓解，急诊行腹部CT检查提示：消化道穿孔，急诊行“腹腔镜探查术+开腹胃穿孔修补术+肠粘连松解术+腹腔冲洗引流术”，术后转入加强监护病房（intensive care unit，ICU）继续治疗。术中腹腔脓液培养出米勒氏链球菌+草绿色链球菌+大肠埃希菌+白色假丝酵母菌。术后10天常规换药时发现肠管外露，再次急诊行“腹部切口清创缝合术+肠粘连松解术+阑尾切除术”。术后急查结果，血红蛋白88g/L，白蛋白19g/L，白细胞11.53×10^9/L，肌酐156.2μmol/L，谷草转氨酶47U/L，术中留取腹腔脓液行细菌培养。

2. 接诊时伤口情况

（1）伤口床：长22cm，基底50%红色肉芽组织，50%腐肉，渗液黏稠，无异味。

（2）伤口边缘：整齐，共6根减张缝线，医师协助间断拆除2根减张缝线。

（3）伤口周围皮肤：红肿。

3. 治疗方案

（1）全身治疗：请感染性疾病中心会诊，调整抗感染治疗方案，美罗培南＋氟康唑；营养支持（静脉营养）。

（2）伤口治疗方案

1）清洗引流：切口大量渗液伴脂肪液化，与主诊医师及家属沟通，予0.9%氯化钠清洗伤口，高渗盐敷料填塞引流，棉垫覆盖，每天换药1次。

2）渗液管理：前期坏死组织清除后，给予负压治疗3次，因伤口张力过大，后期给予造口底盘，免缝拉合伤口。

4. 愈合时间　共43天。

5. 治疗过程　见图5-5。

A. 接诊时

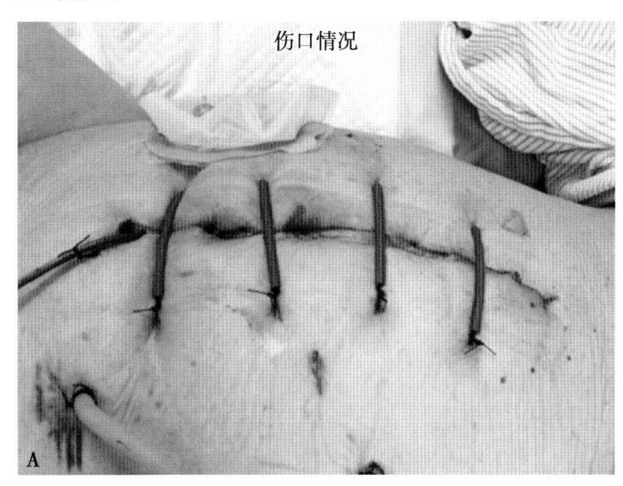

B. 15天后

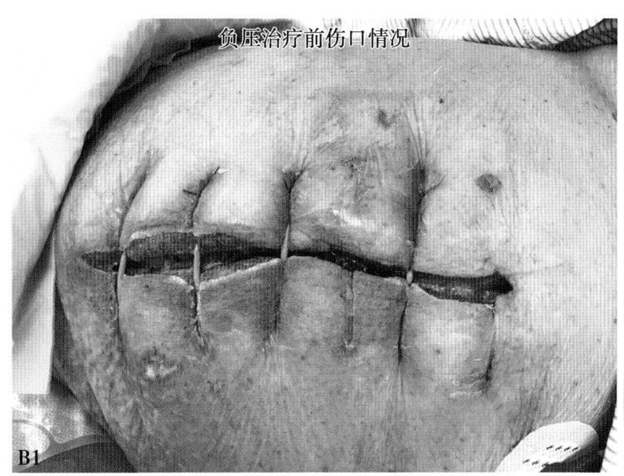

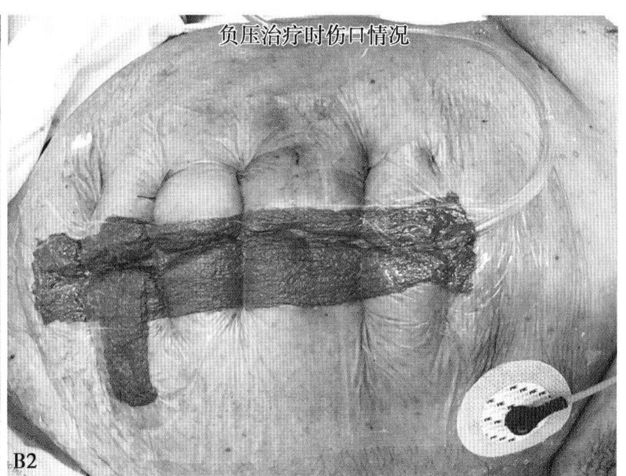

C. 21天后

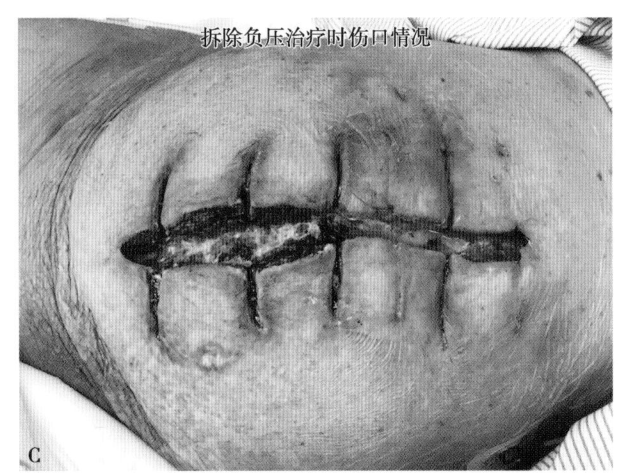

D. 22天后

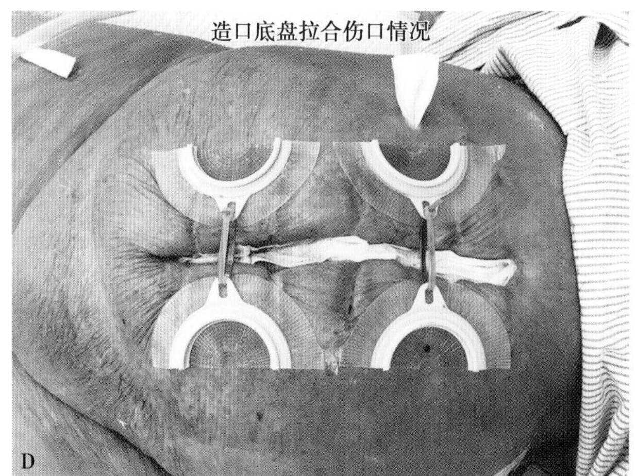

E. 34天后

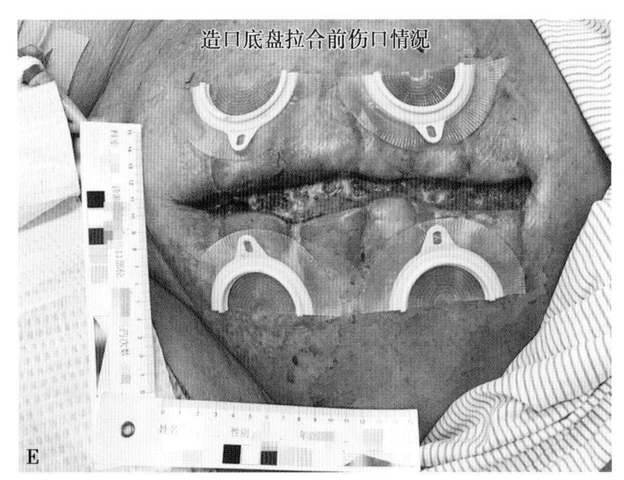

F. 43天后

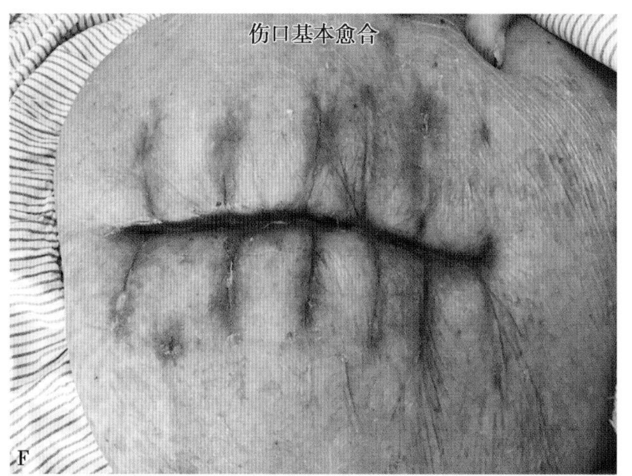

图5-5 腹部正中术后难愈伤口保守治疗案例

案例3 术后难愈伤口——背部

1. 临床资料 患者男性，46岁。身高170cm，体重75kg，体重指数26.0kg/m²，患者先天脊柱侧后凸，无明显不适。10年前开始无明显诱因出现双下肢疼痛，无明显麻木，无行走困难。5年前出现步态不稳，行走乏力，伴有大小便困难，性功能减弱，在当地给予理疗、中药治疗，症状逐渐加重，以“胸椎后凸畸形并脊髓受压”入住脊柱外科。入院后6天行“胸椎截骨矫形植骨融合内固定术”，术后给予抗感染、消肿等处理。术后4天手术伤口出现脓性液体渗出，住院医师即予急诊清创。经5次伤口清创+负压封闭引流治疗后行“胸背部伤口清创术+局部皮瓣转移术+取皮植皮术”。术后3天伤口疼痛，部分裂开，渗出液量大，为黄色液体。术后9天通知造口治疗师会诊处理。伤口分泌物培养结果为铜绿假单胞菌。实验室检查结果：白细胞9.58×10^9/L，中性粒细胞6.26×10^9/L，红细胞3.5×10^{12}/L，血红蛋白91g/L。

2. 接诊时伤口情况

（1）伤口床：原始手术切口约14.0cm×1.0cm×4.5cm，基底约25%黄色失活组织，75%水肿肉芽组织并脓苔覆盖，未触及骨膜，切口张力大，不能对合，切口缝线未拆，大量渗液，轻度异味；左胸背减张伤口大小约18cm×12cm，基底约25%黄色失活组织，75%水肿肉芽组织并脓苔覆盖，潜行约10cm，2点钟方向与原始手术切口相贯通，大量渗液，轻度异味。

（2）伤口边缘：创缘有大量缝线。

（3）伤口周围皮肤：伤口周围组织明显肿胀。

（4）NRS：4分。

3. 治疗方案

（1）全身治疗

1）控制感染：遵医嘱抗感染治疗。

2）营养支持：鼓励患者加强营养饮食，向其讲解营养与伤口愈合的关系，树立患者对治疗的信心。

（2）伤口治疗方案

1）逐步拆除缝线。

2）使用含银敷料，根据伤口渗液情况换药，每周至少3次。

4. 愈合时间　共87天。

5. 治疗过程　见图5-6。

A. 接诊时

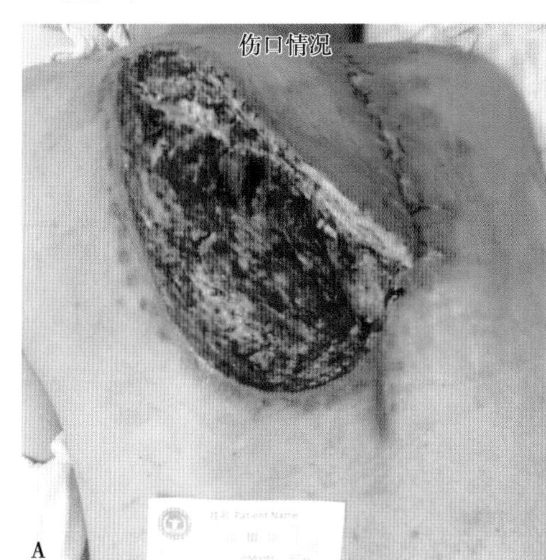

B. 5天后

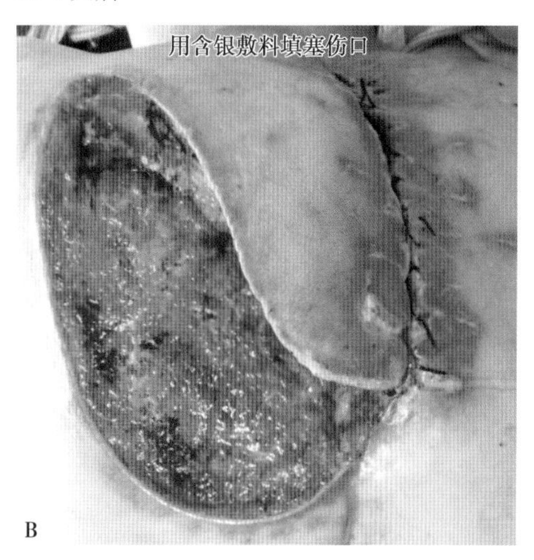

C. 9天后

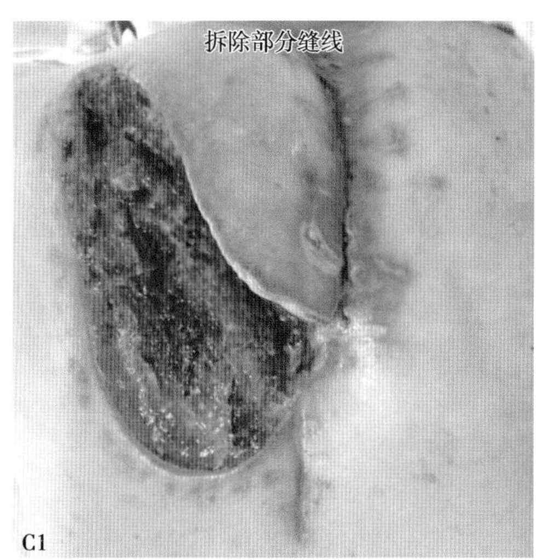

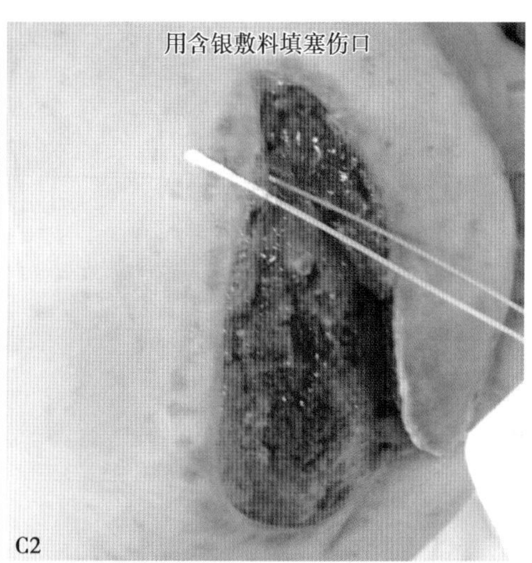

D. 14天后

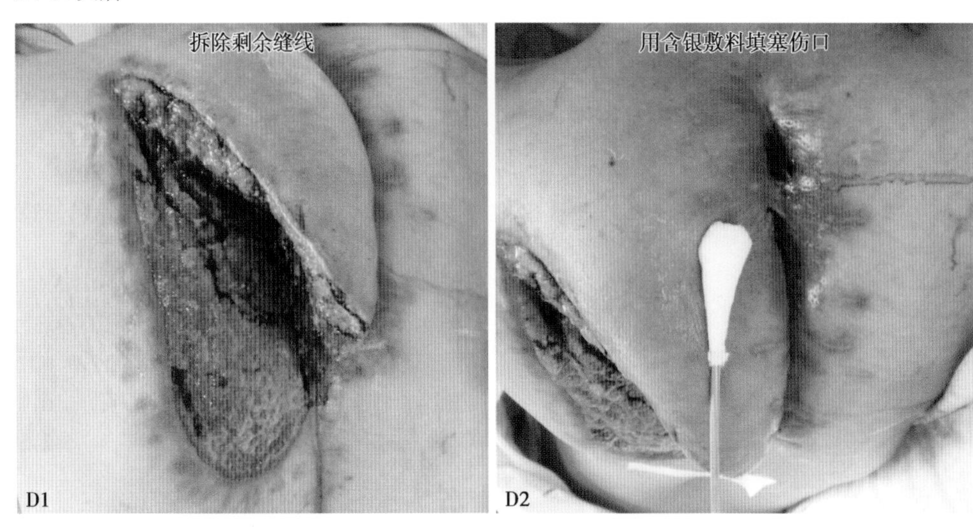

E. 19天后

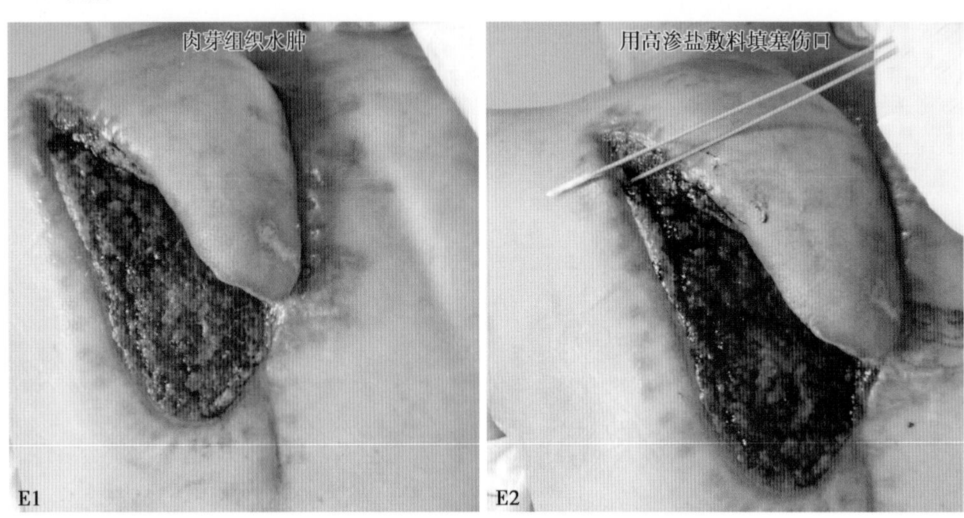

F. 35天后

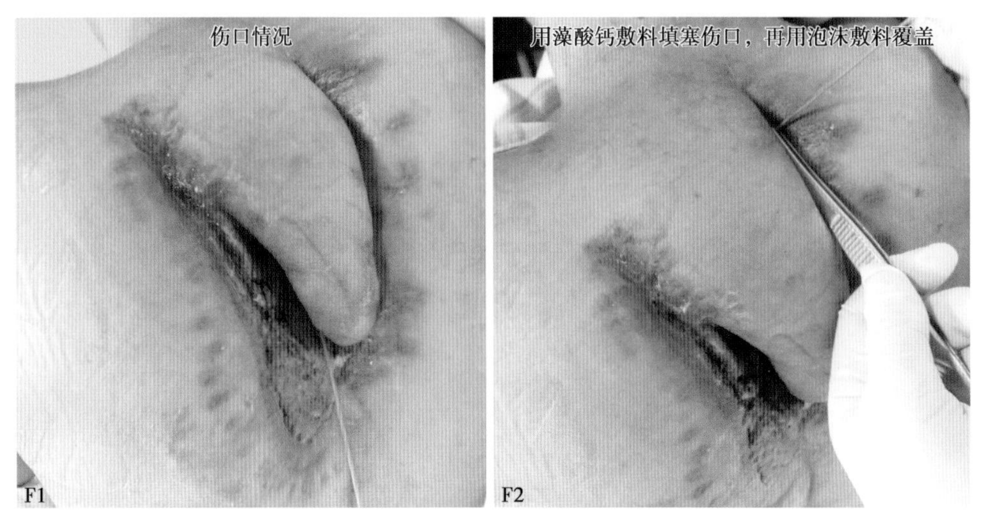

G. 63天后

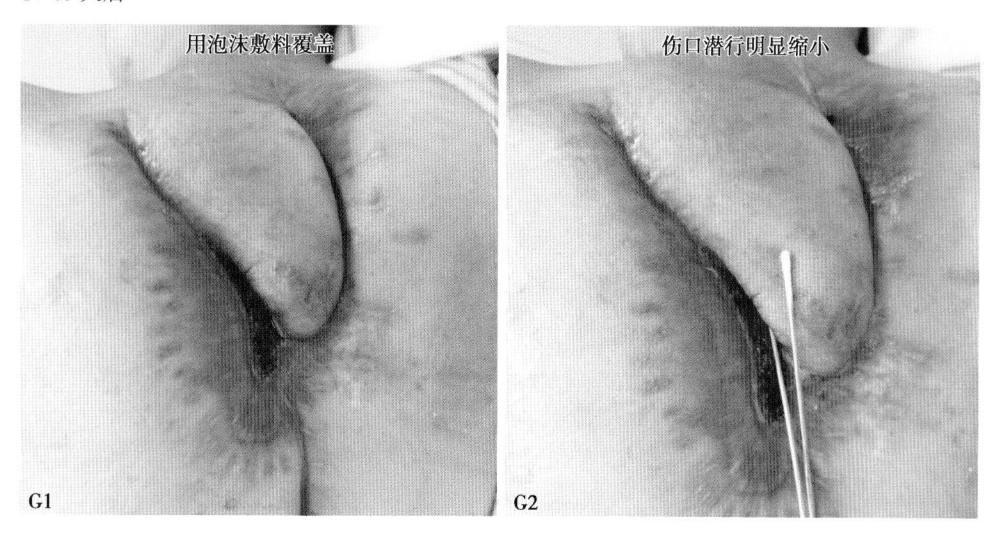

H. 87天后

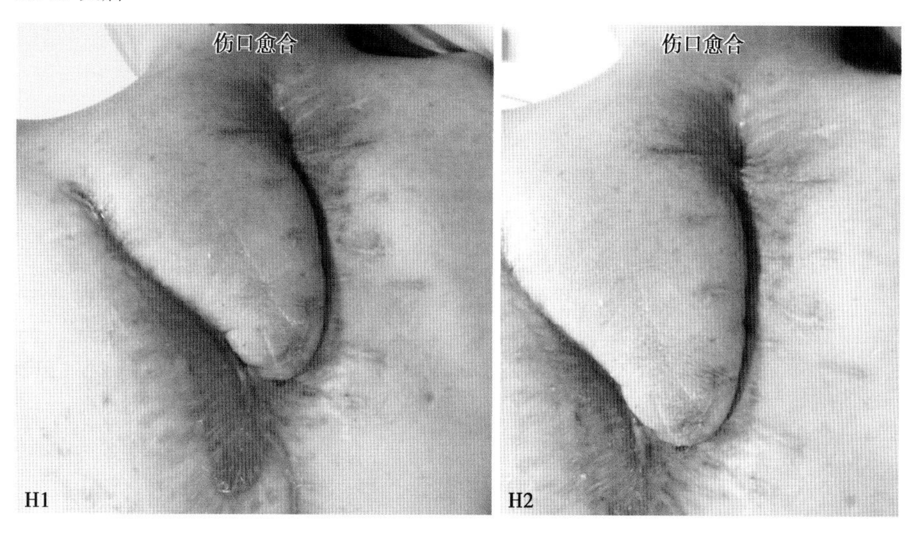

图 5-6 背部术后难愈伤口保守治疗案例

案例 4 术后皮瓣坏死——阴茎

1. 临床资料 患者男性，26岁。主因“阴茎损伤断裂行阴茎海绵体修补术后12天，皮瓣坏死伴感染4天，院外治疗效果不佳”入院。身高178cm，体重58kg，体重指数18.3kg/m^2。实验室检查结果，血红蛋白131g/L，总蛋白67.1g/L，白蛋白41.4g/L，白细胞6.9×10^9/L。无糖尿病等其他合并疾病。家庭经济状况较差，情绪焦虑，迫切希望尽快愈合。

2. 接诊时伤口情况

（1）伤口床：距离阴茎头3.0～3.8cm处一周阴茎皮肤感染坏死。25%黑色组织，50%黄色组织，25%红色组织。中量渗液，淡黄色，脓性，严重腐臭味。

（2）伤口边缘：呈不规则锯齿状，边缘水肿变厚。阴茎水肿明显，颜色及皮肤温度正常。

（3）NRS：2分。

3. 治疗方案

（1）全身治疗：口服营养支持。

（2）伤口治疗方案

1）清创：选择37℃生理盐水浸泡后机械清创。

2）控制感染：含银敷料控制感染，外层予无菌纱布覆盖，阴茎垂直于体表包扎保障局部血供。换药频率每2天1次。

3）促进上皮化：使用水凝胶敷料+泡沫敷料。换药频率每3天1次。

4. 愈合时间　共19天。

5. 治疗过程　详见图5-7。

A. 接诊时

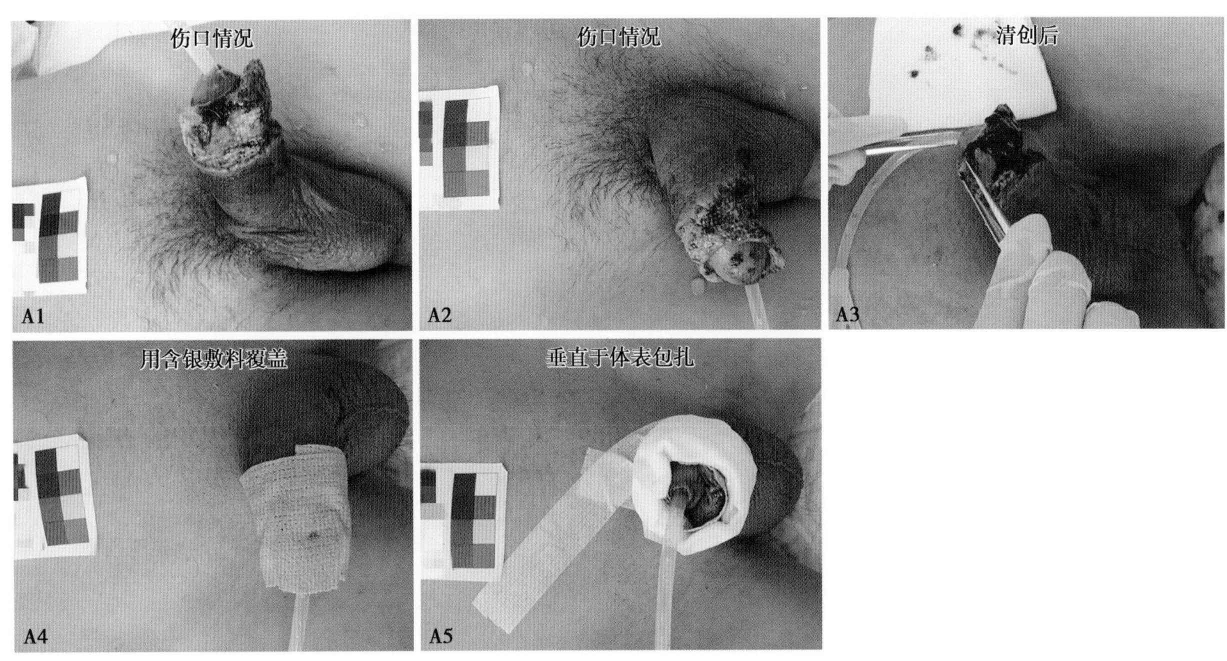

B. 2天后

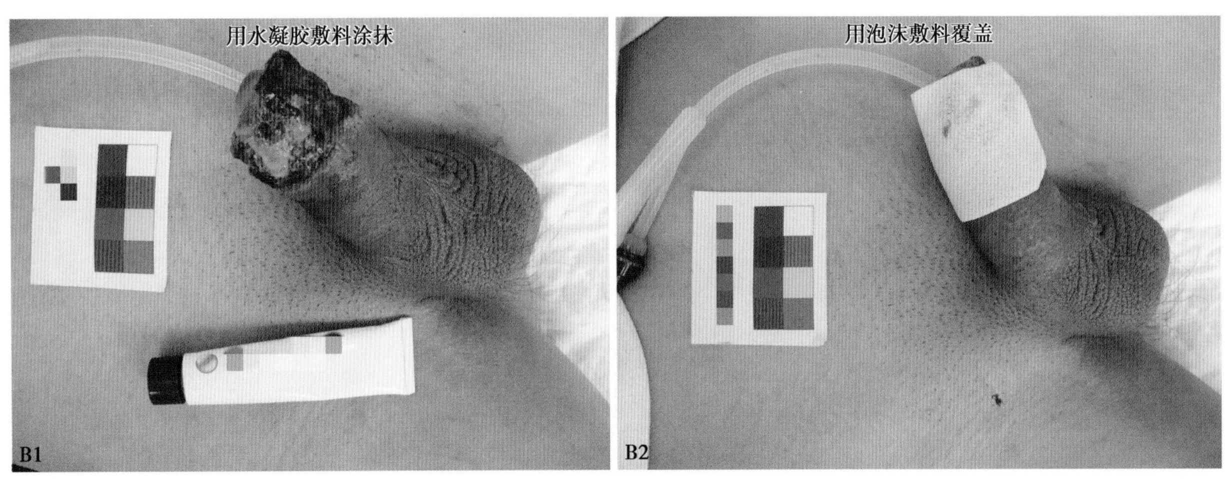

C. 5天后

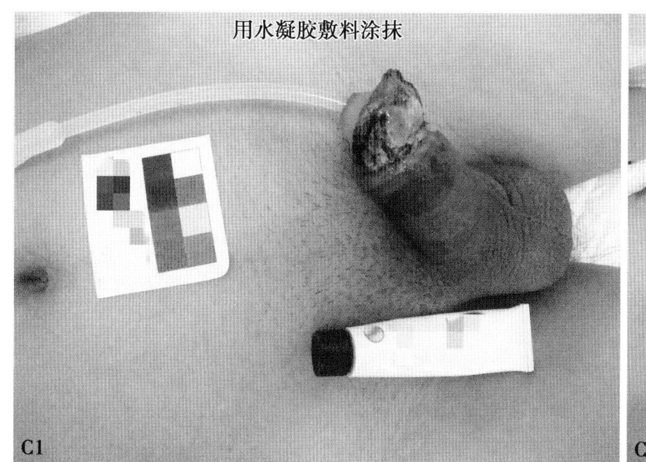

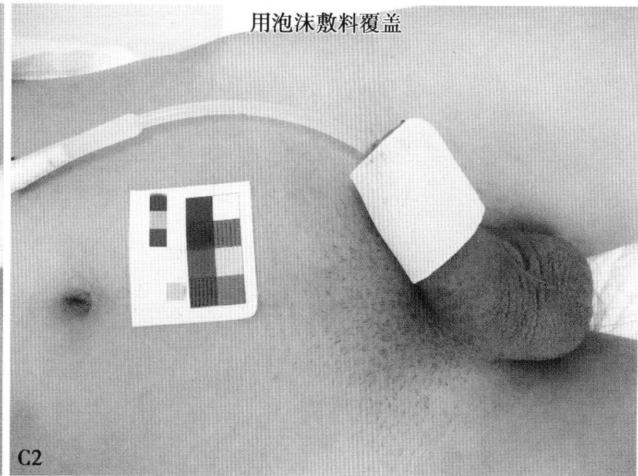

D. 11天后

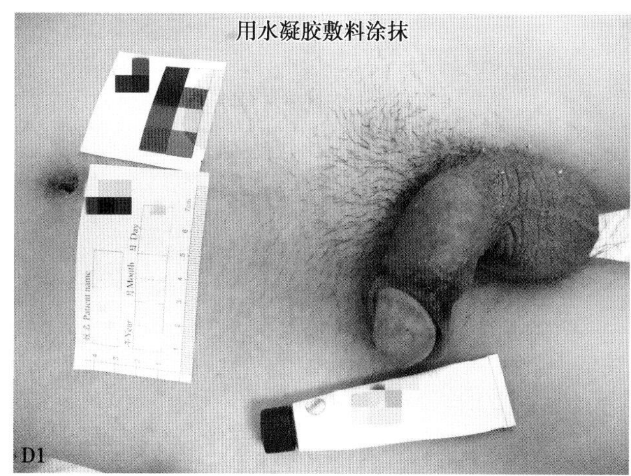

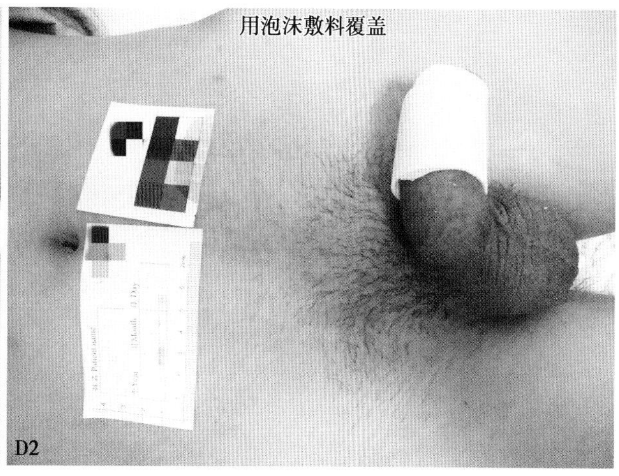

E. 19天后

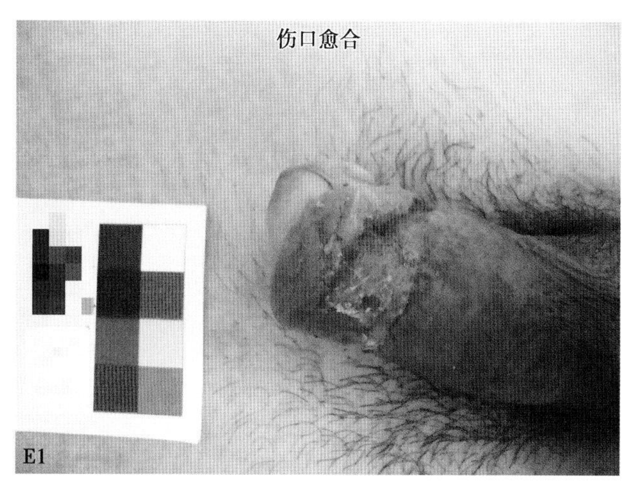

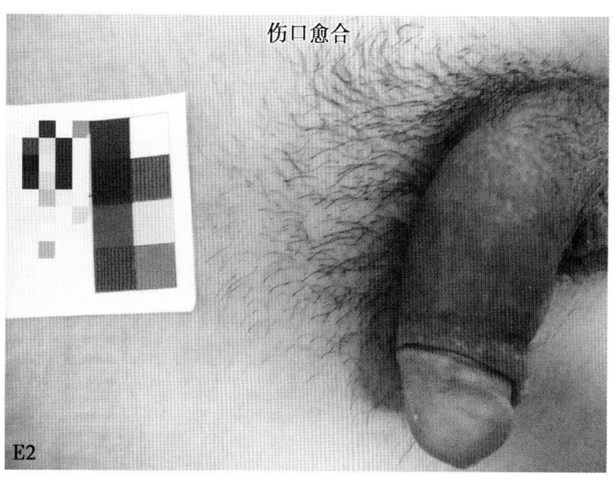

图5-7　术后皮瓣坏死保守治疗案例

案例5　术后难愈伤口——下腹部

1. 临床资料　患者男性，56岁。身高176cm，体重72kg，体重指数23.2kg/m²。患者因8年前车祸致腰椎受伤，伤后出现排尿费力及尿线变细，8年来症状逐渐加重，诊断为神经源性膀胱。在全身麻醉下行乙状结肠膀胱扩大术，术后5天自行拔除膀胱造瘘管，导致伤口尿外渗、每天换药10次以上。术后14天出现伤口感染症状。实验室检查结果：白细胞4.79×10⁹/L，血红蛋白109g/L，白蛋白27.9g/L，总蛋白55.49g/L。伤口分泌物培养提示为大肠埃希菌。体温：波动于36.3～37.2℃。患者无高血压、糖尿病、冠心病等病史，无肝炎、结核、伤寒等传染病病史。患者为藏族，不懂汉语，沟通困难，依从性差。配偶体健，育有一儿一女，女儿同时在儿外科住院，家庭照料欠佳。家庭经济支持一般。

2. 接诊时伤口情况（图5-8A）

（1）伤口床：下腹部沿切口有4个伤口，切口左侧上方有一个创腔引流管口，下方为膀胱造瘘口，6个伤口相互相通。伤口大小为1.1cm×1.0cm×4.0cm～2.8cm×1.7cm×12.5cm，与盆腔相通；基底50%为黄白色坏死组织，50%为红色肉芽组织；大量渗液，渗液性状脓性含大量肠黏液，黏稠，明显尿臭；耻骨上伤口和膀胱造瘘口两处渗尿最明显。

（2）伤口边缘：肚脐处伤口边缘内卷。

（3）伤口周围皮肤：浸渍明显，可见色素沉着。尿管引流大量的脓块及肠黏液，间断不通畅，更换尿管4次，床旁冲洗多次。

（4）NRS：4分。

3. 治疗方案

（1）全身治疗

1）控制感染：乳酸环丙沙星氯化钠注射液200mg静脉滴注，每12小时1次。

2）营养支持：脂肪乳氨基酸（17%）葡萄糖（11%）注射液1 440ml＋人血白蛋白20g静脉输入，1次/d，同时加强口服营养支持。

（2）伤口治疗方案

1）控制感染：机械清除伤口表面部分坏死组织，伤口填塞含银敷料。

2）渗液管理：耻骨上伤口和膀胱造瘘口粘贴造口袋，外层予以高吸收性敷料覆盖。

3）充分引流：更换双腔尿管为三腔尿管，行低压缓慢间断膀胱冲洗，耻骨上伤口安置引流管1根并缝合固定，持续低负压引流。

4）卧位管理：患者半卧位，利于引流。

5）促进上皮化：伤口喷洒生长因子；用创可贴牵拉固定伤口。

4. 愈合时间　共27天。

5. 治疗过程　见图5-8。

A. 接诊时

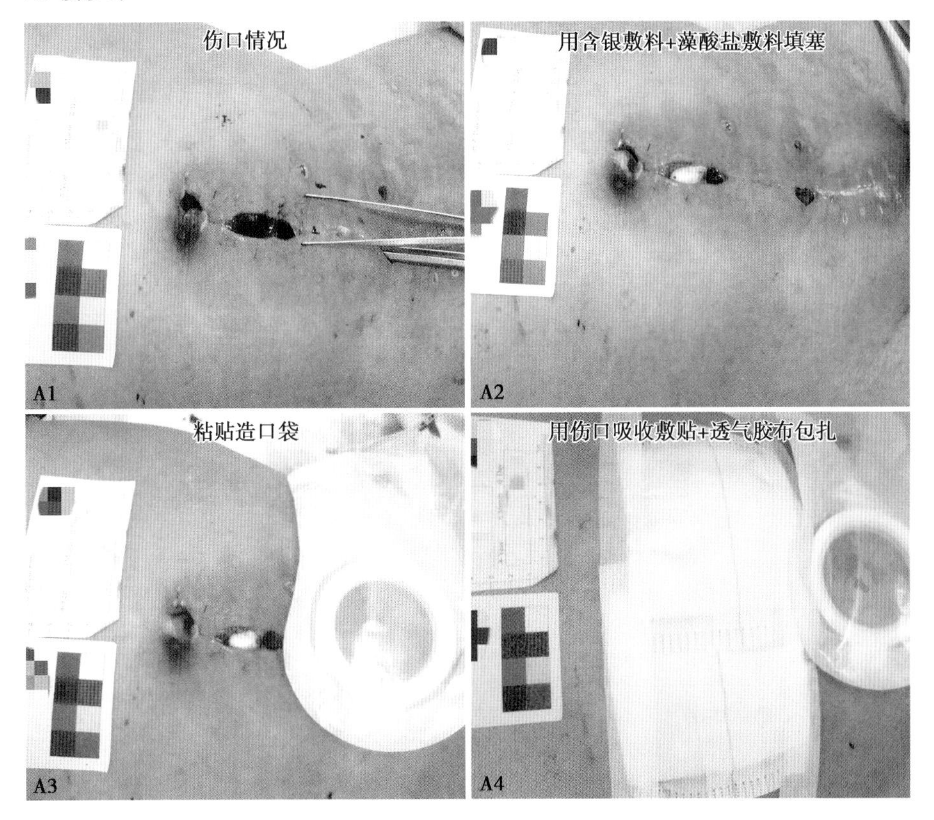

B. 6天后

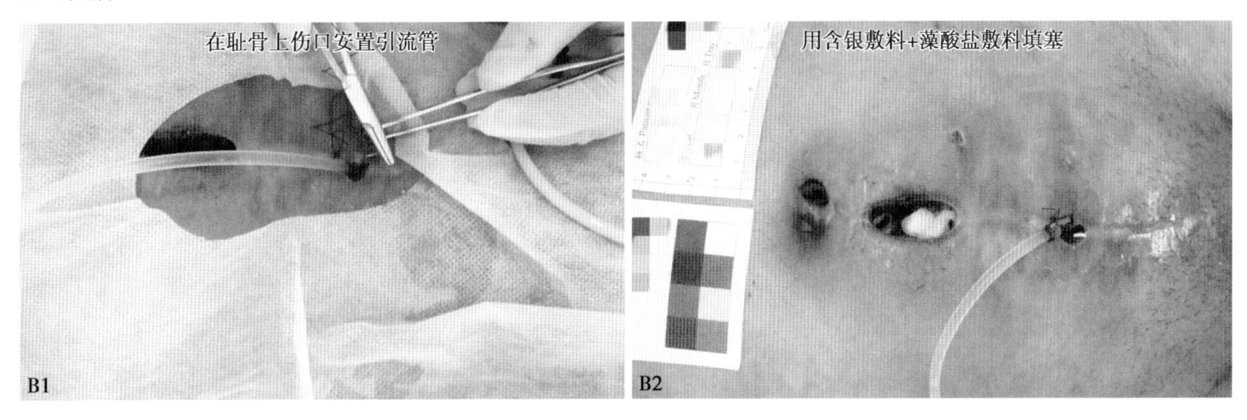

C. 12天后

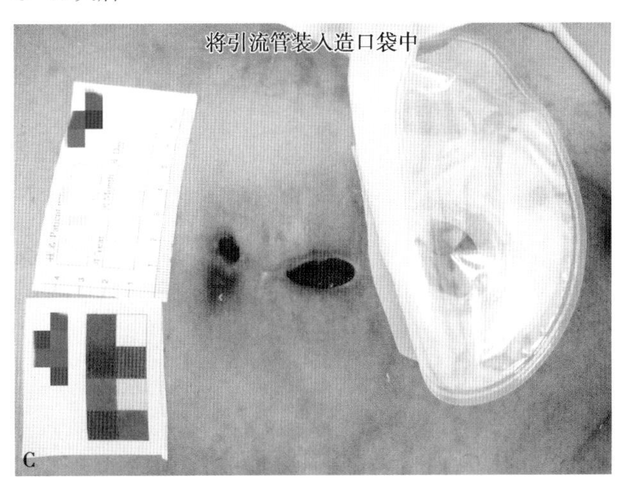

D. 16天后

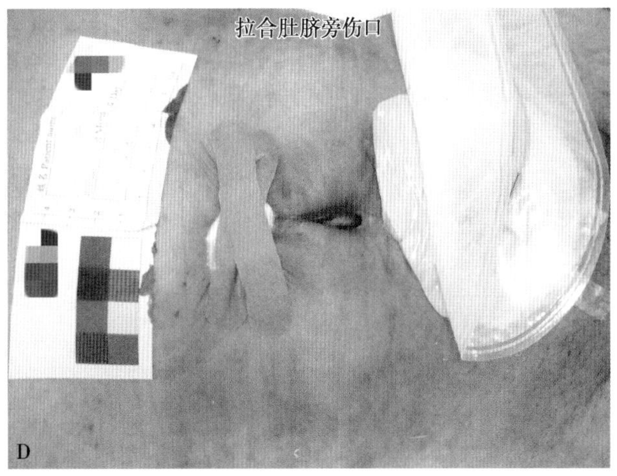

E. 25天后

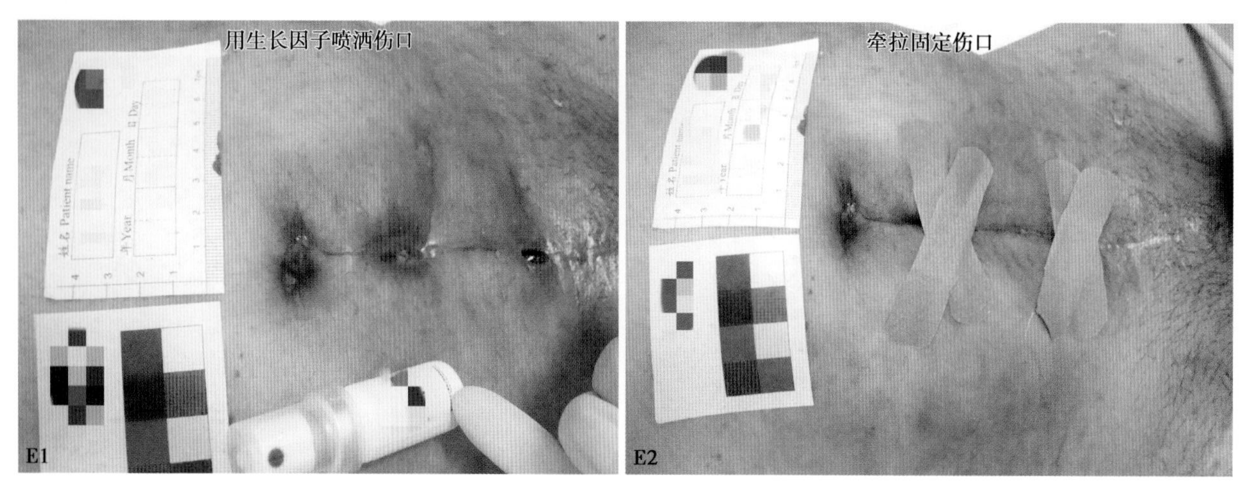

F. 27天后

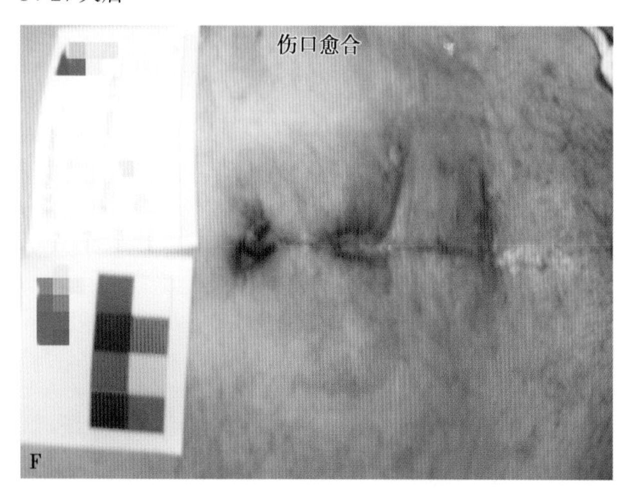

图5-8　下腹部术后难愈伤口保守治疗案例

案例6　狗咬伤——右小腿外侧

1. 临床资料　患者女性，72岁。主因“被狗咬伤右小腿3个月余未愈（未接受正规治疗）”就诊。患者被轮椅推入，主诉伤处疼痛，不能行走。患者独居，文化程度低，遵医行为差。实验室检查结果：白蛋白31.5g/L，白细胞6.35×10^9/L。

2. 接诊时伤口情况

（1）伤口床：右小腿外侧大小约5cm×7cm，基底100%黑期，涂有较多粉末状物质（自述为头痛粉）。

（2）伤口边缘：增厚。

（3）伤口周围皮肤：红肿，皮肤温度高，有异味。

3. 治疗方案

（1）全身治疗：嘱加强经口营养，多食高蛋白质、富维生素饮食。加强伤口周围皮肤卫生。勿自行在伤口上涂抹粉末类物质。按时复诊。

（2）伤口治疗方案

1）清创：局部使用水凝胶敷料自溶性清创+机械清创，注意保护筋膜和血管。

2）控制感染：使用含银敷料。

3）促进肉芽及上皮生长：使用泡沫敷料。

4）健康教育：嘱患者加强营养，勿在伤口上涂抹粉末类物质，按时复诊。

4. 愈合时间（期间未能按时复诊） 共70天。

5. 治疗过程 见图5-9。

A. 接诊时

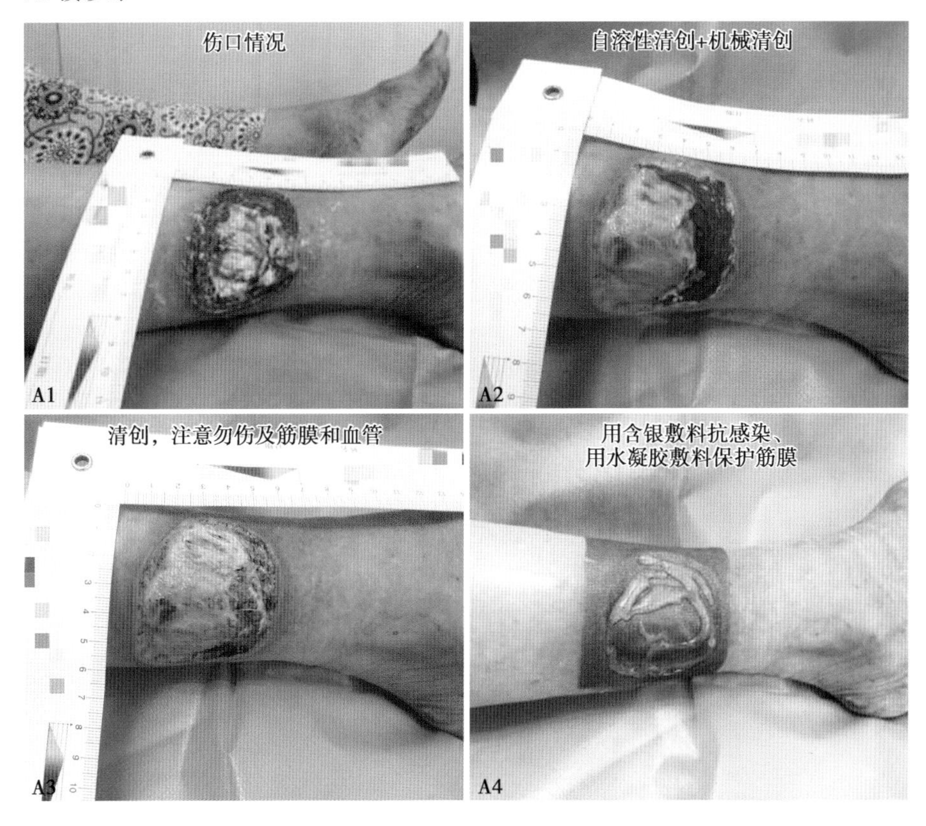

B. 继续清创

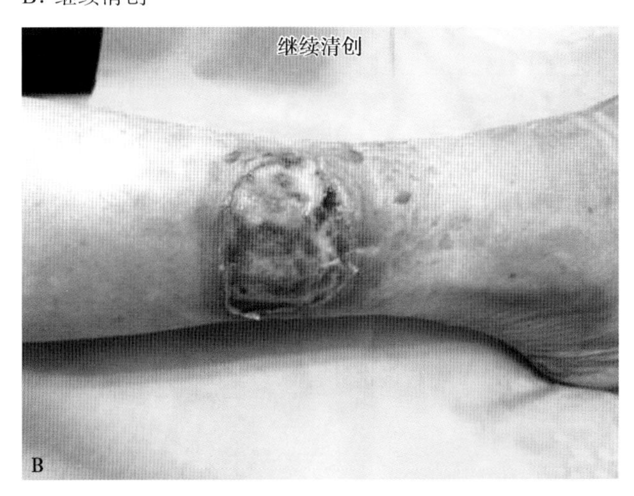

C. 34天后

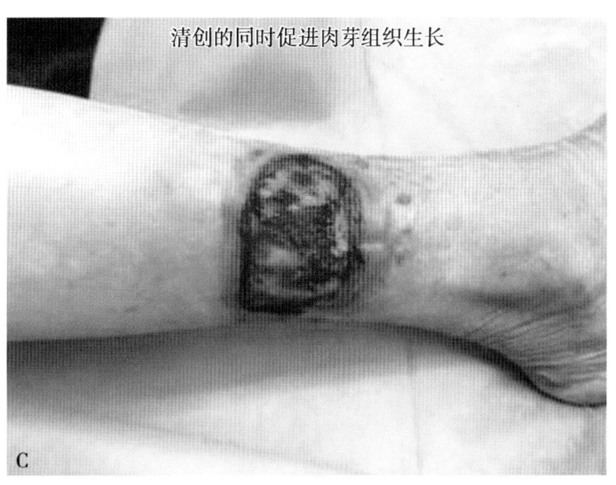

D. 37天后

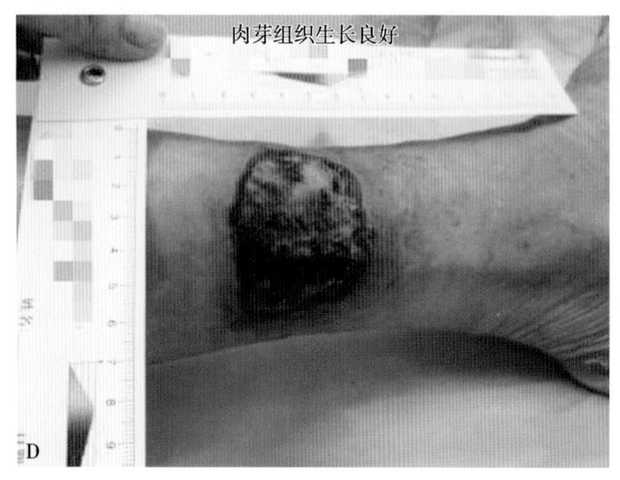

E. 41天后

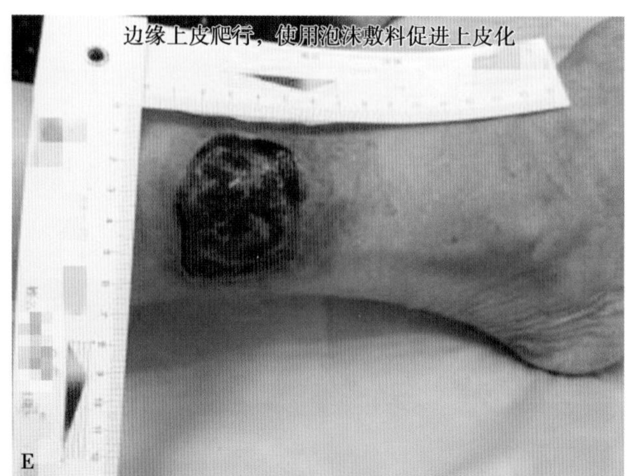

F. 59天后

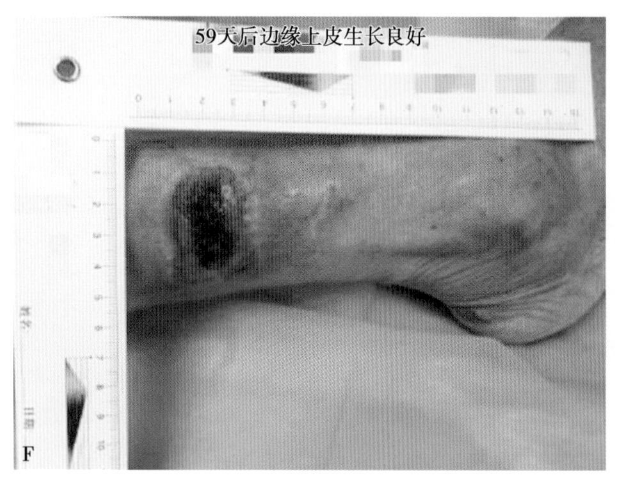

G. 70天后

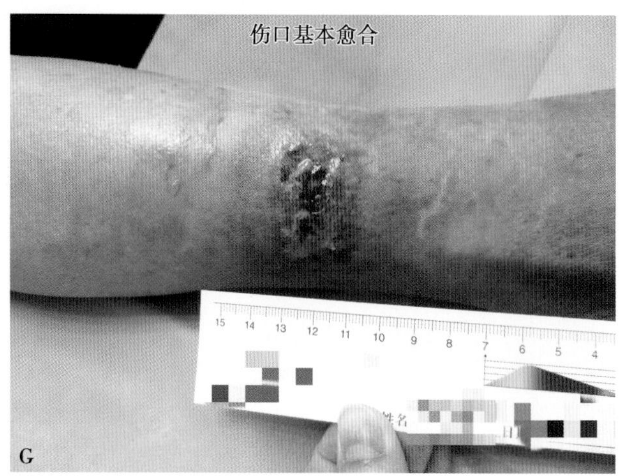

图5-9　右小腿外侧狗咬伤案例

案例7　皮肤大面积撕脱伤——右手背

1. 临床资料　患者女性，67岁。体重指数22.5kg/m^2。主因“牵牛时不慎被拉拽摔伤右手”入院。急诊行右手清创缝合术 + 骨折固定术，术后创口区域肿大，伤口较大，家庭支持不足，经济状况较差，家属缺乏相关知识，未及时就医。每天以摄入普通饮食为主。睡眠尚可。接诊时实验室检查结果：白细胞 10.55×10^9/L，红细胞 4.77×10^{12}/L，血红蛋白100g/L，白蛋白43.04g/L，伤口细菌培养结果为黏质沙雷菌。

2. 接诊时伤口情况

（1）伤口床：右手伤口11cm × 10cm；基底25%红色组织，50%黄色组织，25%黑色组织；渗液饱和、脓血性液体、有异味。

（2）伤口边缘：无卷边。

（3）伤口周围皮肤：肿胀明显、皮肤温度稍高。

3. 治疗方案

（1）全身治疗：抗感染治疗、疼痛管理。

（2）伤口治疗方案

1）清创：局部使用锐器清创＋机械清创。

2）控制感染：减少渗液，减轻组织炎性水肿，局部使用含银敷料。

3）渗液管理：清创扩创、负压封闭引流。

4）促进上皮生长：内层敷料使用凡士林油纱促进上皮爬行，维持伤口湿润环境。

4. 愈合时间　共23天。

5. 治疗过程　详见图5-10。

A. 接诊时

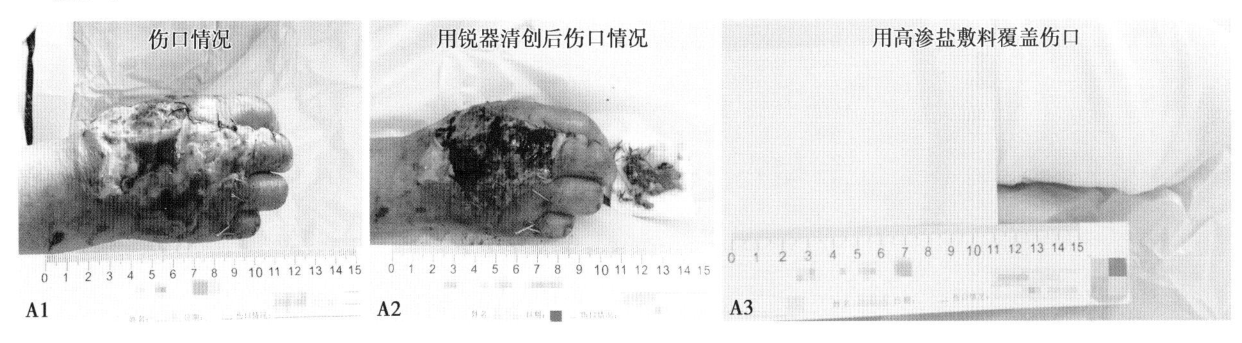

B. 1天后

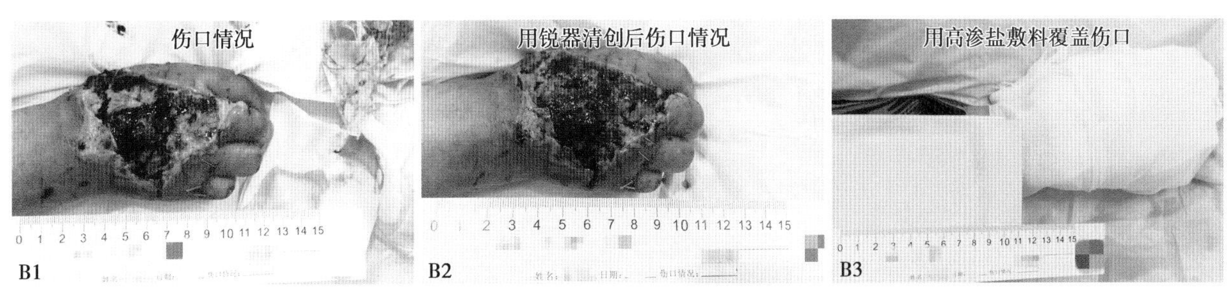

C. 4天后

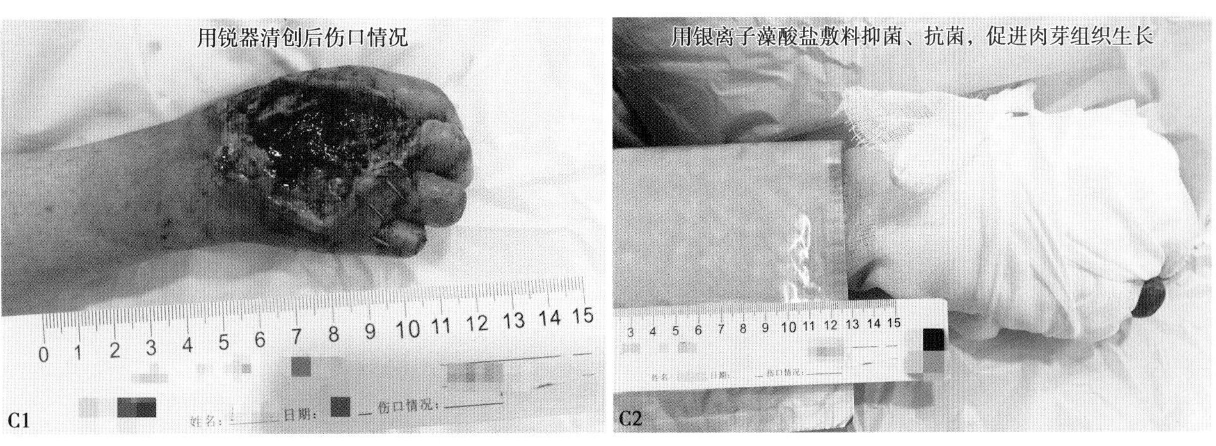

D. 6 天后

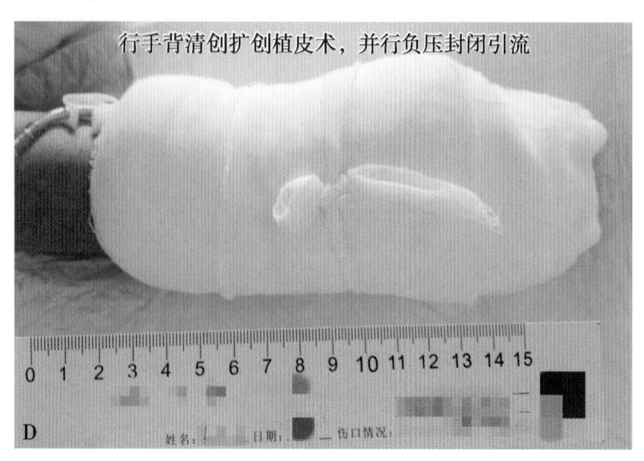

E. 14 天后

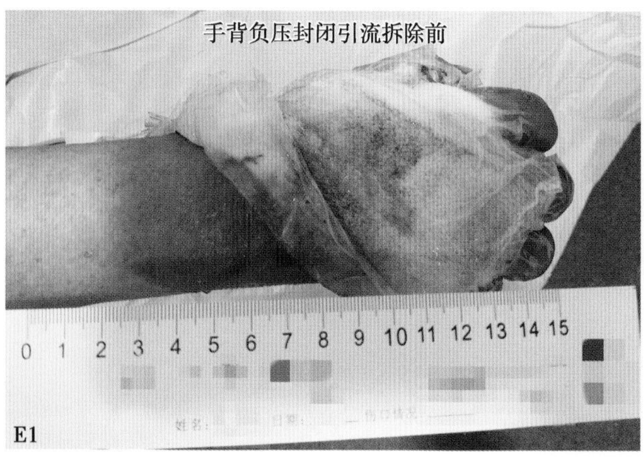

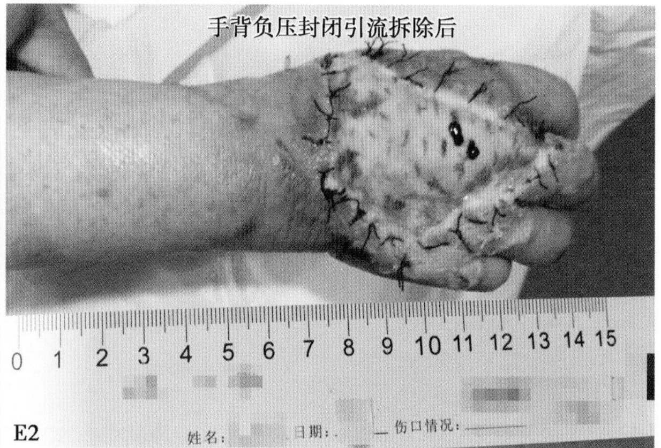

F. 23 天后

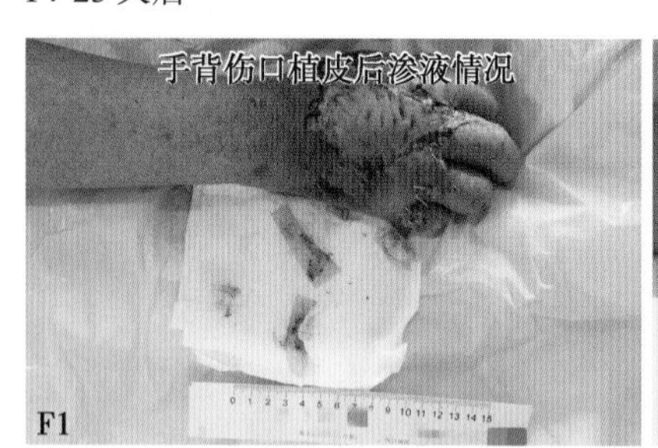

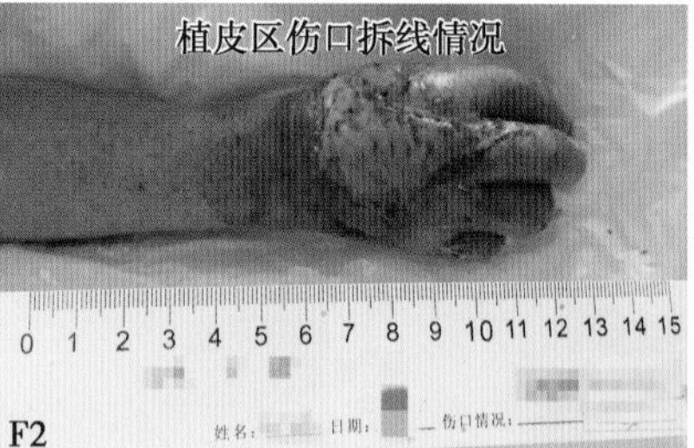

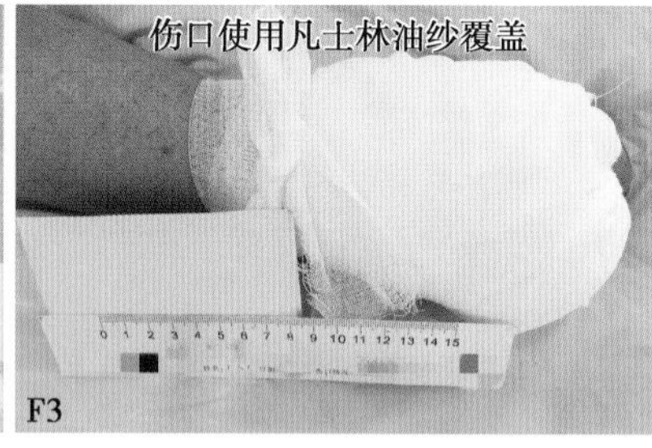

图 5-10　右手背皮肤大面积撕脱伤保守治疗案例

（何其英　焦水平　刘春娟　潘一衡　宋应寒　向利娟）

参考文献

[1] 中华医学会创伤学分会组织修复专业委员会. 慢性伤口诊疗指导意见（2011 版），第 4 讲，创伤性溃疡 [J]. 中国临床医师杂志，2011，39（12）：55-57.

[2] YAO C C，YAO P，WU H，et al. Acceleration of wound healing in traumatic ulcers by absorbable collagen sponge containing recombinant basic fibroblast growth factor[J]. Biomed Mate，2006，1（1）：33-37.

[3] SUKNAIC S，ERDELEZ L，SKOPLJANAC A，et al. Chronic ischaemic leg ulcer as a late complication of post-traumatic arteriovenous fistula[J]. Phlebology，2012，27（3）：124-127.

[4] DESMAN E，BARTOW W，ANDERSON L H. Human skin allograft for patients with diabetic foot ulcers，venous leg ulcers，or surgical/traumatic wounds retrospective，descriptive study[J]. Ostomy Wound Manage，2015，61（7）：16-22.
[5] MESGARZADEH A H，FARAHANI R M Z，TREISTER N. Malignant fibrous histiocytoma of the mandible in the context of a traumatic Marjolin's ulcer[J]. J Tissue Viability，2008，17（2）：38-43.
[6] ROSA C A L，FANELLI C. Successful outpatient treatment of full-thickness，necrotic，lower- extremity ulcers caused by traumatic hematomas in anticoagulated patients[J]. Wounds，2011，23（10）：293-300.
[7] BERNHARD K，MORGAN K，KRUSE D，et al. Rare presentation of a Marjolin's ulcer secondary to a post-traumatic injury[J]. J Foot Ankle Surg，2016，56（1）：112-116.
[8] SEKHON U D S，SEN GUPTA A. Platelets and platelet-inspired biomaterials technologies in wound-healing applications[J]. ACS Biomater Sci Engineerin，2018，4（4）：1176-1192
[9] PANG C，IBRAHIM A，BULSTRODE N W，et al. An overview of the therapeutic potential of regenerative medicine in cutaneous wound healing[J]. Int Wound J，2017，14（3）：450-459.
[10] FRYKBERG R G，BANKS J. Challenges in the treatment of chronic wounds[J]. Adv Wound Care，2011，4（9）：560-582.

第六章

免疫相关性溃疡

第一节 系统性红斑狼疮

一、病因及发病机制

系统性红斑狼疮(systemic lupus erythematosus，SLE)是一种系统性自身免疫病，以全身多系统多脏器受累、体内存在大量以抗核抗体(antinuclear antibody，ANA)为代表的多种自身抗体为主要临床特点，如不及时治疗，会造成受累脏器的不可逆损害，最终导致患者死亡。SLE 的病因复杂，发病机制尚不明确，与遗传因素、性别因素、环境因素(如病毒与细菌感染)、异常免疫应答等多种因素有关。

1. 遗传因素 SLE 是一个多基因疾病，与疾病最相关的是位于主要组织相容性复合体(major histocompatibility complex，MHC)分子上的特定等位基因的改变，如补体早期成分(Clq，r，s；C2；C4)的纯合缺失和 X 染色体上 *TREX1* 中的一个突变。在大多数基因易感性个体，多个基因的正常等位基因中的每个都与异常免疫、炎症、组织损伤应答的一小部分有关；如果有足够的变异存在，就会导致疾病。一些易感的抗原提呈人类白细胞抗原(human leukocyte antigen，HLA)分子(如 *HLA DRB1*0301* 和 *DRB1*1501*)是在多个种群中发现的最常见的易感基因。数据显示，SLE 患者第 1 代亲属中罹患 SLE 的概率是非 SLE 家庭的 8 倍，同卵双生患 SLE 的共患率比异卵双生高 10 倍。多个基因在某种条件下相互作用改变了正常免疫耐受进而导致 SLE 的发生。

2. 性别因素 性激素的作用、X 染色体上的基因和性别表观遗传上的差异等方面的证据都表明，女性更易罹患 SLE，在围绝经期前阶段男女比例为 1∶9。许多雌性动物比雄性动物能产生更强的抗体反应。雌二醇能与 T 细胞或 B 细胞上的受体结合，促进这些细胞的活化及存活，因此可延长免疫应答的时间。

3. 环境因素 紫外线可诱导皮肤细胞 DNA 断裂，改变基因表达或导致细胞凋亡及坏死，进而产生具有抗原性的物质。一些感染诱导的正常免疫应答过程中会产生能够识别自身抗原的 T 细胞或 B 细胞，这些细胞没有得到正确的调节，导致自身抗体的产生。EB 病毒可能是诱发 SLE 的一种重要感染原。药物、化学试剂等也可诱发该疾病。

4. 异常免疫应答 SLE 患者体内存在异常的免疫应答，包括：①固有免疫(树突状细胞、单核巨噬细胞)的异常激活；②适应性免疫细胞(T 细胞、B 细胞)的活化阈值降低和活化通路异常；③ $CD4^+$T 细胞和 $CD8^+$T 细胞的调节失效；④免疫复合物和凋亡细胞的清除下降。在凋亡细胞表面囊泡中的自身抗原可被免疫系统识别，因此抗原、自身抗体和免疫复合物可在较长一段时间内持续存在，导致炎症和疾病。同时致病性细胞亚群与靶组织结合，激活补体，引起细胞因子、趋化因子、血管活性肽、氧化剂和破坏性酶类的释放。同时伴有 T 细胞、单核巨噬细胞和树突状细胞内流入靶组织，以及定居的树突状细胞和巨噬细胞激活。在慢性炎症存在的情况下，生长因子和慢性氧化产物的积聚导致不可逆的组织损伤，包括肾小球、动脉、脑、肺和其他组织的纤维化及硬化。

二、临床表现

1. 全身症状　活动期患者大多数有全身症状。约90%的患者在病程中可出现发热、乏力和/或体重减轻。

2. 皮肤与黏膜　SLE特异性皮疹有急性皮疹(如蝶形红斑)、亚急性皮疹(如亚急性皮肤型红斑狼疮)、慢性皮疹(如盘状红斑狼疮等);非特异性皮疹有光敏感、脱发、甲周红斑、网状青斑、雷诺现象等。SLE皮疹多无明显瘙痒,口腔和鼻黏膜的痛性溃疡较常见,常提示疾病活动。

3. 肌肉关节　关节炎和关节痛是常见症状之一,SLE关节炎多累及膝关节、腕关节和手部小关节,伴红肿者少见。部分患者可出现Jaccoud关节病,其手部畸形由韧带和或关节囊松弛引起,有时也可出现在足部,特点为可复的非侵蚀性关节半脱位,可以维持正常关节功能,关节X线片多无关节骨破坏;可以出现肌痛和肌无力,而肌炎少见。

4. 肾脏　SLE肾受累常见,其中25.8%的患者以此为首发症状,可出现无症状的血尿、蛋白尿,甚至肾病综合征或急进性肾小球肾炎等,是SLE主要死因之一。

5. 心血管系统　常出现心包炎,可为纤维蛋白性心包炎或渗出性心包炎,但心脏压塞少见。可出现疣状心内膜炎、心肌损害、冠状动脉受累。

6. 肺和胸膜　SLE患者的肺和胸膜受累表现各异,可累及肺的任何部位。高达50%的SLE患者出现胸膜炎,约35%的患者出现胸腔积液,常为中少量、双侧的渗出液,可伴有胸痛;少数患者表现为狼疮肺炎、弥漫性实质性肺疾病、弥漫性肺泡出血及肺动脉高压。

7. 神经系统　神经精神性狼疮(neuropsychiatric lupus,NPSLE)又称狼疮脑病,包括多种精神性和神经性表现,可累及中枢和周围神经系统的任何部位。中枢神经系统表现包括急性意识混乱状态、头痛、精神错乱、情绪失调、焦虑、认知功能减退和无菌性脑膜炎、脊髓病变、脑血管病变、脱髓鞘综合征、运动障碍、癫痫等。脑脊液检查有助于排除感染;MRI是可疑NPSLE患者的首选影像学检查。

8. 消化系统　可表现为食欲减退、腹痛、呕吐、腹泻或腹水等,部分患者以上述症状为首发。早期出现的肝功能损伤与预后不良相关。SLE导致的腹痛包括腹膜炎、胰腺炎、肠系膜血管炎和假性肠梗阻。蛋白丢失性肠病、自身免疫性肝病也是狼疮消化系统受累的一些表现形式。

9. 血液系统　SLE的血液系统受累常见,三系均可受累。慢性病贫血中的自身免疫溶血性贫血是SLE中最常见的贫血。约50%的SLE患者可出现白细胞减少,也可继发淋巴细胞减少和/或中性粒细胞减少。轻度血小板减少可见于高达50%的SLE患者,严重血小板减少也可发生。

10. 抗磷脂抗体综合征　动脉或静脉血栓形成、习惯性流产、血小板减少,伴有抗磷脂抗体阳性,称为抗磷脂抗体综合征(antiphospholipid antibody syndrome,APS),常与SLE伴随存在。

11. 干燥综合征　30%的SLE患者可继发干燥综合征(Sjögren syndrome,SS),导致唾液腺和泪腺受损,出现口眼干燥等不适。

12. 眼部　检眼镜检查时可发现视网膜异常如视网膜出血、血管炎样病变、棉絮状斑点和硬性渗出。另外,血管炎可累及视神经,影响视力,重者可数天内致盲。

三、诊断

目前存在多个分类标准对SLE进行诊断。

(一) 1997年SLE分类标准

由美国风湿病学会(American College of Rheumatology,ACR)推出,该分类标准的11项中,符合4项或4项以上,在除外感染、肿瘤和其他结缔组织病后,可诊断为SLE。其特异度为85%,灵敏度为95%。①颊部红斑;②盘状红斑;③光敏感;④口腔溃疡;⑤非侵蚀性关节炎,≥2个外周关节;⑥浆膜炎(胸膜炎或心包炎);⑦肾脏(尿蛋白>0.5g/24h或+++,或细胞管型);⑧神经病变(癫痫发作或精神病,除外药物或已知的代谢紊乱引起)；⑨血液学疾病(溶血性贫血，或白细胞减少，或淋巴细胞减少，或血小板减少)；⑩免疫学异常(抗双链DNA抗体阳性，或抗Sm抗体阳性，或抗磷脂抗体阳性)；⑪ANA阳性。

(二) 2009年SLE分类标准

由ACR推出，确诊条件为肾活检证实为狼疮肾炎并伴ANA或抗双链DNA抗体阳性；或满足下述4项标准(至少包含1项临床标准和1项免疫学标准)。

临床标准：①急性或亚急性皮肤型狼疮；②慢性皮肤型狼疮；③口腔或鼻咽部溃疡；④脱发；⑤炎性滑膜炎，并可观察到2个或更多的外周关节有肿胀或压痛，伴晨僵；⑥浆膜炎，如胸膜炎和心包炎；⑦肾脏病变，如24小时尿蛋白>0.5g或有红细胞管型；⑧神经病变，如癫痫、精神病、多发性单神经炎、脊髓炎、周围神经或脑神经病变、急性精神错乱状态；⑨溶血性贫血；⑩白细胞减少(至少1次细胞计数<4.0×10^9/L)或淋巴细胞减少(至少1次细胞计数<1.0×10^9/L)；血小板减少症(至少1次细胞计数<100×10^9/L)。

免疫学标准：① ANA滴度高于实验室参考标准；②抗双链DNA抗体滴度高于LRR(ELISA法测量，须2次高于实验室参考标准)；③抗Sm抗体阳性；④抗磷脂抗体，如狼疮抗凝物阳性、梅毒血清学试验假阳性、中高水平阳性的抗心磷脂抗体或抗β_2-糖蛋白1抗体阳性；⑤补体降低：如C3、C4、CH50降低；⑥无溶血性贫血，但直接抗球蛋白试验阳性。

(三) 2012年和2019年SLE分类标准

2012年，SLE国际协会制定了新的分类标准，即系统性红斑狼疮国际协作组织2012分类标准(systemic lupus international collaborating clinic classification 2012，SLICC-2012)，其与ACR-1997 SLE分类标准相比较，具有更高的灵敏度，能够实现对SLE的早期分类，但特异度较低。

为进一步提高SLE分类标准的灵敏度和特异度，2019年欧洲抗风湿病联盟(European League Against Rheumatism，EULAR)和ACR基于ACR-1997 SLE分类标准，共同推出了EULAR/ACR-2019 SLE分类标准，该标准包括1条入围标准、10个方面、18条标准，每条标准均需排除感染、恶性肿瘤、药物等原因导致，既往符合某条标准者亦可计分，在每个方面取最高权重得分计入总分，总分≥10可分类为SLE。

但是，由于仅ACR-1997 SLE分类标准曾在中国SLE人群中进行过验证，结果显示该标准对中国SLE患者具有良好的适用性，故临床上对于SLE的诊断仍多采用ACR-1997 SLE分类标准。

四、疾病活动度评估

现有多个SLE疾病活动度评估工具，每个工具均需要医师对病史、体格检查和实验室检查进行综合评估。在临床实践中常采用系统性红斑狼疮疾病活动指数-2000(systemic lupus erythematosus disease activity index 2000，SLEDAI-2000)评分标准进行疾病活动度评估，其根据患者出现的不同症状及实验室检查进行积分，可将疾病活动分为轻度活动(SLEDAI-2000≤6分)、中度活动(SLEDAI-2000 7～12分)和重度活动(SLEDAI-2000>12分)。但是仅基于SLEDAI-2000进行疾病活动度的评估存在一定的局限性，因此还需结合临床医师整体评估(physician global assessment，PGA)，参照SLE患者的临床表现和其他表现，来提高评估的准确性。

五、治疗

SLE目前尚不能根治，治疗要个体化，经合理治疗后可达到长期缓解。治疗原则是急性期积极用药诱导缓解，尽快控制病情活动；病情缓解后，调整用药，维持缓解状态，防治疾病及药物相关的并发症，预防疾病复发。

(一) 一般治疗

发热、关节疼痛患者，可辅以非甾体抗炎药；高血压、血脂异常、糖尿病、骨质疏松等患者应予以相应的治疗；SLE神经精神症状，可给予降低颅内压、抗癫痫、抗抑郁等治疗。

（二）药物治疗

1. 糖皮质激素　糖皮质激素是治疗SLE的基础用药，轻度活动的SLE患者，只有当羟氯喹或非甾体抗炎药不能控制病情时，才考虑使用小剂量激素（泼尼松≤10mg/d或等效剂量的其他糖皮质激素）控制疾病。中度活动的SLE患者采用中等剂量泼尼松0.5mg/（kg·d）或等效剂量的其他糖皮质激素进行治疗。中等剂量糖皮质激素难以快速控制病情的中度SLE患者，适当增加糖皮质激素剂量。重度活动的SLE患者，需使用泼尼松1mg/（kg·d）或等效剂量的其他糖皮质激素联合免疫抑制剂进行治疗。糖皮质激素冲击疗法适用于重要脏器急性进行性损伤时，即急性暴发性危重SLE，如肺泡出血、神经精神性狼疮的癫痫发作、严重溶血性贫血、明显精神症状、活动性狼疮肾炎大量蛋白尿等。方法为甲泼尼龙500～1 000mg，每天1次静脉滴注，连用3～5天为一个疗程，疗程间隔5～30天。冲击治疗后改服泼尼松0.5～1mg/（kg·d）或等效剂量的其他糖皮质激素，通常治疗时间为4～8周。但应注意长期使用糖皮质激素的不良反应，如早期的痤疮、肌痛、感染，远期的代谢紊乱和晚发性骨质疏松、缺血性骨坏死、心血管疾病等。

2. 抗疟药　抗疟药主要指氯喹和羟氯喹，普遍应用于有皮肤和关节症状的SLE患者，具有抗炎、免疫抑制的作用。SLE患者长期服用羟氯喹可降低疾病活动度、降低器官损害和血栓的发生风险，提高SLE患者生存率。抗疟药还可作为重症狼疮的辅助用药，有利于病情缓解。但应注意羟氯喹的不良反应，如眼底视网膜病变、胃肠道反应、神经系统症状、肝损害等。

3. 免疫抑制剂　免疫抑制剂的使用可减少糖皮质激素的累积剂量，控制疾病活动，提高临床缓解率，并可预防疾病复发。伴有脏器受累者，初始治疗时即可加用免疫抑制剂。常用的免疫抑制剂包括环磷酰胺、硫唑嘌呤、吗替麦考酚酯、环孢素、他克莫司、甲氨蝶呤、来氟米特。免疫抑制剂的选择应依据患者的临床表现、生育要求、药物安全性和成本等因素进行综合考虑。

4. 生物制剂　难治性或复发性SLE患者，使用生物制剂能较为显著地提高患者的完全和部分缓解率，降低疾病活动度、疾病复发率及减少糖皮质激素用量。目前用于治疗SLE的生物制剂主要包括B细胞活化因子抑制剂（贝利尤单抗）和CD20抑制剂（利妥昔单抗）。贝利尤单抗缓解率良好，利妥昔单抗一般耐受良好，轻度输液反应是最常见的不良事件。但目前仅有贝利尤单抗获得美国FDA和中国国家药品监督管理局（National Medical Products Administration，NMPA）的批准用于治疗SLE。

5. 其他治疗　难治性或重度SLE患者，在病情危重时可根据临床情况选择静脉注射大剂量免疫球蛋白、血浆置换、免疫吸附、造血干细胞移植或间充质干细胞移植等。

6. 合并抗磷脂抗体综合征的治疗　根据抗磷脂抗体滴度和临床情况，应用阿司匹林、华法林或低分子量肝素治疗。反复血栓患者，可能需长期或终身抗凝。

六、预后

随着SLE诊治水平的不断提高，SLE患者的生存率大幅度提高。SLE患者5年生存率从20世纪50年代的50%～60%升高至90年代的超过90%，高收入国家5年生存率为95%，中低收入国家5年生存率为92%。SLE已由既往的急性、高致死性疾病转为慢性、可控性疾病，预后已明显改善。SLE急性期的死亡原因主要是多脏器严重损害和感染，远期死亡的主要原因是慢性肾功能不全和药物（如大剂量糖皮质激素）的不良反应、冠状动脉粥样硬化性心脏病等。

七、日常护理及复发的预防

1. 避免强阳光暴晒和紫外线照射，以免诱发或加重病情。可用防紫外线的护肤品以减少紫外线的照射。避免摄入香菇、无花果、芹菜等光敏食物。

2. 急性活动期需卧床休息，病情稳定的慢性伤口患者可适当工作，但注意勿过劳；及早发现和治疗感染。

3. 缓解期才可做防疫注射，但尽可能不用活疫苗。

4. 用清水洗脸，保持面部清洁。不用碱性较强的皂液，尽量不用化妆品及油膏，避免接触有毒化妆品、文眉。选用护肤品时应试用是否过敏，以减少对皮肤的刺激，减轻或避免诱发皮疹。

5. 冬天外出时注意保暖，防止面部皮肤、手足冻伤，减少诱发因素。

6. 在日常生活中要保持头发清洁，减少化学物品对头发的损害，避免染发，防止对染发剂过敏引起皮疹或使皮疹加重，以及烫发对发质的损伤。

7. 如有口腔溃疡，应保持口腔清洁，勤刷牙，严重者应及时到医院就诊，饮食应注意食物要温、软，避免过热、较硬的食物，以避免刺激、触碰溃疡部位，引起疼痛或加重溃疡。同时应加强营养，适当食用富含维生素的食物。

8. 吸烟、饮用咖啡可使血管收缩，应尽量避免。

9. 避免使用可能诱发狼疮的药物，如避孕药等，加重 SLE 病情。

10. 注意休息、避免劳累；树立乐观心态、保持情绪稳定；注意个人卫生、少去人多的地方，避免感染。

11. 遵照医嘱服药，不可自行减量或停止服药。按时门诊复诊，病情的准确评估、治疗方案的适时调整，有助于预防复发、减轻医疗负担。

八、案例：系统性红斑狼疮溃疡治疗

1. 临床资料　患者女性，37 岁。1 个月前右胫骨前侧外伤形成血肿，外院未做处理，建议观察。因血肿溃烂，周围皮肤呈黑褐色，在四川大学华西医院急诊科清创引流处理，3 天后就诊于伤口治疗中心。患者身高 152cm，体重 59kg，体重指数 25.5kg/m^2。系统性红斑狼疮 15 年并发狼疮性肾炎、肾功能不全、肾性高血压。无糖尿病史；对别嘌呤过敏。查体提示，右小腿胫前中上段 7.5cm × 10.0cm 大小溃疡；伤口周围皮肤有散在红斑，皮肤变薄、干燥、轻度水肿、皮肤温度稍高，有色素沉着。实验室检查结果，肌酐 344.70μmol/L，尿酸 726.00μmol/L，甘油三酯 2.93μmol/L，血小板 79 × 10^9/L。

2. 接诊时伤口情况

（1）伤口床：右小腿胫前中上段 7.5cm × 10.0cm 大小溃疡，基底 > 75% 黄色组织，< 25% 红色组织，大量淡黄色黏稠液体渗出，无异味。

（2）伤口边缘：12—2 点钟方向潜行，最深处约 4cm；7—8 点钟方向潜行深 1cm，伤口边缘不齐，无浸渍现象。

（3）伤口周围皮肤：散在红斑，皮肤变薄、干燥、色素沉着。

（4）NRS：2 分。

3. 治疗方案

（1）全身治疗：遵医嘱口服糖皮质激素（泼尼松 10mg/d），静脉推注免疫抑制剂环磷酰胺 0.2g/ 次，隔日 1 次，连用 5 次。

（2）伤口治疗方案

1）清创：锐器清创 + 交互式敷料进行联合清创，每天更换敷料。

2）促进上皮化：维持伤口床湿润。

4. 愈合时间　共 78 天。

5. 治疗过程　见图 6-1。

A. 接诊时

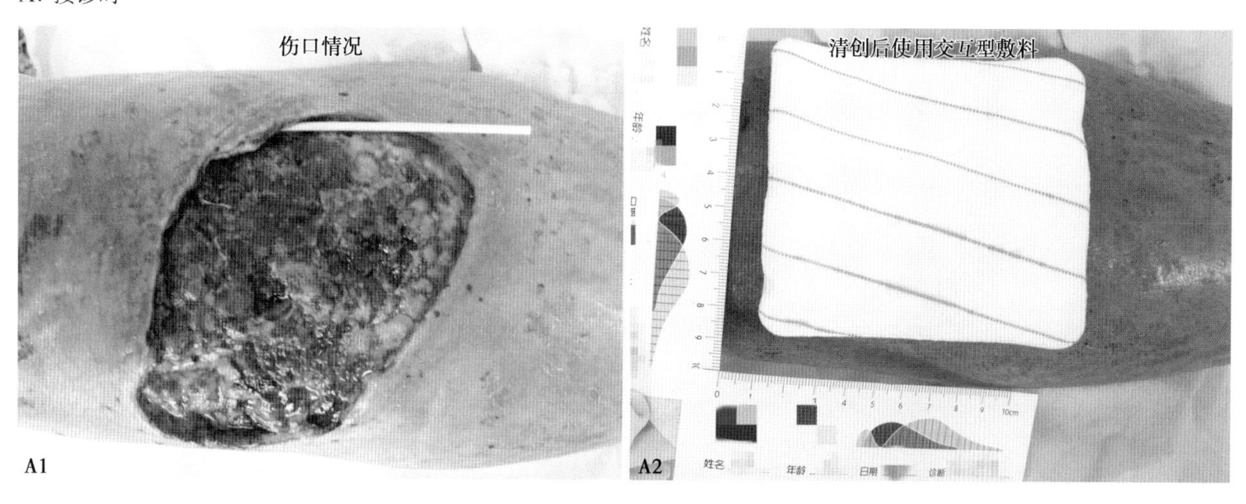

B. 4天后

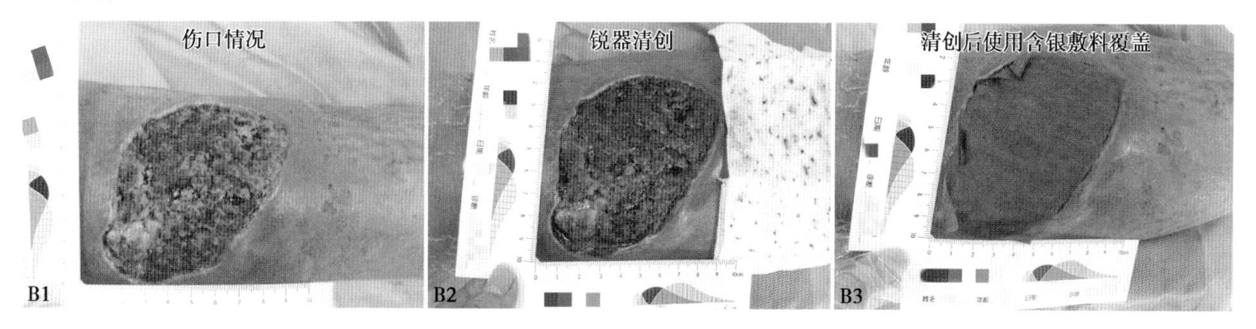

C. 9天后

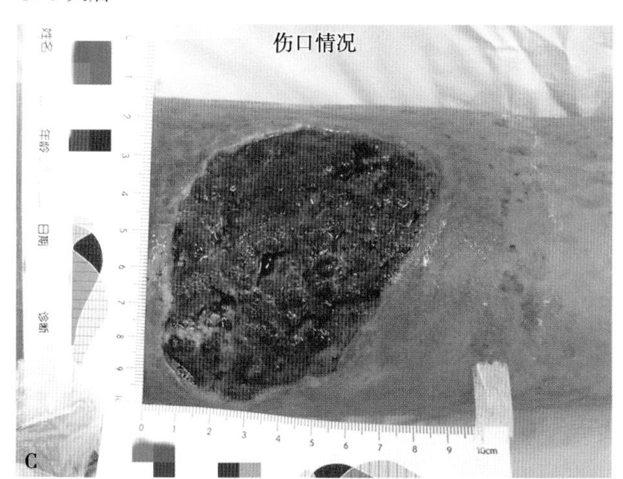

D. 21天后

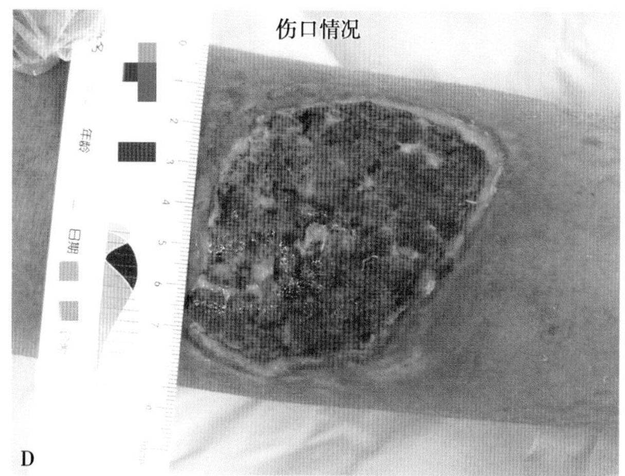

E. 35 天后

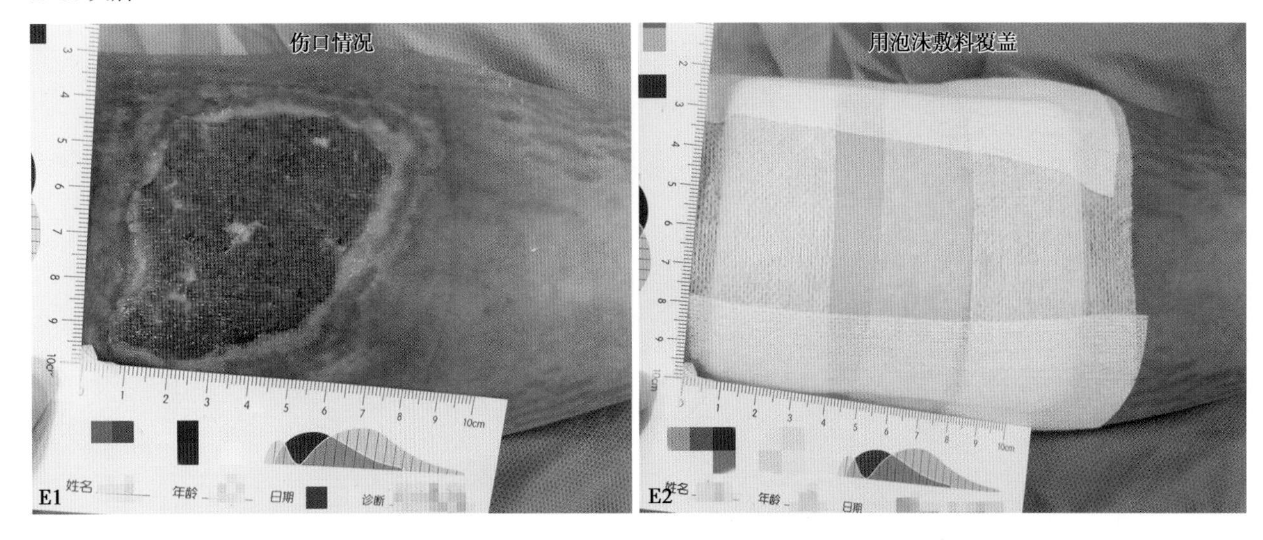

F. 42 天后

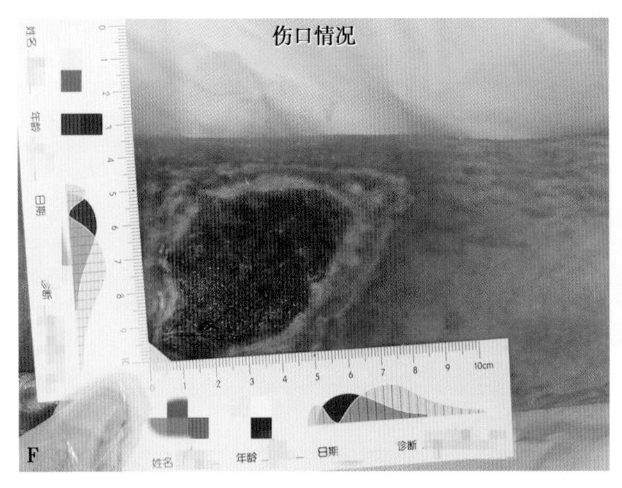

G. 49 天后

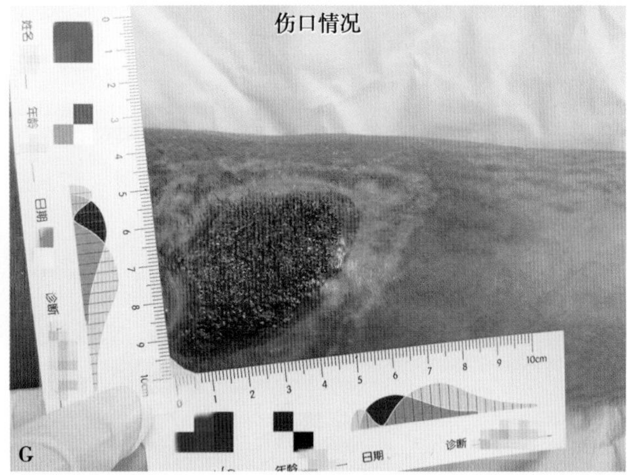

H. 78 天后

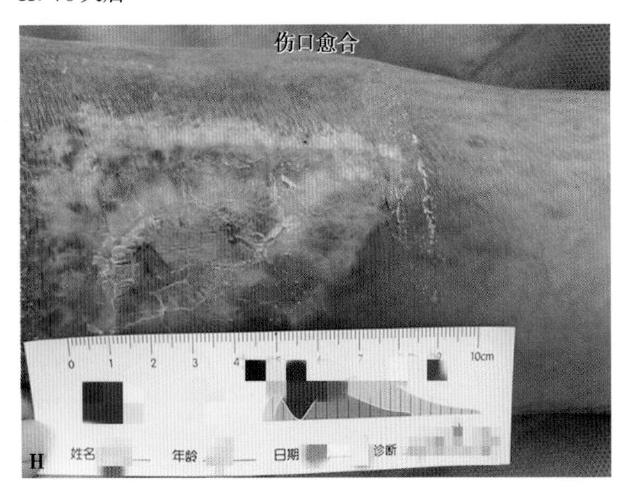

图 6-1　系统性红斑狼疮溃疡保守治疗案例

第二节 浆细胞性乳腺炎

浆细胞性乳腺炎（plasma cell mastitis，PCM），又称乳腺导管扩张症或导管周围乳腺炎，是乳头深面乳腺管扩张、变形引起的一种慢性、无菌性炎症反应。近年来 PCM 发病率呈逐年上升趋势，其发病率占国内乳腺疾病的 1.9%～5.0%、占国外乳腺疾病的 0.3%～2.0%，好发于中青年女性。临床上以乳头溢液、乳腺皮肤红肿疼痛、乳晕区肿物为主要表现，并逐步发展成为乳腺脓肿、破溃并形成瘘管。

一、病因及发病机制

PCM 因其炎性病灶周围组织里有大量浆细胞浸润而得名，主要病因：①先天性乳头内陷或乳头发育畸形。②哺乳期乳汁淤积。③乳腺机械性损伤，包括乳腺肿瘤手术史及外伤史。④乳腺的退行性病变。⑤内分泌因素。⑥细菌感染。有学者发现乳管内厌氧菌是引起该病化脓性炎症反应的细菌。也有较多研究发现，大多数 PCM 患者存在 IK 抗酸染色结核分枝杆菌 L 型，认为其可能是诱发 PCM 的原因之一，并提出 PCM 是乳腺结核的一种特殊亚型。⑦免疫性疾病。大量病理结果证实 PCM 炎性病灶中存在大量淋巴细胞、浆细胞及吞噬脂肪的泡沫细胞等，表明自身免疫反应的存在，有研究结果显示 PCM 患者外周血中单核细胞的 Foxp3 表达，$CD4^+$、$CD25^+$、$CD127^-$ 调节性 T 细胞的数量减少及血浆 TGF-β 水平均下降。PCM 患者外周血辅助性 T 细胞 17（T helper cell 17，Th17）在 $CD4^+T$ 细胞中的百分比较健康人群增高，Th17 可产生 IL-17，而 IL-17 可促使体内 T 细胞发生炎症反应，同时诱导内皮细胞、上皮细胞分泌各种炎性介质及肿瘤坏死因子，加速推动炎症反应过程，同时增强细胞间黏附分子的表达。⑧吸烟。Dixon 等认为烟草降解产物如类脂过氧化物、烟酸堆积可能损伤、阻塞乳管，导致体内雌激素与孕激素紊乱，是该病复发及病情加重的危险因素。

二、分期及临床表现

本病病理表现为乳晕区输乳管上皮细胞萎缩，分泌功能丧失的一种退行性变化。病变早期病理表现为导管上皮不规则增生，导管扩张，管腔扩大，管腔内有大量上皮细胞碎屑及含脂质的分泌物积聚，导管周围组织纤维化，并伴有淋巴细胞浸润。后期病变可见导管壁增厚、纤维化，导管周围出现小灶性脂肪坏死，周围可有大量组织细胞、中性粒细胞、淋巴细胞及浆细胞浸润，尤以浆细胞显著，故称为浆细胞性乳腺炎。根据其不同病理过程将其分为导管扩张期、炎性肿块期、脓肿期和瘘管期四期。

1. 导管扩张期 乳头和乳晕后方的输乳管扩张，其内积聚含脂质的分泌物，此期可没有明显炎症反应。

2. 炎性肿块期 此期又可称为肿块期。导管内积聚物增多，导管壁的炎症浸润和纤维组织增生加重，导管破坏；进而导管内积聚物穿通导管进入到管周和乳腺间质，发生强烈的炎症反应并形成肉芽肿，病变累及周围乳腺组织，形成圆形或不规则的肿块。

3. 脓肿期 导管扩张期或炎性肿块期病变呈急性炎症反应或继发细菌感染形成脓肿，称为脓肿期。

4. 瘘管期 常为非哺乳期乳腺脓肿切开引流的并发症，有研究认为瘘管存在为复发的原因。本病临床表现多种多样，常以乳腺肿块、乳头溢液、乳头内陷、乳痛、乳腺脓肿、乳瘘等为主要表现。

三、诊断

诊断本病应注意以下特点：①多发于 30～40 岁的非哺乳期女性。②急性期可有红、肿、热、痛，但白细胞计数多不高，分类正常。③乳房肿块常为首发症状，多位于乳晕深部，急性期肿块较大，亚急性期及慢性期会逐渐缩小形成硬结。④部分以乳头溢液为首发症状，甚至为唯一症状，乳头溢液为淡黄色、浆液性或脓性，血性者较少。近年国外文献有报道，在有乳头溢液的患者中，33% 是 PCM 引起。⑤同侧腋淋巴结肿大，在早期即可出现，质地较软，压痛明显，随病程缓解可逐渐缩小或消退。⑥乳腺导管纤维增生和炎症反应，导管缩短导致乳头回缩，有的局部皮肤呈“橘皮样”变。⑦病程后期肿块软化而成脓肿，破溃后流出的脓液常伴有粉渣样物或类脂质物，久治不愈者可形成瘘管。

四、鉴别诊断

1. 乳腺癌　PCM 的急性期很像炎性乳腺癌，后者多发于年轻女性妊娠期及哺乳期，临床见乳房迅速增大、发热，皮肤呈红色或紫红色，没有明显肿块，转移甚广，通常短时间内累及对侧乳房，患者常于数月内死亡。本病发病年龄比乳腺癌提早 10 年，有急性期表现，肿块位于乳晕区，长轴与乳腺导管走行一致，界限不清，与皮肤粘连，有触痛；乳腺癌肿块位于外上象限居多，界限不清，晚期与胸壁粘连。本病溢液以淡黄色居多，从多个导管挤出；乳腺癌以血性溢液居多。本病早期可有腋下淋巴结肿大，质地软，有触痛，活动，随病程进展而消退；乳腺癌转移的腋下淋巴结质地硬，融合成块，固定，病理切片可明确诊断。

2. 乳腺导管内乳头状瘤　本病以乳头溢液表现为主时需要与乳腺导管内乳头状瘤鉴别。后者溢液呈血性或淡黄色，一个导管口溢液，有时在乳晕部可触及樱桃大小的肿物，但无乳头内陷，乳头孔无粉渣样分泌物排出，肿块不会转化成脓肿，乳腺导管造影在导管内可见缺损阴影。

3. 乳腺结核　瘘管形成时与结核性乳房瘘管鉴别，后者可见潜行性边缘及苍白肉芽肿、豆渣样分泌物，脓液涂片可观察到抗酸杆菌。

五、治疗

PCM 各个阶段病理改变都较突出，特点明显，临床表现各异，治疗应采用更有针对性的对策。

1. 导管扩张期　如没有明显炎症反应和临床症状，患者多不就诊。当有轻微的炎症表现时，患者会以乳头、乳晕区疼痛和挤压乳头有奶酪样物质为主诉就诊。此时的治疗对策为轻轻挤压乳头尽量排出乳管内的奶酪样物质，切忌用力挤压乳管，防止乳管破裂。可用生理盐水清洗乳头，防止乳管被堵塞，并用 70% 乙醇或聚维酮碘消毒乳头，保持乳头区清洁干燥。在急性期可予以地塞米松和甲硝唑联合口服治疗。地塞米松主要通过抑制细胞免疫反应，减轻毛细血管水肿、扩张及减少渗出而发挥治疗作用，即所谓的抗敏疗法；甲硝唑通过抗厌氧菌而发挥治疗作用，部分患者可以控制症状，故一般不采取手术治疗。反复发作者，可手术治疗。手术一般自乳头根部切除病变乳管及所在的整个腺叶，必须完整充分地切除病灶，特别是必须清除乳晕下大乳管内的病灶，主张行乳晕下肿物切除术，否则极易复发。

2. 炎性肿块期　在肿块表面皮肤出现明显红肿以前，由于存在乳头内陷，肿块与表面皮肤粘连及腋下淋巴结肿大，极易误诊为乳腺癌。钼靶 X 线摄片检查，肿块部位多无明显的密度增高阴影。B 超检查为低回声肿块内有小的液性暗区和散在强回声光点或斑，与乳腺癌的表现不符。细针穿刺细胞学检查，也可能因为细胞异型误诊为查见癌细胞，因此切勿不做病理检查而按乳腺癌行乳房切除术。该期患者，一般首先采取抗炎治疗，口服或静脉应用抗生素，控制炎症后再行手术治疗。手术一般自乳头根部切除所有输乳管及病变乳管所在的整个腺叶。由于炎性病变突破了病变乳管，造成乳头后方相邻输乳管受累。因此，手术应切除乳头后方的全部输乳管。由于炎症范围较广，切除范围较大，切除不彻底易复发，造成近乳头处的切口破溃，形成难以愈合的慢性瘘管，通常需要再次手术切除残留的病变。

3. 脓肿期　脓肿一般在乳晕区，也可能围绕乳头形成多个脓肿或形成很大的炎性肿块。如果脓液不多，可按炎性肿块期的治疗原则处理。如果脓液多，有波动感，应先切开引流，待炎症控制后再行二次手术，切除病变的乳管及周围的炎性肉芽肿组织。大量研究及临床实践表明，肿块较大、脓肿较多且病灶分布较广泛的病例，经过数月甚至 1 年的换药可痊愈。该类患者，需有足够的耐心，做好医患沟通，增强患者的信心，不可贸然切除乳房，造成不可逆的后果。

4. 瘘管期　乳腺导管扩张症炎性肿块期病变切除不彻底而复发，会造成近乳头处的切口破溃，形成难以愈合的慢性瘘管。脓肿破溃后或切开引流后，伤口不愈合或经过换药伤口愈合后复发破溃，均不可避免地进入瘘管期。彻底切除病灶、受累乳管是预防复发的关键。同时，手术时机及手术方式的选择也至关重要。手术以瘘管口为中心，因需要切除乳头后方的所有输乳管，切口的乳头端可达乳头根部，有利于切除彻底。另一种手术方法是用泪腺探针明确瘘管由皮肤开口到乳头的走行，取放射状或乳晕切口切开皮肤至探针，完全切除瘘管后，伤口或是通过肉芽组织生长而闭合，或用抗菌敷料填塞，常在切开输乳管时，有积聚的奶酪样或脓样液体流出，注意防止污染切口。手术中应注意彻底切除所有肉眼可见的病变组织，宁多勿少，否则术后容易复发。

六、案例

案例1　浆细胞性乳腺炎扩大清创及病灶切除术后开放性切口

1. 临床资料　患者女性，30岁。患者右乳出现红肿、包块，1个月后出现乳房破溃，诊断为PCM，遂于四川大学华西医院行乳腺脓肿扩大清创术及病灶切除术，术后右乳外上象限一处开放切口，于病房每天聚维酮碘纱条填塞换药。8天后，患者病情稳定，伤口渗液减少，遵医嘱出院并于伤口治疗中心换药。患者身高162cm，体重53kg，体重指数20.2kg/m^2，既往体健，否认吸烟、饮酒史，否认食物、药物过敏史。查体见患者右乳外上象限近乳晕处有一类圆形伤口，周围乳腺组织柔软无压痛。

2. 接诊时伤口情况

（1）伤口床：5.1cm×4.1cm×2.5cm，基底>75%红色组织，<25%黄色组织，有裸露的内层缝线，中量浅红色渗液，无异味。

（2）伤口边缘：整齐伴上皮内卷。

（3）伤口周围皮肤：正常。

3. 治疗方案

（1）全身治疗

1）营养支持：加强营养，注意优质蛋白和新鲜蔬菜水果的摄入，忌食辛辣、油腻等刺激性食物。

2）日常生活：注意增减衣物，适当活动，避免感冒；注意休息，保证充足的睡眠，放松心情，保持愉悦，避免不良的情绪刺激。

（2）伤口治疗方案

1）创造清洁的伤口微环境：局部使用含银敷料。

2）渗液管理：使用银离子藻酸盐敷料吸收渗液，保持伤口的适度湿润，促进肉芽组织生长；后期伤口缩小，渗液减少后，使用凝胶银敷料，局部保湿，促进肉芽组织生长和上皮爬行。

4. 愈合时间　共39天。

5. 治疗过程　详见图6-2。

A. 接诊时

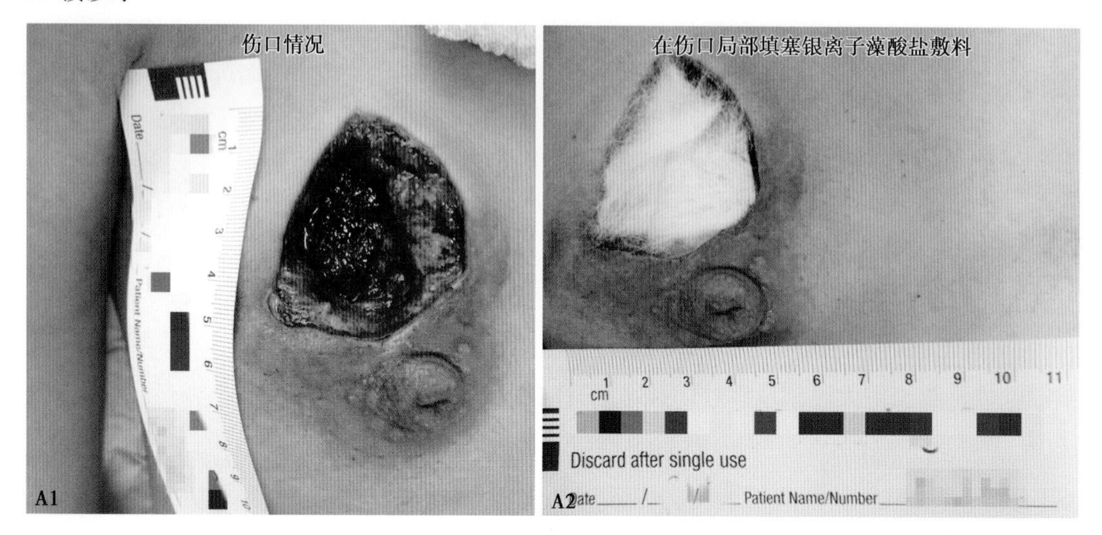

B. 14 天后

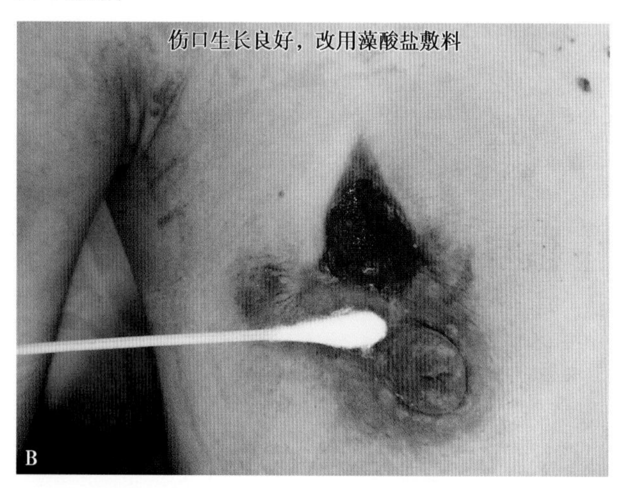

C. 25 天后

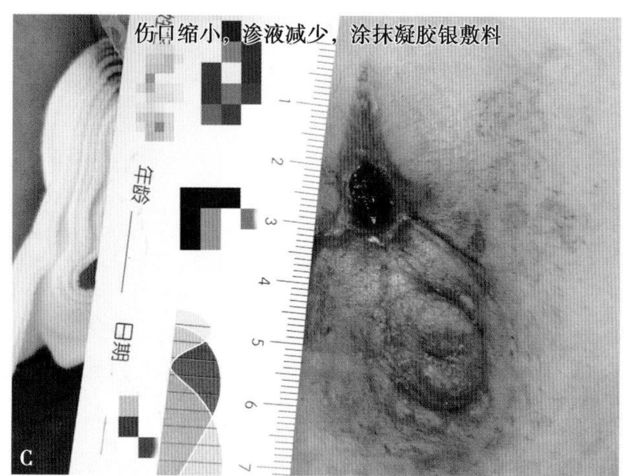

D. 39 天后

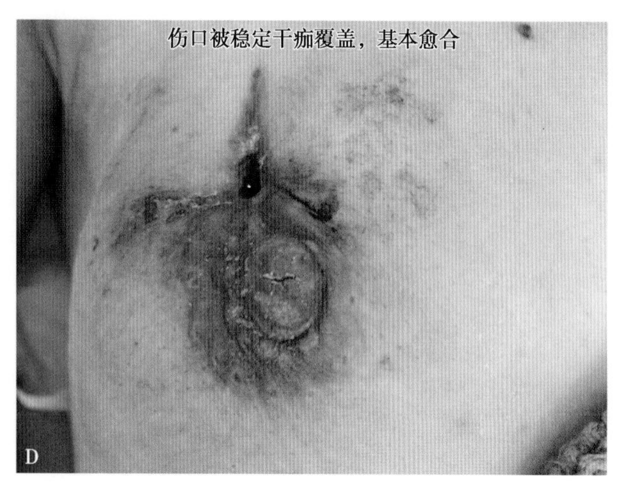

图 6-2　浆细胞性乳腺炎扩大清创及病灶切除术后开放性切口保守治疗案例

案例 2　浆细胞性乳腺炎切开引流术后伴窦道

1. 临床资料　患者女性，38 岁。行右乳外侧脓肿切开引流术后 2 天，术后病理活检提示 PCM，就诊时主诉伤口疼痛。就诊时体温 37.9℃。实验室检查结果，白细胞 13.24×10^9/L，淋巴细胞 0.6×10^9/L，嗜酸性粒细胞 0.2×10^9/L。

2. 接诊时伤口情况

（1）伤口床：伤口 4.5cm × 8.0cm × 4.0cm，伤口基底 75% 红色肉芽，25% 黄色腐肉。大量淡血性分泌物溢出，血腥味，伤口边缘整齐。

（2）伤口周围皮肤：距切口上缘直径 1.3cm 处皮肤轻微红肿，无皮肤浸渍。

（3）NRS：6 分。

3. 治疗方案

（1）全身治疗：控制感染，营养支持。

（2）伤口治疗方案

1）伤口清创：机械清创 + 敷料清创。

2）渗液管理：含银敷料抗感染治疗。

3）伤口减张：伤口皮肤拉合。

4）促进肉芽生长：藻酸盐敷料填塞。

4. 愈合时间　共 53 天。患者治疗 33 天时伤口情况明显改善，要求出院，定期门诊换药治疗，53 天后电话随访患者，伤口基本愈合。

5. 治疗过程　见图 6-3。

A. 接诊时

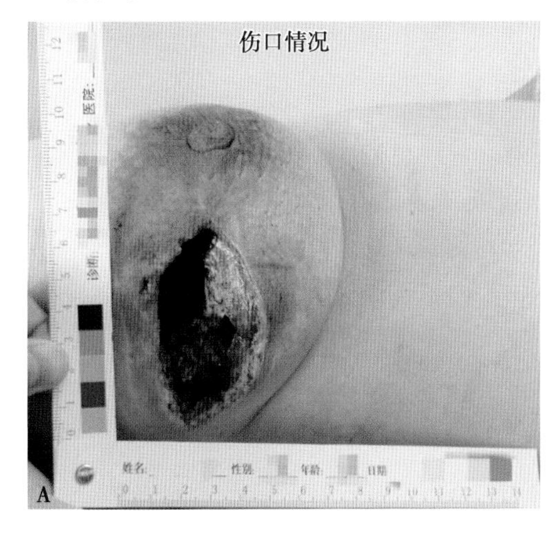

B. 3 天后

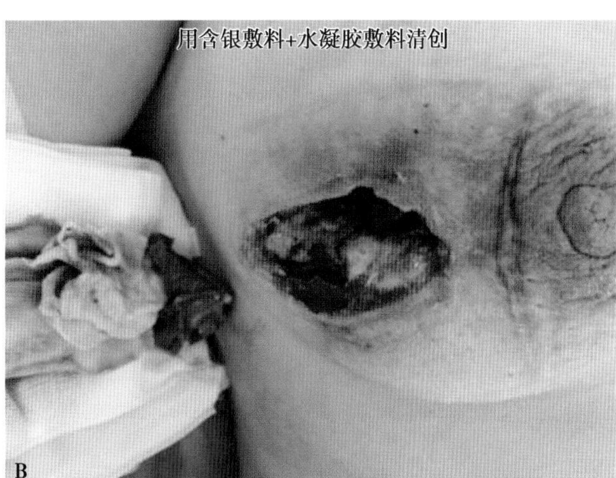

C. 4天后

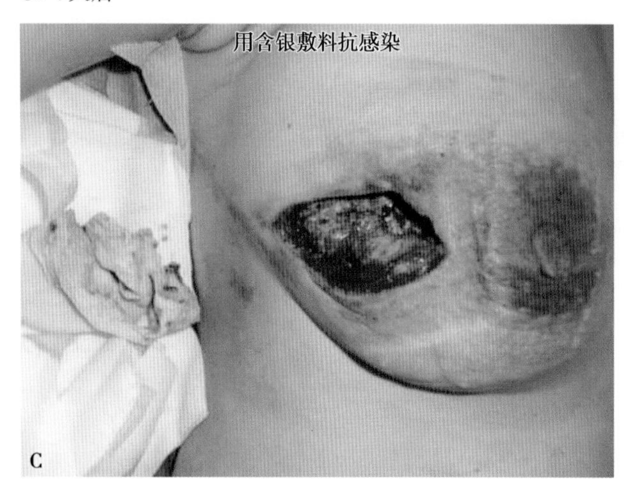

D. 7天后

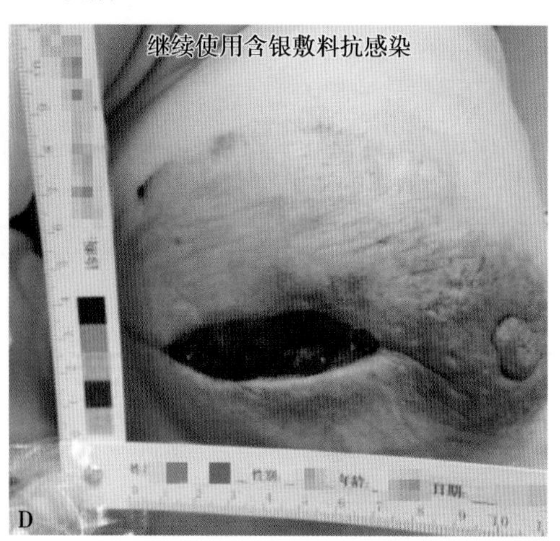

E. 10天后

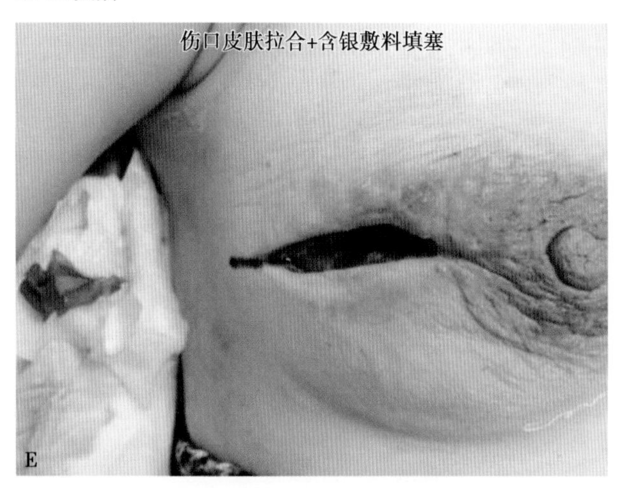

F. 12天后

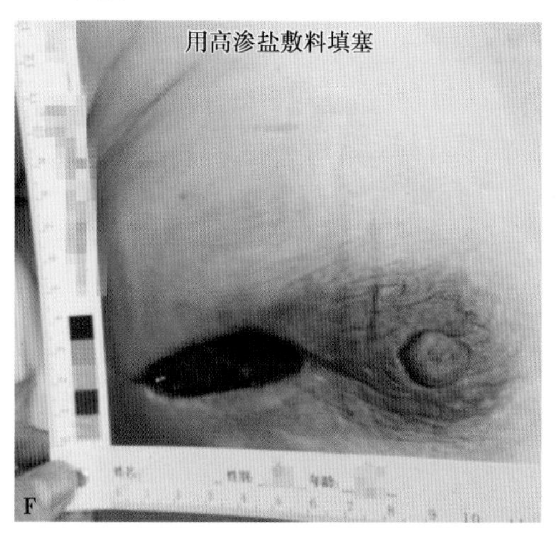

G. 17天后

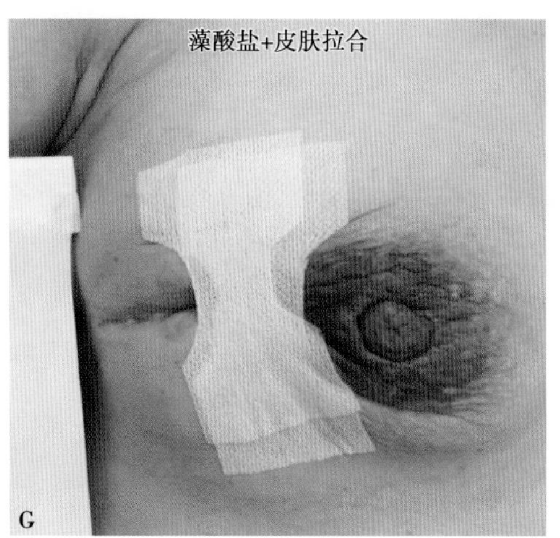

H. 21天后

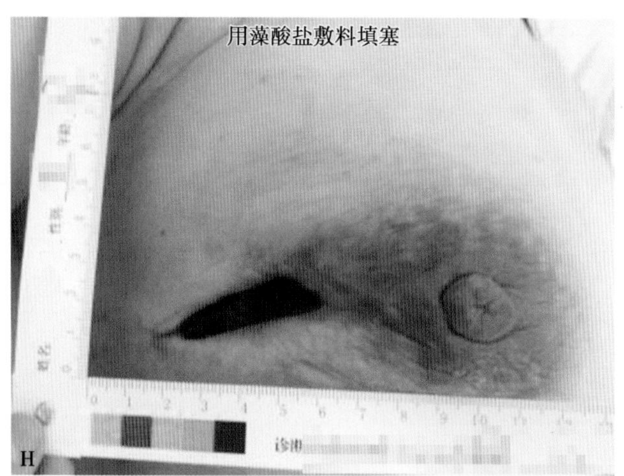

I. 33天后

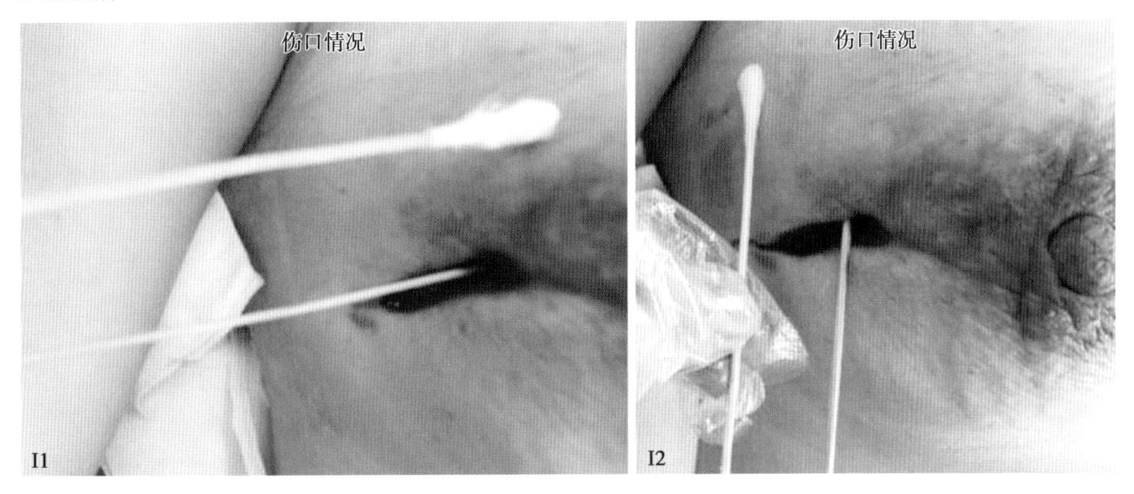

J. 53天后

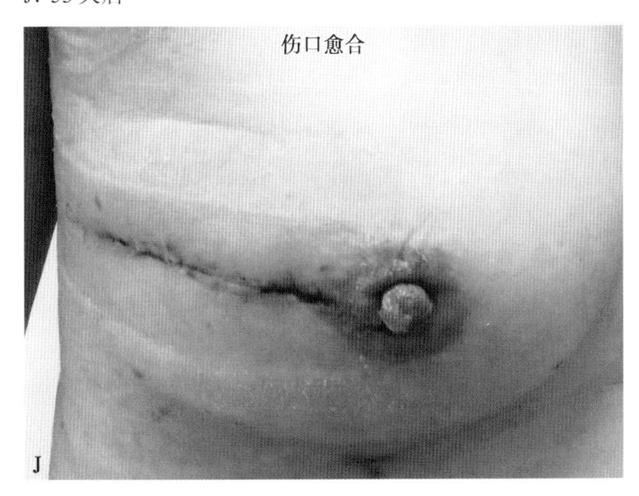

图6-3 浆细胞性乳腺炎切开引流术后伴窦道保守治疗案例

第三节 坏疽性脓皮病

一、病因及发病机制

坏疽性脓皮病（pyoderma gangrenosum，PG）由 Brunsting 等于 1930 年首次报道，是一种以皮肤破坏性溃疡为特征的炎性皮肤疾病。本病病因尚未明确，目前倾向于免疫介导性疾病，多种因素可能与本病有关，如遗传、感染、肿瘤等各种原因导致的免疫抑制。

早期非溃疡性皮损一般为无菌性，且单用抗生素治疗无效。皮损中培养出的细菌多为继发性细菌感染。50%～70% 的 PG 患者同时患有其他系统性疾病如炎症性肠病、副蛋白血症、关节炎和造血系统恶性肿瘤等，提示本病的发生发展与自身免疫相关，涉及细胞免疫和体液免疫异常。①体液免疫：据报道，患者血清中有针对皮肤及肠组织的自身抗体。患者血清中有一种皮肤坏死因子，自身注射后皮肤可以发生坏死；患者血清中还有一种血清因子，给豚鼠注射可诱发 PG 样皮损。约 50% 的患者血清免疫球蛋白不正常，表现为 γ 球蛋白升高。如果在 PG 溃疡边缘取材做直接免疫荧光，部分病例的真皮乳头层和网状层毛细血管后静脉血管壁有 IgM、C3 和纤维蛋白沉积。有研究认为 PG 与施瓦茨曼反应（Schwartzman reaction）一致，外伤为常见诱发因素之一。施瓦茨曼反应是循环免疫复合物沉积在血管壁，导致补体经典和旁路途径激活的过程。②细胞免疫：患者有细胞免疫损伤和中性粒细胞功能障碍，如趋化性缺陷或白介素 -1、肿瘤坏死因子的过度表达。有学者认为 PG 是肿瘤坏死因子相关的慢性炎症性疾病。患者皮肤对部分真菌、细菌、结核菌素、链球菌 DNA 酶等无反应，植物血凝素抗原皮试和淋巴细胞转化试验阴性，淋巴细胞产生的巨噬细胞抑制因子减少。③基因变异：研究发现，PG 患者还存在 *PSTPIPI* 基因的变异。

二、临床表现

PG 可发生于任何年龄段，常见于 20～50 岁，女性略多于男性。典型的临床表现为疼痛性溃疡、坏死，边缘绕以暗红色或紫色炎性红晕。皮损可以单发，也可以多发，有些可融合成多中心、不规则形的溃疡，以下肢和躯干多见，其他部位也可受累。肺部、咽喉、外阴和双眼偶尔累及。

患者可以突然发病，皮损迅速进展为血疱、脓疱及大面积的坏死，伴有明显疼痛、发热等反应；也可以表现为慢性进展，溃疡一边扩大，中心区域不断愈合，形成菲薄的萎缩性筛状瘢痕。

目前常见的临床分型为溃疡型（经典型）、脓疱型、大疱型、增殖型，其他报道的亚型还包括药疹型、口缘型、手术外伤型及其他特殊类型（生殖器型、皮肤外型等）。

1. 溃疡型 又称经典型，临床最为常见。溃疡型 PG 有两个典型阶段，即溃烂期和愈合期。溃烂期表现为迅速发展的溃疡，紫红色边缘，向周围侵袭扩散，中央为非特异性坏死。皮损发展过程中常伴剧烈疼痛。在皮损早期和进展期疼痛和触痛十分明显，与皮损大小不成正比。愈合后呈特征性“烟纸样”或筛状痂，且多伴色素异常。

2. 脓疱型 常见于躯干或四肢伸侧。临床特征为多发的无菌性脓疱，周围绕以炎性红晕，脓疱表面继发潜行性糜烂。本型最常与炎性肠病伴发，治疗潜在的疾病后脓疱疹好转。诊断本型前必须排除由其他原因引起的脓疱，如感染、药物或银屑病等。

3. 大疱型 常始于非典型部位，如面部、手背部或手臂伸侧，临床特征为迅速发生的疼痛性水疱或大疱、血疱，中心坏死糜烂，周围绕以炎性红晕。皮损四周形成一同心青灰色环，主要分布于面部和上肢。本型愈后无筛状瘢痕，有时与 Sweet 综合征难以区别。大疱型 PG 与潜在的血液系统恶性肿瘤，尤其是急性髓系白血病（acute myeloid leukemia，AML）相关，也有报道合并急性淋巴细胞白血病、骨髓增生性疾病。如在白血病或真性红细胞增多症患者中出现大疱型 PG 常是预后不良的信号。患者可在短期内死亡。诊断大疱型 PG，必须排除其他原因引起的大疱病。

4. 增殖型 最少见的类型，也最少伴发其他系统性疾病。皮损主要发生在头部与颈部，常表现为疣状、溃疡性损害，溃疡浅表和边缘增殖是其临床特征。皮损主要发生在躯干部，一般进展缓慢，边缘无潜行性破坏，组织病理学上显示有肉芽肿形成并伴有窦道。本病相对良性，一般不需要全身应用糖皮质激素治疗，也不伴系统疾病。诊断前应排除增生性脓皮病、芽生菌病样脓皮病或增生型天疱疮。

5. 其他 口缘型是较罕见的亚型。多发生于口腔，常发生于炎性肠病（溃疡结肠炎或克罗恩病）和造口患者。此外，轻微外伤、术后也可诱发皮肤脓疱或溃疡。近来报道药疹型较多，尤其是与靶向治疗有关，包括吉非替尼、伊马替尼、舒尼替尼、人粒细胞刺激因子和生物制剂。多数 PG 的皮损能在停药后好转。手术外伤型多见于乳腺、胸部或心脏手术。婴儿和儿童型临床表现与成人典型皮损相似。婴儿口周、肛周和生殖器易受累。大多数患儿预后良好。生殖器型黏膜溃疡需与贝赫切特综合征鉴别。皮肤外型是指无菌性中性粒细胞浸润，可以发生在肺、心脏、中枢神经系统，胃肠道、眼、肝、脾和淋巴结也可受累。PG 可累及眼（巩膜炎和角膜溃疡）、肺（无菌性肺结节）、脾和骨骼肌系统（无菌性多关节炎）。

PG 连同化脓性关节炎、痤疮构成化脓性关节炎 - 坏疽性脓皮病 - 痤疮综合征（简称 PAPA 综合征），是一种常染色体显性遗传病，基因定位在 15 号染色体上 *IL-16* 基因，该基因过度表达引起中性粒细胞趋化。

三、诊断

PG的诊断主要是依据临床表现，并须除外其他引起皮肤坏死和溃疡的疾病，如感染性溃疡、血管炎及皮肤淋巴瘤等。实验室检查无特异性，可出现血沉、白细胞、C反应蛋白升高、贫血、血清铁水平下降。免疫补体系统未见改变，无循环免疫复合物。

皮损组织病理无特异性，但可以排除其他疾病（如皮肤结核、着色真菌病等）导致的溃疡。在溃疡边缘活检显示水肿、大量中性粒细胞性炎症和小血管扩张。坏死区可见到充血及血栓形成、大量的粒细胞浸润和组织坏死，组织坏死周围有单核细胞为主的浸润；后期皮损为肉芽肿皮炎，纤维组织增生明显。血管的损伤程度则是从无到纤维素性坏死。在大多数活检的病变中，血管损伤有限，灶状血管炎通常为充分进展病变中的继发性炎症过程。中性粒细胞是PG的细胞学标准。

四、治疗

目前，PG的治疗没有统一、特异和有效的方法。

（一）系统治疗

1. 糖皮质激素　糖皮质激素是治疗PG最有效的药物，特别是对于急性进展型患者，可以迅速缓解症状。推荐初始剂量为泼尼松1mg/(kg·d)（急性进展期用量≥80mg/d），较小剂量或采用逐渐加量的方法不能完全控制皮损。

PG对糖皮质激素的治疗常反应迅速，疼痛消失、红斑减轻、原有皮损停止进展、溃疡基底出现肉芽等提示病情被控制。当皮损的活动性被控制后可缓慢减量，但如果减量过快（>10mg/周），常可引起疾病的复发。因此为了预防复发，有时需要长期小剂量维持治疗，维持剂量应因人而异。

口服泼尼松效果欠佳的严重患者及合并炎性肠病的患者，可考虑使用甲泼尼龙冲击治疗，作用迅速且不良反应一般比口服轻，经典的糖皮质激素冲击疗法为甲泼尼龙1g/d，连用3～5天。大剂量激素短期内注入体内可能引起突然的电解质改变，随之出现心律失常等严重不良反应，因此应慎重选择。

2. 免疫抑制剂　多种免疫抑制剂已用于治疗PG，可单独使用，但多与糖皮质激素联合使用，以提高疗效、减少糖皮质激素的用量及不良反应。常用药物包括环孢素、环磷酰胺、吗替麦考酚酯、硫唑嘌呤、苯丁酸氮芥、他克莫司等。

（1）环孢素：可作为治疗PG的一线药物。虽然应用环孢素见效较快，但不能防止PG复发。一般剂量为2～5mg/(kg·d)，可单独应用，也可与低剂量糖皮质激素联合使用。需要严密监测药物不良反应，如肾损害、高血压等。

（2）环磷酰胺：目前应用最广的免疫抑制剂之一，对PG也有一定的疗效。100mg/d口服或200mg隔日静脉滴注，需注意出血性膀胱炎、毛发脱落、恶性肿瘤等不良反应。Reynoso-von等用环磷酰胺冲击疗法治疗9例PG，剂量为每次500mg/m^2，每月1次，最多6次。7例完全缓解，1例部分缓解，1例治疗无效。停药3个月后2例复发，另有1例于停药后12个月复发。

（3）吗替麦考酚酯：吗替麦考酚酯治疗PG时一般与糖皮质激素和/或环孢素联用，作用机制可能与其对淋巴细胞的功能影响有关，对部分顽固性病例有效。该药物在治疗过程中产生的不良反应较轻，多为消化系统表现，如恶心、呕吐或食欲减退等。Daniels使用吗替麦考酚酯成功治愈了1例炎性肠病后继发性PG患者，给予糖皮质激素、英夫利昔单抗、氨苯砜和硫唑嘌呤等治疗均不敏感，后改用口服吗替麦考酚酯1g，2次/d，联合外用0.1%他克莫司软膏，1个月后部分溃疡愈合，10个月后溃疡痊愈。

此外，他克莫司、硫唑嘌呤、甲氨蝶呤等对本病部分有效。

3. 生物制剂　TNF-α是一种常见的炎症因子，研究提示其与关节病型银屑病、炎性肠病等多种疾病相关。PG常并发于这些疾病，提示TNF-α在其发病过程中可能发挥重要作用。

（1）英夫利西单抗：该制剂对糖皮质激素和环孢菌素治疗抵抗的PG有效，已经成为本病合并炎性肠病的一线用药。依那西普对难治性PG有效，但在合并克罗恩病的PG治疗中疗效不如英夫利西单抗。

（2）阿达木单抗：该制剂是耐药PG的潜在治疗方案。有报道8例PG应用阿达木单抗（每2周40mg）治疗后效果明显。阿达木单抗长期使用后患者血清中出现抗药抗体的概率较低，因此在产生抗药抗体导致英夫利西单抗疗效不理想时可以考虑改用阿达木单抗治疗。

（3）静脉注射免疫球蛋白：免疫球蛋白可以对细胞免疫和体液免疫同时发挥作用，大剂量使用时有免疫抑制作用。激素、免疫抑制剂不敏感或考虑其他因素不能使用的PG患者，可选用大剂量免疫球蛋白冲击治疗。一般应用0.3～0.5g/kg，连用3～5天为一个疗程。

除以上介绍的系统性治疗药物和方法外，个别治疗PG有效的药物还包括干扰素、盐酸米诺环素、沙利度胺、氯法齐明和秋水仙碱等。

（二）局部治疗

皮损范围较小的患者，局部治疗可取得良好的疗效，但主要作为系统治疗的辅助方法。局部治疗是为了减轻溃疡引起的疼痛、预防和治疗继发感染及为伤口愈合提供合适的环境等。轻症患者，使用敷料、患肢抬高、休息及高压氧治疗等方法就可控制病情。有溃疡形成的皮损，局部可用色甘酸钠、糖皮质激素等，可采用醋酸曲安西龙（5mg/ml），每周2次溃疡边缘局部注射，应注意避免表面感染，以及潜在的全身不良反应的发生。

1. 外用糖皮质激素　外用糖皮质激素通常作为系统治疗的辅助方法，但也有单独局部使用糖皮质激素治愈PG的报道。2004年Nybaek等就通过于溃疡局部单独使用糖皮质激素治愈了14例PG患者，其中8例患者在3个月内溃疡愈合。

2. 他克莫司/吡美莫司　他克莫司和吡美莫司都属于大环内酯类免疫抑制剂。至今已有多篇使用他克莫司治愈PG的报道。2008年Bellini等首次将吡美莫司用于治疗1例PG伴有溃疡性结肠炎患者，该患者接受系统性类固醇皮质激素治疗后无明显疗效，后外用1%吡美莫司乳膏，2次/d，治疗12周后溃疡完全愈合，治疗过程中耐受性良好，且治疗后1年内没有复发。

五、预后

PG是一种潜在致死性疾病，有报道其病死率高达30%。造成PG不良预后的因素有高龄发病和大疱型PG，尤其是合并血液系统恶性疾病。不伴有潜在性疾病的PG总体预后良好，尤其是对治疗迅速起效的患者。尽管PG的治疗取得了一些进步，但其长期预后仍不可预知。

六、案例

案例1　坏疽性脓皮病皮肤溃疡——左外踝

1. 临床资料　患者女性，45岁。主因“双足红、肿、热、痛进行性加重”入院，诊断为PG。既往史：溃疡性结肠炎。查体提示，双足皮肤肿胀发红，皮肤温度高，疼痛明显，左外踝处有一4cm×4cm皮肤发黑区域，左足活动受限，局部给予六合丹（四川大学华西医院院内制剂）湿敷。入院后1天左外踝脓肿破溃，伤口约6cm×5cm。入院后5天左外踝处见范围为10cm×12cm的皮肤红肿，皮下积脓。烧伤科会诊后，于入院后8天全身麻醉下行左足扩创术，伤口约10cm×10cm。术后25天于伤口治疗中心就诊。实验室检查结果：白蛋白29.2g/L，白细胞11.63×10^9/L，C反应蛋白80.60μg/L；分泌物培养结果为金黄色葡萄球菌；病理检查结果提示表皮局灶糜烂、坏死，真皮化脓性炎伴肉芽组织增生。

2. 接诊时伤口情况

（1）伤口床：左外踝处大小为7.2cm×7.5cm的溃疡。基底为炎性肉芽组织；大量黄色脓性分泌物，有异味，无潜行。

（2）伤口边缘：整齐。

（3）伤口周围皮肤：色素沉着，浸渍，粉色上皮爬行。

（4）NRS：5分。

3. 治疗方案

（1）全身治疗：遵医嘱，用哌拉西林钠他唑巴坦钠+万古霉素抗感染治疗，美沙拉秦1g，3次/d，丙球蛋白冲击治疗。

（2）伤口治疗方案：机械清创，用含银敷料抗感染治疗，渗液管理。

4. 愈合时间 共51天。

5. 治疗过程 详见图6-4。

A. 接诊时

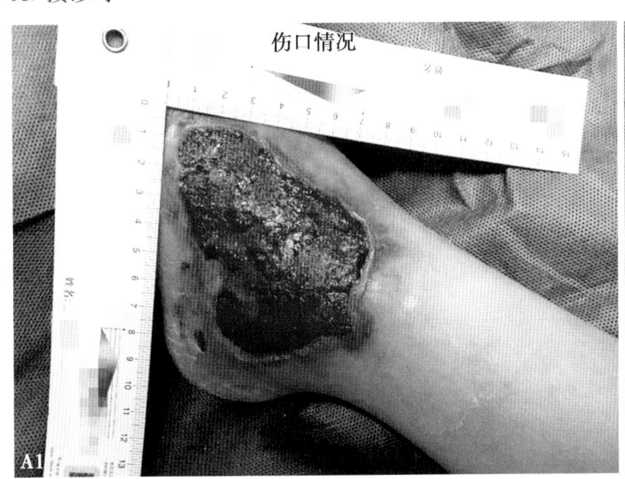

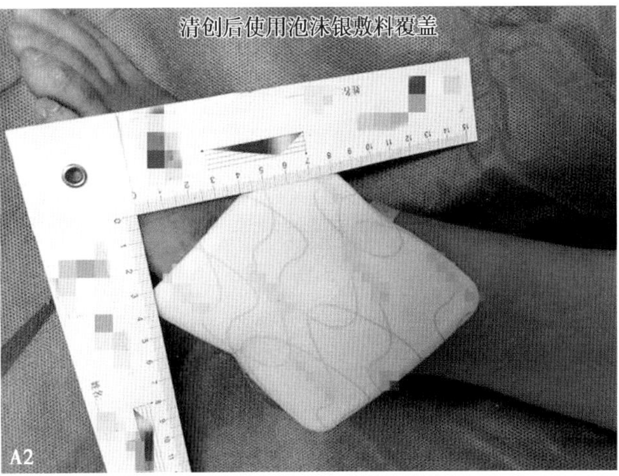

B. 3天后

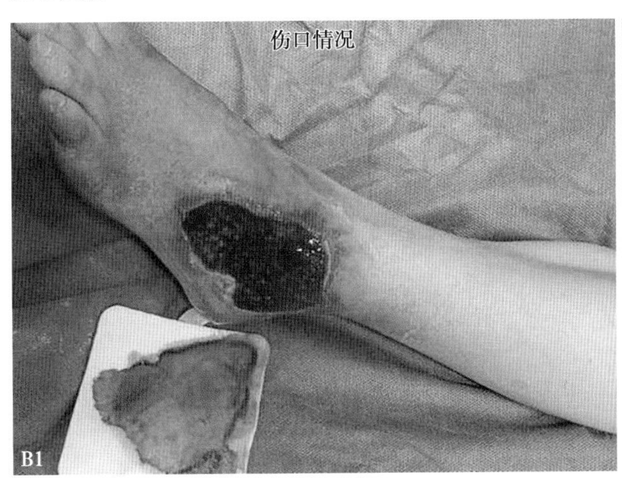

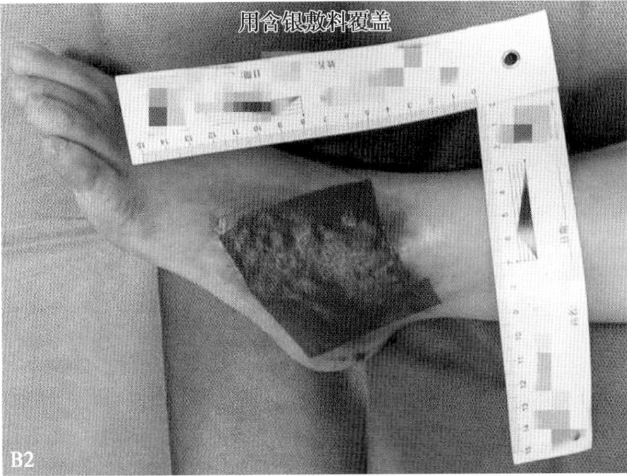

C. 10 天后

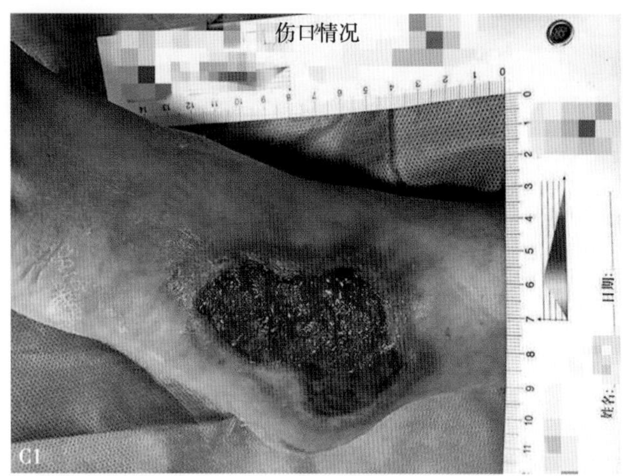

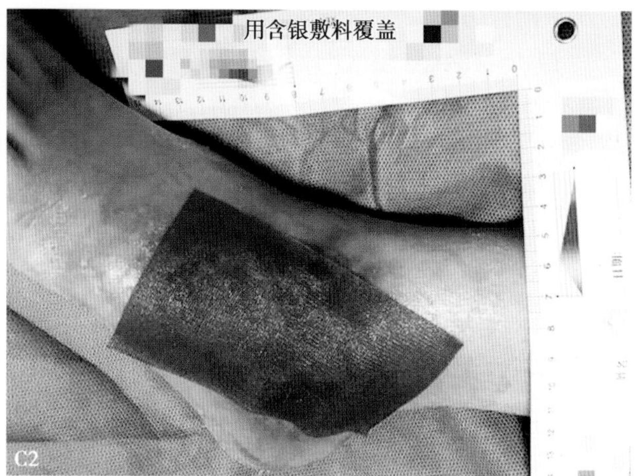

D. 14 天后

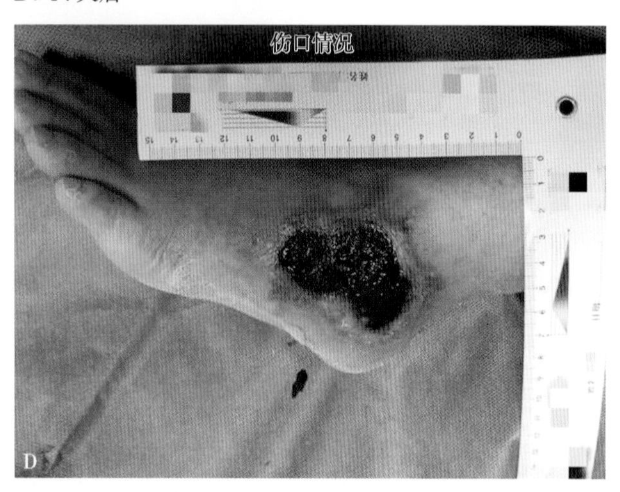

E. 22 天后

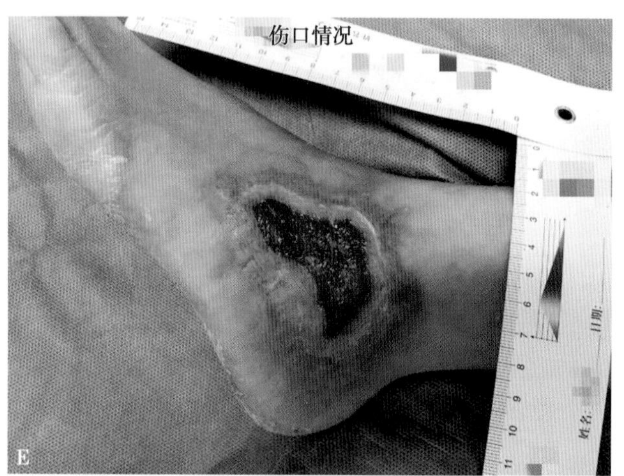

F. 35 天后

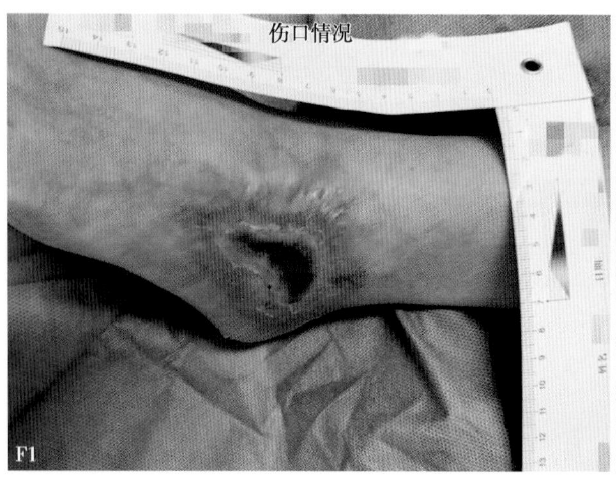

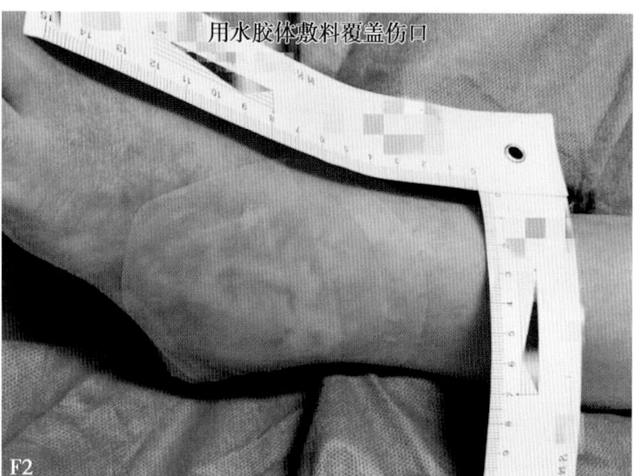

G. 46天后

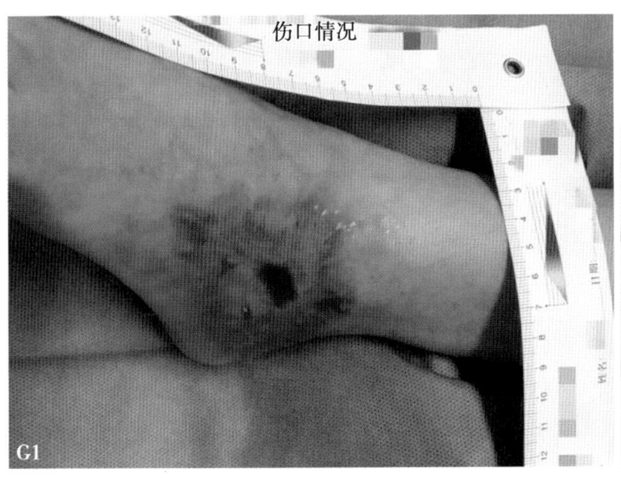

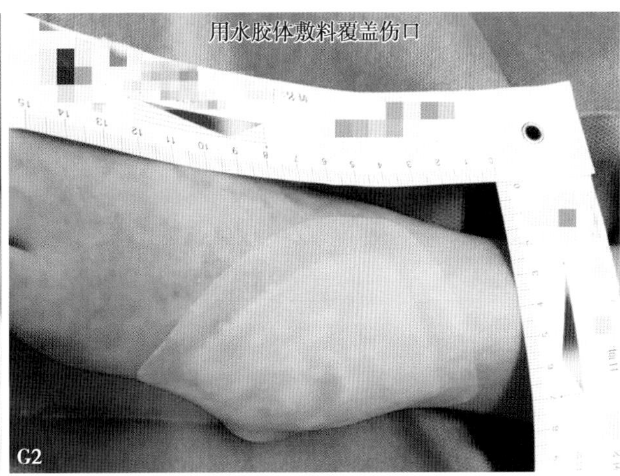

H. 51天后

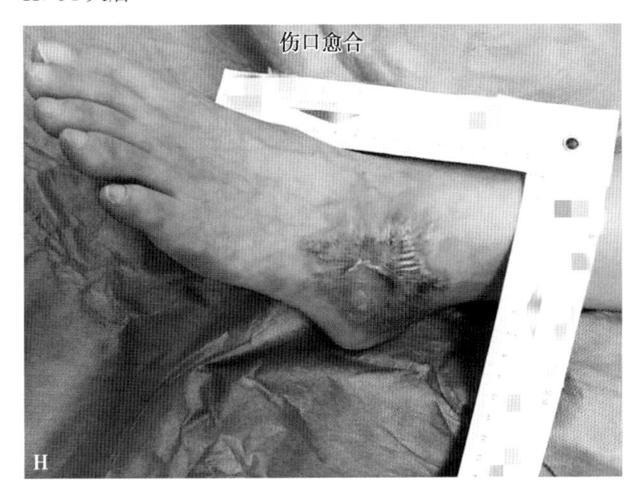

图 6-4 左外踝坏疽性脓皮病皮肤溃疡保守治疗案例

案例 2 皮肌炎溃疡——左侧臀部

1. 临床资料 患者女性，39 岁。2016 年 3 月确诊为皮肌炎，同年 4 月左侧臀部出现 4 处皮肤破溃（接诊时发病已半年，其中 2 处已愈）。左侧臀部行增强 MRI 检查结果提示，背部及双侧臀部皮下及肌肉异常信号影，多系炎性病变，左侧臀部局部皮肤不连续，周围软组织肿胀，合并感染伴溃疡形成。左臀部外下方溃疡边缘组织活检提示，表皮轻度变薄伴轻度角化过度，骨骼肌符合炎性疾病改变。2 处溃疡分泌物涂片革兰氏染色未查见细菌，分泌物培养结果为大肠埃希菌。左臀及腹股沟区皮肤有硬肿、触痛。

2. 接诊时伤口情况（图 6-5A）

（1）伤口床：左臀 2 处新生瘢痕，2 处溃疡，外上方溃疡 1.0cm × 1.0cm × 0.5cm，中量淡黄色渗液，基底 100% 黄色组织，无异味；外下方溃疡 5.0cm × 4.0cm × 1.1cm，大量淡黄色渗液，基底 100% 黄色脂肪，创腔壁分布散在红色肉芽颗粒，腐臭味。

（2）伤口边缘：外上方溃疡边缘整齐，外下方溃疡边缘浸渍。

（3）伤口周围皮肤：外上方溃疡周围皮肤质地硬，因疾病关系呈纤维化改变；外下方溃疡周围皮肤色素沉着，质地硬。

3. 治疗方案

（1）全身治疗

1）口服醋酸泼尼松片 30mg，1 次 /d；口服硫酸羟氯喹片 200mg，2 次 /d（中、晚）；口服复方环磷酰胺片 50mg，1 次 /d，调节免疫；口服兰索拉唑肠溶片 30mg，1 次 /d，保护胃黏膜；口服阿法骨化醇软胶囊 0.5μg，1 次 /d；口服碳酸钙 D_3 片 0.6g，1 次 /d，补钙。

2）每个月风湿免疫科门诊随访。日常生活中注意休息，避免劳累。

（2）伤口治疗方案

1）清创：蚕食清创，逐步清除伤口基底的黄色脂肪，避免操之过急，将创腔扩大过快。

2）渗液管理：采用高吸收性敷料管理渗液，维持伤口的理想湿润度，保护周围皮肤，同时预防感染。

3）促进伤口生长：藻酸盐敷料刺激肉芽生长，在治疗后期因患处各部生长不均匀出现潜行，潜行腔外进行局部加压包扎，促进潜行闭合。

4）健康教育：伤口迁延不愈，教会患者自我护理伤口，电话随访，定期伤口门诊复查。

4. 愈合时间 共 209 天。

5. 治疗过程 详见图 6-5。

A. 接诊时

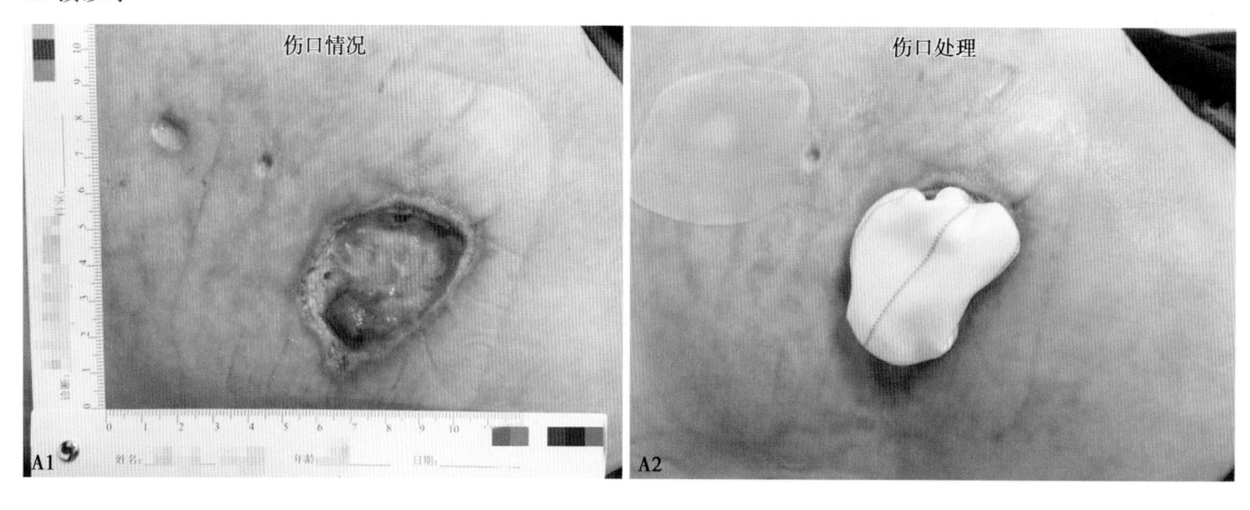

B. 8 天后

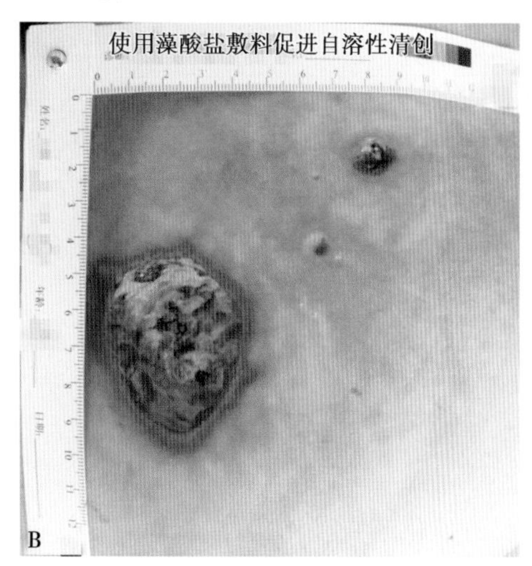

C. 18 天后

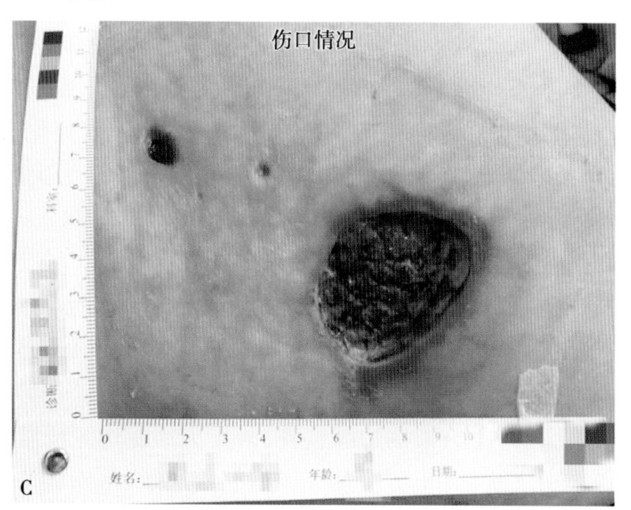

D. 32 天后

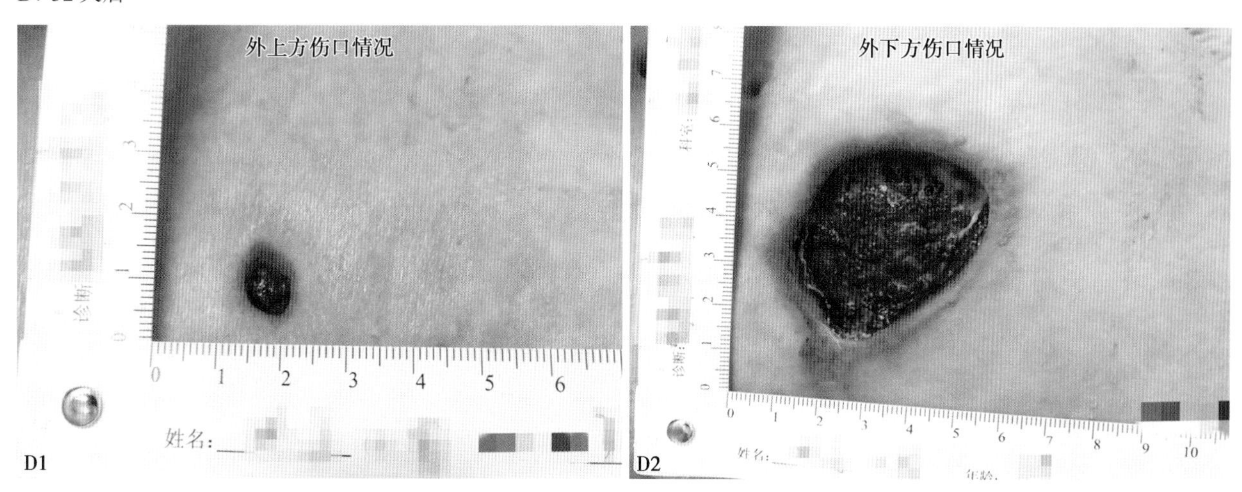

E. 50 天后

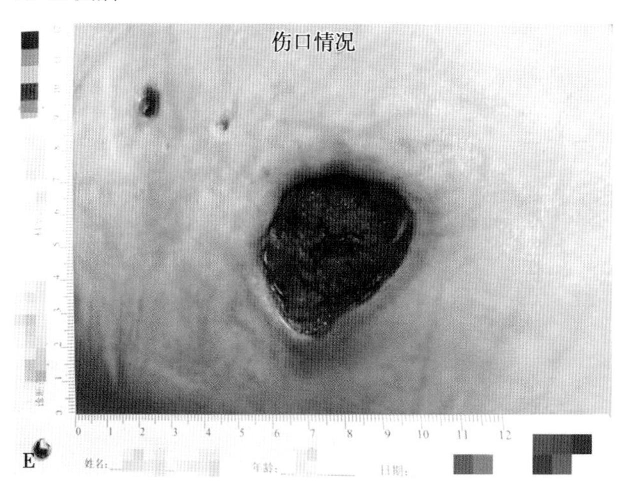

F. 67 天后

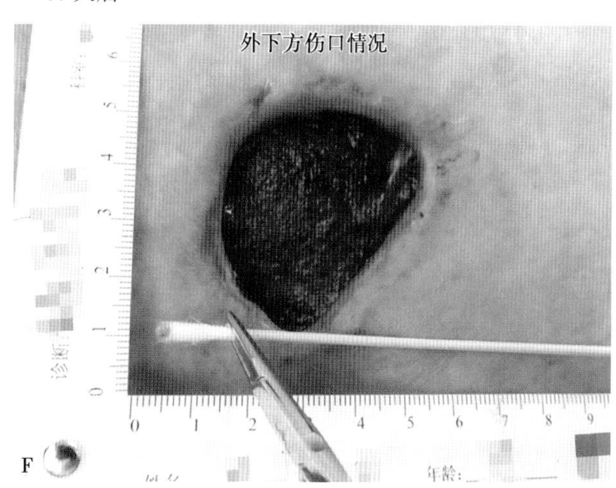

G. 77 天后

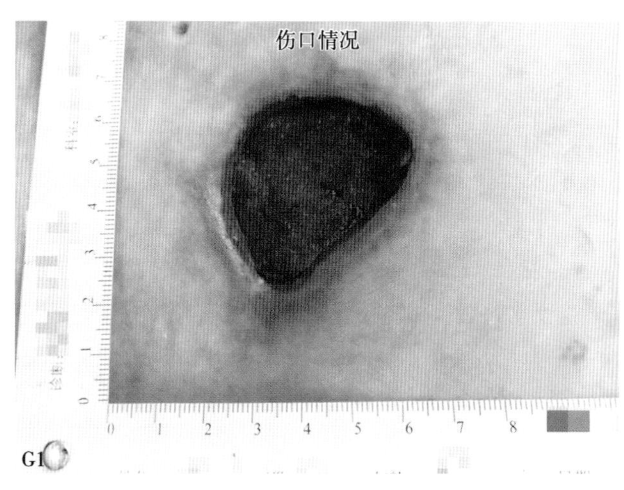

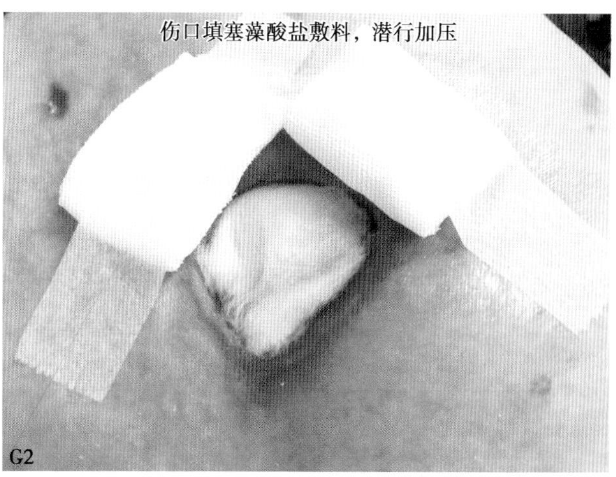

H. 159 天后

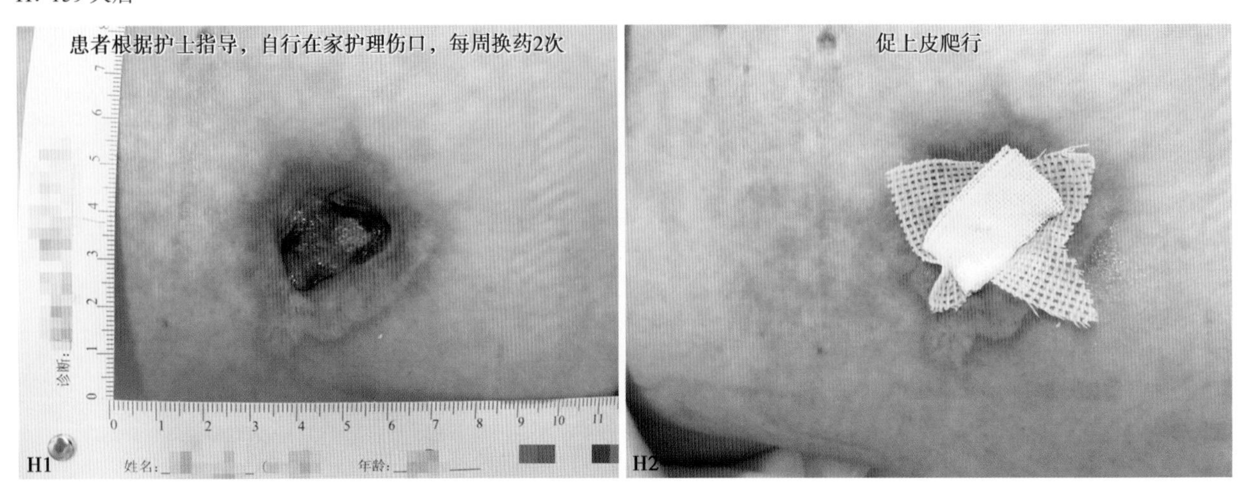

I. 209 天后

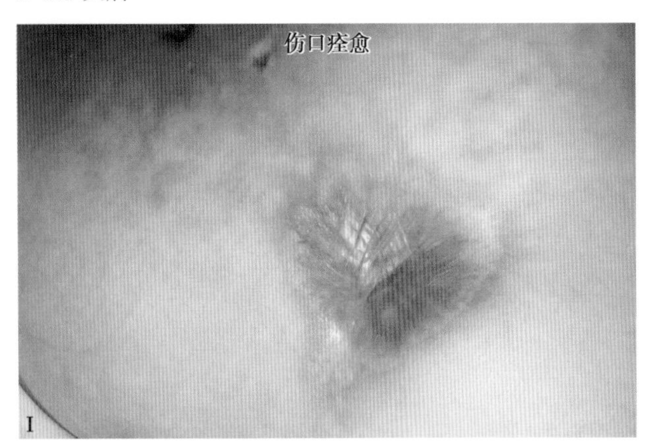

图 6-5　皮肌炎溃疡保守治疗案例

（陈　城　陈玉娟　黄煜鹏　向利娟　杨馨婷）

参考文献

[1] HOCHBERG M C. Updating the American College of Rheumatology revised criteria for the classification of systemic lupus erythe-matosus[J]. Arthritis Rheum，1997，40（9）：1725.

[2] HARLEY J B，ALARCON-RIQUELME M E，CRISWELL L A，et al. Genome-wide association scan in women with systemic lupus erythematosus identifies susceptibility variants in ITGAM，PXK，KIAA1542 and other loci[J]. Nat Genet，2008，40（2）：204-210.

[3] PAN Y J，SAWALHA A H. Epigenetic regulation and the pathogen-esis of systemic lupus erythematosus[J]. Transl Res，2009，153（1）：4-10.

[4] KHAMASHTA M，MERRILL J T，WERTH V P，et al. Sifalimumab，an anti-interferon-α monoclonal antibody，in moderate to severe systemic lupus erythematosus：a randomised，double-blind，placebo-controlled study[J]. Ann Rheum Dis，2016，75（11）：1909-1916.

[5] KARIUKI S N，MOORE J G，KIROU K，et al. Age- and gender-specific modulation of serum osteopontin and interferon-α by osteopontin genotype in systemic lupus erythematosus[J]. Genes Immun，2009，10（5）：487-494.

[6] COZZANI E，DROSERA M，GASPARINI G，et al. Serology of lupus erythematosus：correlation between immunopathological features and clinical aspects[J]. Autoimmune Dis，2014，2014：e321359.

[7] RULLO O J，WOO J M P，PARSA M F，et al. Plasma levels of osteopontin identify patients at risk for organ damage in systemic lumpus erythematosus[J]. Arthritis Res Ther，2013，15（1）：R18.

[8] DAS U N. Current and emerging strategies for the treatment and management of systemic lupus erythematosus based on molecular signatures of acute and chronic inflammation[J]. J Inflamm Res，2010，3：143-170.

[9] ÜNLÜ O，ZUILY S，ERKAN D. The clinical significance of antiphospholipid antibodies in systemic lupus erythematosus[J]. Eur J Rheumatol，2016，3（2）：75-84.

[10] GOTTSCHALK T A，TSANTIKOS E，HIBBS M L. Pathogenic Inflammation and its therapeutic targeting in systemic lupus erythematosus[J]. Front Immunol，2015，6：550.

[11] BASHAL F. Hematological disorders in patients with systemic lupus erythematosus[J]. Open Rheumatol J，2013，7：87-95.

[12] MAGNANO L，ENRIQUEZ H，ESTEVE J，et al. Effectiveness of thrombopoietin-receptor agonists in the treatment of refractory immune thrombocytopenia associated to systemic lupus erythematosus[J]. J Rheumatol，2014，41（9）：1895-1896.

[13] KOJIMA M，NAKAMURA S，MORISHITA Y，et al. Reactive follicular hyperplasia in the lymph node lesions from systemic lupus erythematosus patients：a clinicopathological and immunohistological study of 21 cases[J]. Pathol Int，2000，50（4）：304-312.

[14] ANDRIS F，LEO O. AMPK in lymphocyte metabolism and function[J]. Int Rev Immunol，2015，34（1）：67-81.

[15] 葛均波，徐勇健. 内科学 [M]. 8 版. 北京：人民卫生出版社，2014：815-821.

第七章

肿瘤相关伤口

目前恶性肿瘤已成为严重危害人类生命健康的慢性疾病，且发病率逐年增高，肿瘤相关伤口的发生率与诊治需求也随之增高。肿瘤相关伤口是指肿瘤发展过程或与肿瘤治疗过程相关的一类伤口，肿瘤发展过程中形成的相关伤口，如原发肿瘤浸润或转移到皮肤后导致的皮肤损伤，或从皮肤表面外生的癌性结节破溃形成的皮肤开放性溃疡或腔洞，称为癌性伤口。在肿瘤治疗过程中接受手术、化疗或放疗等治疗，引起常见的术后淋巴漏、放射性皮炎、化疗外渗性伤口等。这类伤口自身有一定的特异性，本章就常见的放射性皮炎和癌性伤口进行介绍。

第一节 放射性皮炎

放射性皮炎（radiodermatitis）又称辐射性皮炎，是由各种不同能量的射线（如α、β、γ、X线、质子等）照射皮肤、黏膜引起的炎症性皮肤反应，是放射治疗患者中常见的并发症，也可见于防护不严的放射工作者。放疗导致的皮肤损伤包括急性放射性皮炎和慢性放射性皮炎，临床可表现为可逆性红斑、色素沉着及不可逆的毛发脱落、皮肤萎缩，皮脂腺、汗腺破坏及永久性毛发缺失，可导致放射性坏死，然后形成溃疡，甚至肿瘤。放射性皮炎的皮肤黏膜损害发生的时间及严重程度与放射剂量、照射面积及患者的个体差异等多种因素有关。

一、发病机制

放射性皮炎发病机制复杂，目前认为主要与放射线使组织细胞DNA损伤、氧自由基生成、细胞凋亡、自噬等相关，DNA损伤通常表现为碱基损伤、DNA蛋白交联、单链断裂、双链断裂和以上组合，引起细胞死亡或DNA突变甚至恶性肿瘤。发病过程及严重程度取决于不同类型辐射的生物学效应、辐射剂量及辐射部位组织细胞的敏感性。

急性放射性皮炎的发生机制主要是放射损伤及炎症反应。放射线直接损伤或通过电离辐射皮肤产生的自由基间接损伤基底层细胞，阻碍其分裂增殖、迁移及角化。放射线导致真皮和皮下微血管和小血管内皮细胞增生、肿胀，引起内膜增厚、管腔狭窄闭塞、微循环障碍，局部皮肤缺血缺氧性改变。此外，放射线引起炎症细胞募集，使其释放大量炎症因子，引发级联效应，从而加重急性放射性皮肤反应。

慢性放射性皮炎主要病理改变是皮肤角化过度、皮肤真皮萎缩、毛细血管扩张坏死，甚至纤维化，胶原纤维大量增生、玻璃样变，皮脂腺、汗腺缺失，最终导致慢性皮肤损伤。

二、分类

根据放射治疗后放射性皮炎出现的时间可分为急性放射性皮炎和慢性放射性皮炎。

1. 急性放射性皮炎 通常在暴露后90天内发生，皮肤变化取决于辐射剂量。包括红斑、水肿、色素改变、脱毛和干燥或潮湿脱屑，甚至出现皮肤全层坏死和溃疡。

2. 慢性放射性皮炎　通常指在辐射暴露后数月至数年，其特征为皮肤纤维化，皮肤色素沉着，萎缩和毛细血管扩张。

三、分级

1. 国际上广泛用于评估急性放射治疗皮肤反应是依据美国肿瘤放射治疗协作组织（Radiation Therapy Oncology Group，RTOG）的急性放射性皮炎分级标准（表 7-1）。

表 7-1　急性放射性皮炎 RTOG 分级

分级 / 级	皮损表现
0 级	照射野皮肤基本无变化
1 级	滤泡状暗红色斑、脱发、干性脱皮、出汗减少（图 7-1）
2 级	触痛性或鲜红色斑、片状湿性脱皮、中度水肿（图 7-2）
3 级	皮肤皱褶以外的融合性湿性脱皮、凹陷性水肿（图 7-3）
4 级	皮肤出现溃疡、出血和坏死（图 7-4）

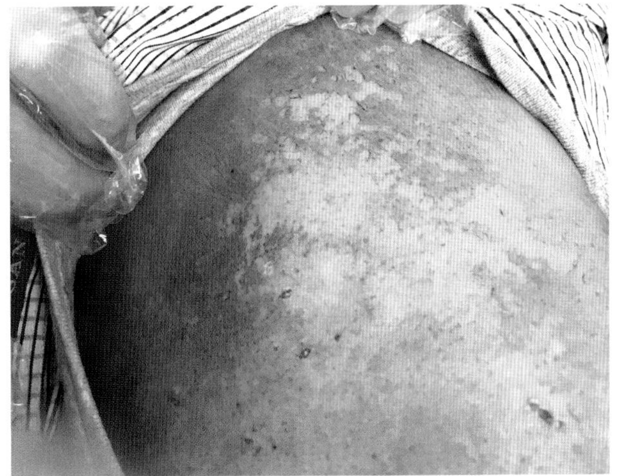

图 7-1　1 级急性放射性皮炎

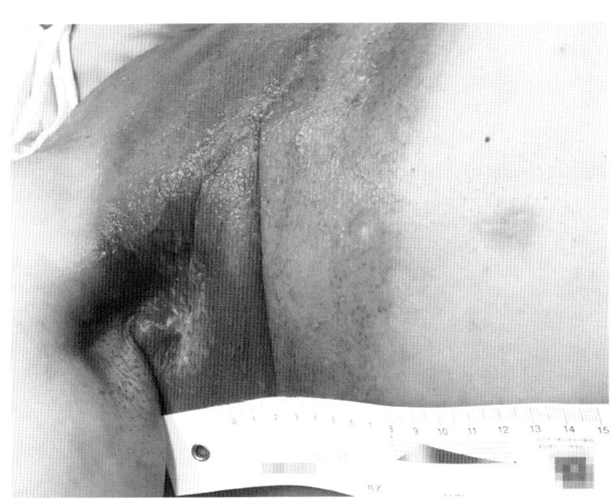

图 7-2　2 级急性放射性皮炎

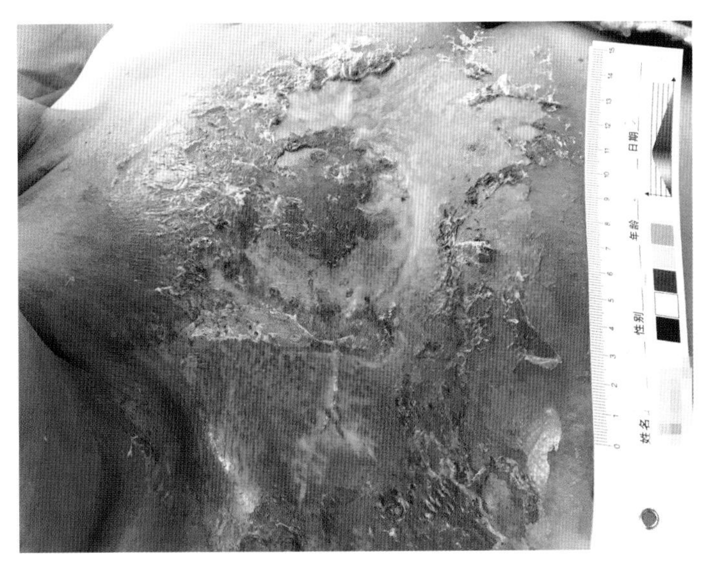

图 7-3　3 级急性放射性皮炎

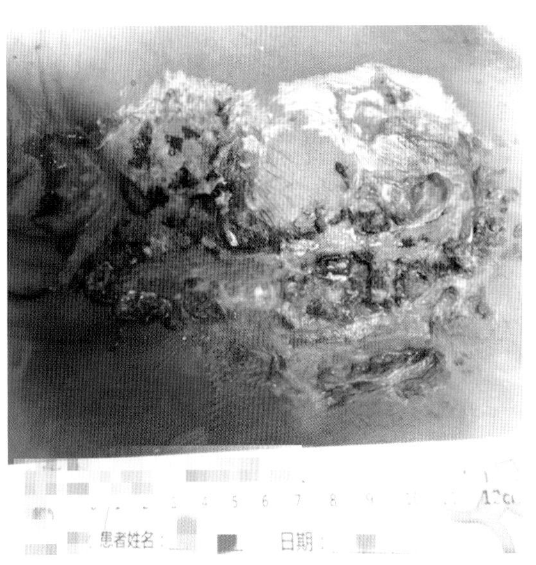

图 7-4　4 级急性放射性皮炎

2. 根据2011年美国卫生及公共服务部、国立卫生研究院、国家癌症研究所的不良事件通用术语标准（common terminology criteria for adverse event，CTCAE）4.0版将急性放射性皮炎分为5级（表7-2）。

表7-2 急性放射性皮炎CTCAE分级

分级/级	皮损表现
0	照射野皮肤基本无变化
1	轻度红斑或干性脱皮
2	中度至剧烈红斑、片状湿性脱皮，主要局限于皮肤皱褶和皱纹处，中度水肿
3	皮肤皱褶和折痕以外的区域出现湿性脱皮，轻微创伤或擦伤即可导致出血
4	可有危及生命的后果，皮肤坏死或全层真皮溃疡，受累部位自发性出血，有植皮指征

3. 根据1979年出版的世界卫生组织（World Health Organization，WHO）癌症治疗结果报告手册版将急性放射性皮炎分为5级（表7-3）。

表7-3 急性放射性皮炎WHO分级

分级/级	皮损表现
0	无改变
1	皮肤红斑
2	干性脱皮、水疱、瘙痒
3	湿性脱皮脱屑、溃疡
4	剥脱性皮炎，坏死部分需要手术干预

四、临床表现

（一）急性放射性皮炎

急性放射性皮炎的临床表现主要为皮肤红肿、脱屑、干燥、脱毛，甚者出现皮肤坏死，可发生在放射治疗后的几天或几个月内。急性放射性皮炎一般可分为四期。①早期反应期：患者皮肤、黏膜没有明显表现；②潜伏期：潜伏期因损伤程度不同长短不一；③症状明显期：此期皮肤因辐射损伤程度不同出现不同的症状反应，如瘙痒、皮肤粗糙、丘疹、红斑、水疱或溃疡；④恢复期：此期出现脱痂、色素沉着或色素脱失等。一般放射线照射后24～48小时可出现红肿，3～6周后出现脱屑、坏死。早期放射治疗的皮肤反应通常发生在几天至几周内，一般认为在治疗开始后90天内出现的皮肤变化是急性放射性皮炎，而晚期的反应可能发生在治疗后数月至数年。典型的急性放射性皮炎临床表现为局部皮肤红肿、脱屑（图7-5）。

放射线照射诱导的皮肤损伤可先表现瞬时红斑，通常在放射治疗开始后的24小时内发生，这种早期红斑通常在几天内消退。在治疗的第2～4周可以出现持续的广泛性红斑，还可有干燥、脱毛和过度色素沉着等其他皮肤变化。Hopewell曾报道过急性皮肤溃疡在患者放射治疗后2周内发生，3～6周出现干燥脱皮、溃疡，6周后出现反复溃疡和真皮萎缩，10周后开始出现真皮坏死，而毛细血管持续扩张可以持续1年左右。

在放射治疗的第3～6周，如果皮肤累积照射剂量达到20Gy，则可发生干性脱皮，临床表现为皮肤瘙痒、鳞屑和脱皮。当皮肤的累积照射剂量为40Gy或以上时，则会出现更严重的潮湿脱皮反应（图7-6），暴露水肿、纤维蛋白渗出的真皮，或形成大疱。潮湿脱皮影响患者的生活质量和治疗进度，因潮湿脱皮暴露的皮肤更易受到紫外线损伤和外界刺激，炎性渗出、表皮坏死等引起患者疼痛加剧，易发生感染和溃疡形成，则需要停止放射治疗，直到该区域能够再上皮化和愈合。

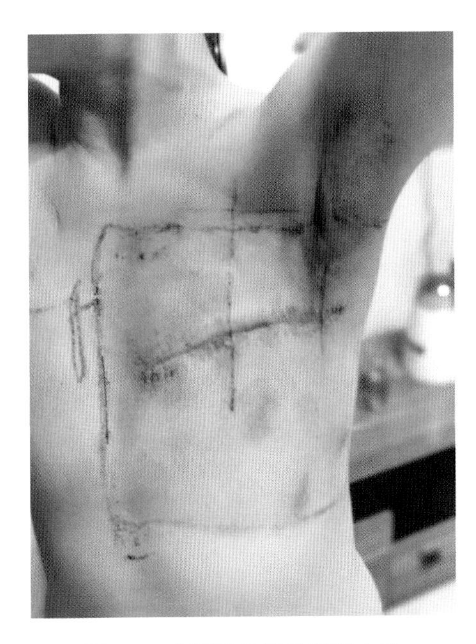

图 7-5　典型的急性放射性皮炎

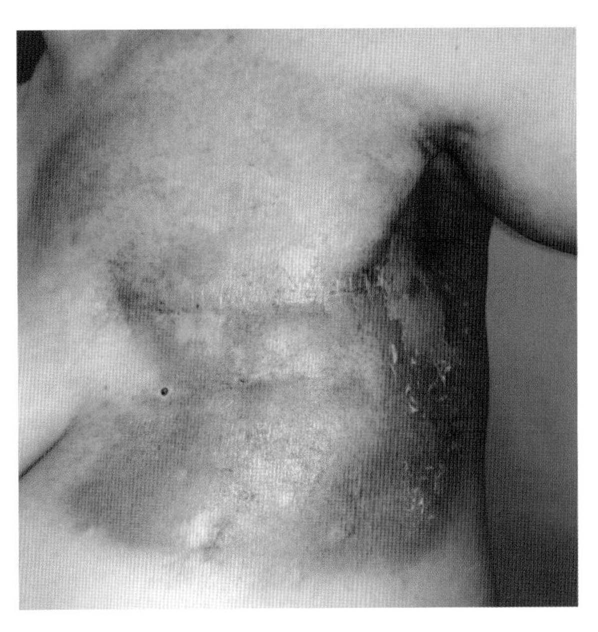

图 7-6　急性放射性皮炎伴有潮湿脱皮

（二）慢性放射性皮炎

慢性放射性皮炎是放射线照射后数月至数年出现的皮肤损伤，一般在治疗完成 90 天以后发生，与急性放射性皮炎不同，慢性放射性皮炎不能自我修复，皮损可能长期存在。慢性放射性皮炎的皮肤改变包括表皮变薄、皮肤萎缩、血管损伤、出现进展性硬结、水肿、纤维化、真皮增厚及色素沉着。其中，毛细血管扩张和溃疡形成对皮肤损伤较大（图 7-7）。

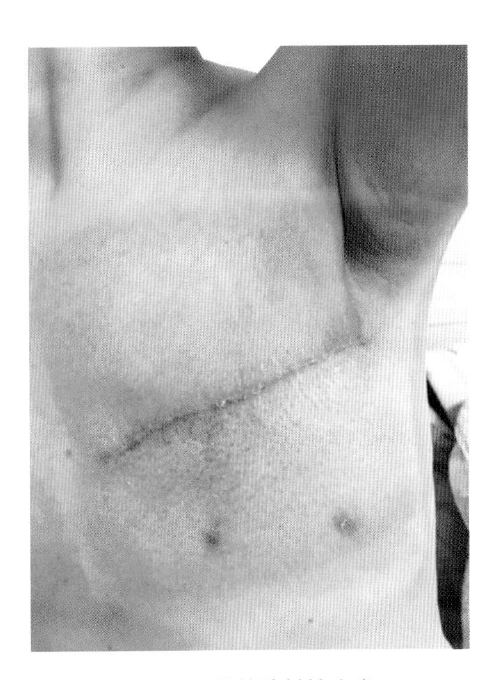

图 7-7　慢性放射性皮炎

慢性放射性皮炎一般分四型：①放射性皮炎；②硬结性水肿；③慢性放射性溃疡；④放射性皮肤癌。其中以放射性皮炎最常见，临床表现为皮肤萎缩、干燥失去弹性、皮肤变薄、色素沉着、腺体毛囊萎缩或消失等。硬结性水肿皮肤如橘皮样，局部皮肤水肿变厚。放射性皮肤癌的发生率随着放射治疗患者生存期的延长而增高，照射区域基底细胞癌、角化棘皮瘤和鳞状细胞癌都可发生，临床上以鳞状细胞癌和基底细胞癌多见。

五、诊断

放射性皮炎诊断最重要的两个条件，一是明确的放射治疗史，二是放射治疗射野范围内皮肤出现的损伤。由于不同个体皮肤对放射线的敏感性不同及其他许多因素的影响，预测放射性皮炎发生的严重程度较为困难。深肤色人群治疗初期照射区域会变暗。Ryan 等报道，深肤色或黑种人放射治疗皮肤反应比白种人严重，放射治疗期间和治疗后通常采用急性放射性皮炎 RTOG 分级标准进行评估，以确保诊治的一致性和连续性，同时也指导下一步的治疗。由于急性放射性皮炎 RTOG 分级标准并不考虑患者的主观感受，如疼痛和不适，如果皮肤反应造成疼痛或不适，建议采用 WHO 三阶梯镇痛原则来进行疼痛评估及管理。

六、预防

放射性皮炎的皮损程度与放射治疗和患者自身因素均密切相关，包括放射治疗方案、照射线类型、照射解剖面积、单次照射剂量、总累积剂量、患者的个体差异及内在的敏感性等。通过身体不同区域皮肤可对放射性皮肤反应进行初步预测，如面部、颈部、上背部和上胸部等部位容易发生各种级别的皮炎、自发性皮肤出血和皮肤坏死。然而，目前使用的许多干预措施和建议更多的是基于临床经验，而不是有力的实证数据，不同的研究得出的结论也不尽相同，甚至相互矛盾。因此，放射性皮炎最好的治疗策略是预防。

大量研究结果表明，在放射治疗过程中清洗皮肤对患者有益，且与清洗处皮肤不良反应的增加无关。与单独用清水清洗或完全不清洗的患者相比，使用肥皂水清洗的患者瘙痒、红斑和脱屑症状发生显著减少。也有研究结果表明使用肥皂水清洗的放疗患者并没有减少放射性皮炎的发生，但不能因某个研究而否认放疗期间清洁皮肤的获益。因此，目前仍建议患者在放疗期间使用温水或温和肥皂水进行常规清洁护理。

保护照射野皮肤应避免使用化妆品，贴胶布，涂碘酊、酸、碱等化学药物刺激及阳光暴晒，放射治疗期间应穿柔软宽松的衣服，避免摩擦照射区域皮肤。皮肤瘙痒的患者可嘱用手轻拍瘙痒部位，切勿用手抓挠，以防皮肤溃破、感染、长期不愈合。也可外涂冰片滑石粉，但不宜太多，以免堵塞毛孔引发毛囊炎。对照射区域和附近的皮肤清洁时动作要轻柔，用指腹轻轻按摩，水温避免太烫或太冷。若头颈部治疗头皮受照射部位慎用洗发水。

七、治疗

目前，仍然缺乏确切证据支持某种药物或治疗手段对放射性皮炎的疗效，一些国际协会曾提出关于管理放射性皮炎的指导策略，但最终未形成共识。因此，放射性皮炎的治疗方案因研究中心的不同而呈现出个体化与多样化。

（一）保守治疗

保守治疗主要是针对不需要或不宜手术治疗的皮炎，在治疗方面以局部外用药物为主。

1. 药物治疗

（1）口服药物：文献报道口服己酮可可碱（pentoxifylline，PTX）可用于治疗慢性放射性皮炎，PTX 是一类二甲基黄嘌呤衍生物、磷酸二酯酶抑制药，可降低血液黏稠度、增加红细胞变形能力、增加细胞内环磷酸腺苷，并有改善血流动力学、免疫抑制、减少纤维蛋白原含量，减少纤维化产生。体外试验发现 PTX 可抑制白细胞氧自由基损伤肺血管内皮细胞导致的黏附力上升，减少粒细胞氧自由基生成从而减少粒细胞凋亡。它还可以降低粒细胞 TNF-α 转录水平，减少粒细胞 - 巨噬细胞集落刺激因子和干扰素 γ 等调节免疫应答。然而，曾有一项涉及 74 例参与者的小型非盲试验显示，口服 PTX 对于防止放射性皮炎的发展是无效的。但是，口服 PTX 以减轻放射性皮炎的皮肤反应的有效性仍值得进一步探讨。

（2）外用药物

1）糖皮质激素乳膏：糖皮质激素乳膏具有长效的抗炎作用，皮肤萎缩风险较低，在放疗过程中对 IL-6 活性有较强的抑制作用。有研究显示，电离辐射照射皮肤后会分泌越来越多的促炎性细胞因子，糖皮质激素可调节 IL-1 和 IL-6 的表达，局部糖皮质激素使用可改善放射相关的皮肤反应。其他相关研究也证实糖皮质激素可预防急性放射性皮炎。

糖皮质激素还可以用于靶向治疗后所引起的皮肤反应，如表皮生长因子受体拮抗剂引起的脓疱样皮疹、丘疹脓疱疹、甲沟炎，BCR-ABL 酪氨酸激酶抑制剂引起的相关皮肤反应如瘙痒和水肿，抗血管生成剂引起的手足反应和生殖器皮疹，哺乳动物雷帕霉素靶蛋白（mammalian target of rapamycin，mTOR）抑制剂引起的口疮和口腔溃疡。

2）三乙醇胺乳膏：三乙醇胺乳膏是一种具有非甾体抗炎特性的水包油乳液，是另一种放射性皮炎常用的局部治疗药物，可改变 IL-1 和 IL-6 之间的比例，刺激成纤维细胞增生，增加胶原合成。三乙醇胺乳膏与其他支持性护理软膏对比没有发现明显差异，主观感觉三乙醇胺乳膏是舒缓症状、减轻照射区皮肤的干燥、舒张皮肤局部的血管和加快血液流速的药物，可改善放射治疗后的血液循环障碍，还具有促进损伤组织的愈合、减轻炎症反应、促进胶原合成，使照射野皮肤耐受性明显提高，预防放射治疗后皮肤纤维化和硬化的发生。干性皮炎局部外涂三乙醇胺乳膏可以保护受照射的皮肤，局部渗出性皮肤反应使其保持干燥，在破损区涂抹具有收敛作用，使其干燥愈合。

3）透明质酸：透明质酸是正常存在于真皮层的天然高分子物质，通过刺激纤维蛋白、白细胞和巨噬细胞的活性进而促进愈合。在动物模型中，透明质酸已经显示出改善由无氧辐射的增加产生的伤口的愈合。另一项研究透明质酸的试验发现，分配使用透明质酸霜的患者减少了放射性皮炎的发生。虽然研究有限，但是使用透明质酸和尿素作为外用乳膏中的有效成分有望用于预防放疗诱发的皮肤反应。

4）维生素类：有研究探讨含维生素 C 和维生素 E 的液体抗氧化剂在预防放射性皮炎中的作用。当使用兔子的动物模型研究时，发现 5% 的维生素 E 溶液作为放射防护剂是无效的。在小鼠模型中，维生素 C 可显著降低 γ 射线诱发骨髓细胞微核，可提高受照小鼠 30 天存活率、延长平均存活时间。但是维生素 C 在放射性皮炎中的作用，剂量和用法还需进一步探讨。

2. 功能性敷料　敷料在放射性皮炎中的应用是基于湿润环境可促进伤口再上皮化和伤口愈合，半透性透明膜、水胶体和水凝胶敷料可提供伤口湿润环境。水胶体闭合敷料治疗放射治疗引起的潮湿脱皮有效，可选用的敷料有半透性透明膜、水胶体或水凝胶敷料、抗微生物剂、含银敷料、银叶尼龙敷料等，具有舒适度高、更加符合美学要求的优点。然而，尽管这种敷料对伤口愈合有益，但是如果需要重复移除，则必须小心，因为存在损害皮肤外层的潜在风险。水凝胶敷料有片材和无定形形式，是非黏附的，容易去除，能加速潮湿脱屑愈合。但在放射治疗中应避免使用含金属的敷料，含金属的敷料可导致照射线散射、增加表面剂量。一旦放射治疗结束，感染的伤口应得到积极治疗，这时可使含金属的敷料，如含银敷料。

3. 中医治疗　中医传统理论认为放射性损伤属外感热邪，治则多以清热解毒、益气活血、养阴生津、健脾补肾等为主。在目前的临床工作中，中药在减轻患者放射性损伤方面已取得较好效果，但中药结构复杂，关于其作用机制的研究不多。袁彬曾用中药清热利咽汤提高患者唾液嗜酸性粒细胞趋化因子（eosinophil chemokine factor，ECF）的含量，其功能可能与促进口腔黏膜上皮修复有关。日本学者池田等曾提出中药在放射治疗中能促进血细胞的分化增殖，达到补益血气的目的。目前，在西药对放射性损伤的疗效还达不到理想要求的情况下，中药的应用成为治疗放射性损伤的一条新途径。

4. 其他

（1）超氧化物歧化酶：超氧化物歧化酶（superoxide dismutase，SOD）脂质体被认为是通过肌成纤维细胞下调 TGF-β 表达，以及作为抗炎剂和抗氧化剂来达到治疗纤维化的效果。SOD 由于具有催化超氧阴离子自由基降解为氧气和过氧化氢的功能，广泛应用于皮肤射线防护喷剂中。在一项纳入 34 例患者的临床试验中，3 周内给予患者 SOD 肌内注射 6 次，2 个月后随访发现患者纤维化临床表现消退，说明 SOD 可有效减轻放射后纤维化。但普通的 SOD1 蛋白一方面由于来源于动物血液，存在安全性隐患；另一方面由于分子量大，无法跨越细胞膜进入细胞内，限制了其应用。国内有研究拟在大肠埃希菌中表达 TAT 蛋白转导结构域与 SOD 的融合蛋白（TAT-SOD1）的功能试验证实，其入胞后仍保留生物活性，并可显著抑制电离辐射诱导的细胞死亡。

（2）遗传易感性：一些个体对某些癌症具有遗传易感性。一项研究发现，单核苷酸多态性和 DNA 损伤修复基因可能有助于识别乳腺放射治疗后皮肤反应高风险的患者。此外，还有很多涉及基因突变的疾病使患者具有更高的放射性皮炎风险，如色素性皮肤病、共济失调毛细血管扩张症、布卢姆综合征、范科尼贫血和痣样基底细胞癌综合征（戈林综合征）。增加放射性皮炎风险的其他病症包括加德纳综合征、遗传性恶性黑色素瘤和发育不良痣综合征。研究者们在 DNA 修复和氧化应激反应基因中鉴定得出，放射治疗后急性皮肤反应具有更高风险的特定遗传多态性，故放射治疗对遗传病患者是极其危险的，若遗传学提供更新的方法来治疗放射诱导的疾病将是放射性损伤的一大突破。

（二）手术治疗

目前，关于放射性皮炎管理中的手术治疗的研究和讨论较少。慢性反复溃疡和有明显恶化趋势的创面，或经较长时间保守治疗后仍无法愈合的溃疡可行手术切除后植皮或皮瓣转移等方法治疗。

八、案例

案例 1　2 级急性放射性皮炎

1. 临床资料　患者男性，34 岁。因 2 个月前无明显诱因出现回吸性涕血症状，且伴嗅觉减退就诊于外院。鼻咽镜提示鼻中隔偏曲，双侧鼻腔及各鼻道未见脓性分泌物积聚，鼻咽部左侧咽隐窝见一紫红色新生物，质软；病理学检查提示鼻咽部非角化型鳞状细胞癌。患者未经治疗，3 日后就诊于四川省肿瘤医院，骨显像提示，右侧第 8 肋点状放射性异常浓聚。科室讨论后建议行放射治疗 + 化学治疗 + 靶向治疗，遂行鼻咽 + 颈部图像引导下逆向调强放射治疗，16 天后行 TP 方案[多西他赛 100mg 静脉滴注（第 1 天）+ 顺铂 30mg 静脉滴注（第 1～3 天）]全身静脉化学治疗 2 个周期，同步行 6 次尼妥珠单抗 200mg 静脉滴注靶向治疗，每周 1 次。在同步放射治疗 + 化学治疗 + 靶向治疗中，放射治疗 25 次后，前颈开始出现 1 级急性放射性皮炎（RTOG 分级），指导患者加强局部皮肤护理，保持局部皮肤清洁、干燥，避免摩擦、刺激，继续完成放射治疗计划。放射治疗 28 次后颈部放射性皮炎进展为 2 级急性放射性皮炎（RTOG 分级），给予局部外喷重组人表皮生长因子衍生物，继续完成放射治疗计划。放射治疗 29 次后，此时放射剂量已达：肿瘤区（gorss tumor volume，GTV）-T（原发灶）66.7Gy，临床靶区（clinical target volume，CTV）-1（高危亚临床病灶）63.8Gy，CTV-2（低危亚临床病灶）57.24Gy，GTV-N（阳性淋巴结）62.64Gy，CTV-N（淋巴结引流区）54.54Gy。4 日后患者颈部出现斑片状湿性脱皮，暂停放射治疗，转诊至伤口造口门诊。

2. 接诊时伤口情况

（1）伤口床：左颈部沿胸锁乳突肌表面皮肤可见一 2.0cm × 2.5cm 斑片状湿性脱皮，渗液淡黄色，无异味。

（2）伤口边缘：欠整齐，稍红肿，部分边缘可见少量黑褐色分泌物堆积。

（3）伤口周围皮肤：部分色素沉着，干性脱皮，毛孔皱缩，无汗毛。

（4）根据 RTOG 急性放射性皮炎分级标准诊断为 2 级急性放射性皮炎。

3. 治疗方案　伤口治疗方案为用 0.9% 氯化钠棉球清洗伤口，待干，将医用复合敷料直接覆盖在伤口上，外层无菌纱布包扎固定。

4. 愈合时间　共3天。

5. 治疗过程　详见图7-8。

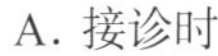

B. 3天后

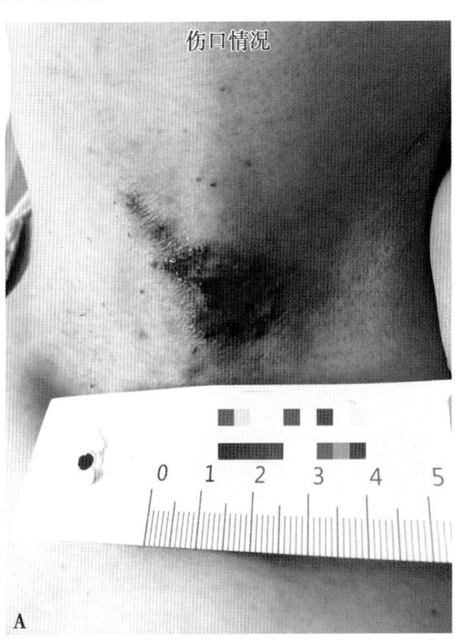

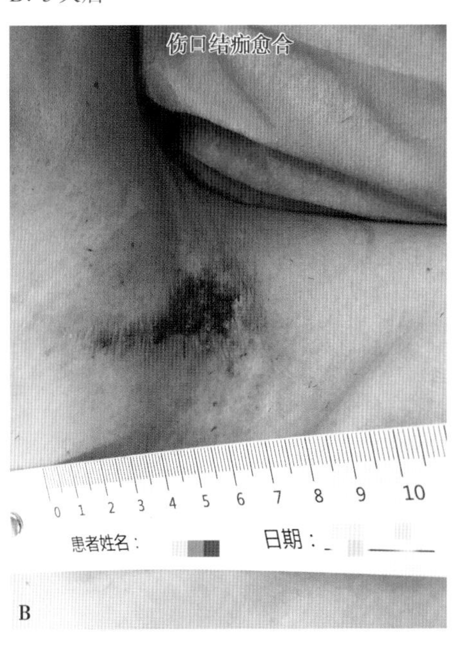

图7-8　2级急性放射性皮炎保守治疗案例

案例2　3级急性放射性皮炎

1. 临床资料　患者男性，51岁。主因“发现右颈部包块1年余，涕中带血、偶有痰中带血6月余”在外院行鼻咽镜检查并结合病理及免疫组织化学检查提示鼻咽未分化型非角化性癌。于四川省肿瘤医院头颈放射治疗科就诊，积极完善相关检查，4天后行新辅助化学治疗方案[紫杉醇210mg静脉滴注（第1天）+顺铂40mg静脉滴注（第1～3天）]，每21天一次，过程顺利。21天后、42天后行第二、三周期同步化学治疗，方案为顺铂40mg静脉滴注（第1～3天），每21天1次，并同步开始原发性肿瘤、阳性淋巴结、亚临床病灶、淋巴结引流区行图像引导下调强放射治疗，放射剂量为GTV-T 2.3Gy，CTV-1 2.0Gy，CTV-2 2.0Gy，GTV1nl/R2.2Gy，CTV1n1.8Gy，完成30次后右颈部出现2级急性放射性皮炎（RTOG分级），3cm×2cm溃疡，无融合。复查血常规结果，血红蛋白109g/L，白细胞3.14×10^9/L，红细胞3.40×10^{12}/L。继续放疗2次后结束放射治疗。2天后继续第4周期化学治疗，后患者右颈部放射性皮炎融合成块，并有渗出，进展为3级放射性皮炎，主管医师予以过氧化氢、0.9%氯化钠冲洗及重组人表皮生长因子衍生物外喷促进愈合，并嘱患者保持局部皮肤清洁、干燥，避免摩擦。6月28日，患者全颈呈暗红色，右颈为3级放射性皮炎，面积增大为4cm×4cm，渗出增加，复查血常规示Ⅲ度骨髓抑制，血红蛋白109g/L，白细胞1.06×10^9/L，血小板27×10^9/L，给予对症支持治疗。6月29日，患者右颈放射性皮炎面积迅速扩大，转诊至伤口造口门诊。

2. 接诊时伤口情况

（1）伤口床：右颈部大面积皮肤黑褐色，皱缩，中央区可见一长约8cm、宽约4cm湿性脱皮区，渗出液清亮，无异味，无出血。

（2）伤口边缘：堆积少量坏死表皮，呈黑褐色。

（3）伤口周围皮肤：色素沉着，皮温高，较脆弱。

3. 治疗方案

（1）全身治疗：住院对症支持治疗，保护性隔离。

（2）伤口治疗方案

1）保护伤口，避免刺激、摩擦及紫外线照射等，用0.9%氯化钠棉球清洗伤口。

2）促进上皮爬行：将医用复合敷料直接覆盖在伤口保湿，促进上皮修复。

3）渗液管理：用无菌干纱布跨放射区包扎，告知患者根据敷料渗液情况更换外层敷料管理渗液，防止周边皮肤浸渍。

4. 愈合时间　共8天，患者出院3天后电话告知痊愈。

5. 治疗过程　见图7-9。

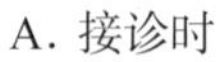

A. 接诊时

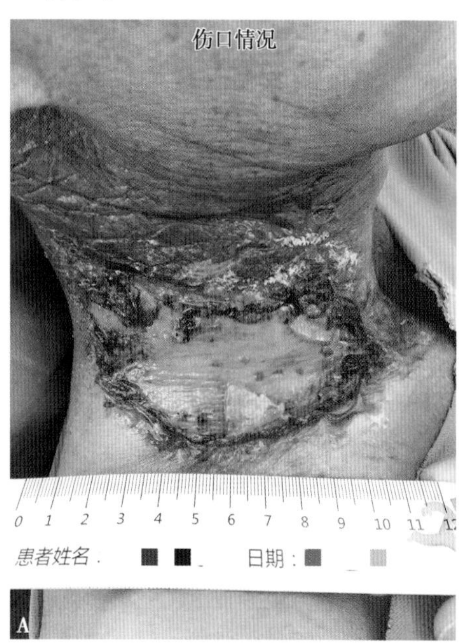

B. 5天后

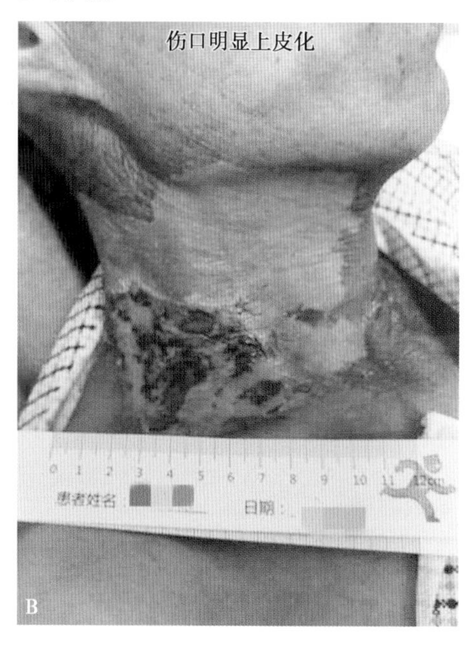

图7-9　3级急性放射性皮炎保守治疗案例

案例3　4级急性放射性皮炎

1. 临床资料　患者女性，54岁。主因“发现左乳肿块”在外院行双侧乳房改良根治术，术后病理提示双乳浸润性导管癌，术后化学治疗5个周期，具体方案不详。术后3个月，患者发现双胸壁多发结节，行相关检查提示为肿瘤胸壁转移，遂行左胸壁放射治疗，每次剂量200cGy，共25次。入院检查发现患者右胸壁转移明显，包块多发，诊断为浸润性导管癌（3级/低分化），行曲妥珠单抗靶向治疗，效果不详。2个月后入住四川省肿瘤医院乳腺科，胸部皮肤放射治疗后出现左胸壁大面积溃烂至腋窝处，面积约30cm×30cm，表面渗出明显，可见坏死组织。入院诊断为双侧乳腺浸润型导管癌术后+化学治疗后+左胸壁放射治疗后复发+肝、骨、脑转移靶向治疗后；2型糖尿病；低蛋白血症；左胸壁放射性皮炎。经抗感染、对症支持治疗，左胸壁放射性皮炎局部外喷重组人表皮生长因子外用溶液后，外围表浅损伤有所好转，中央损伤区无缓解趋势，患者转诊至我院伤口造口门诊。

2. 接诊时伤口情况

（1）伤口床：患者双胸壁可见长约20cm手术切口，愈合可。胸部皮肤放射治疗后表现，左胸壁靠腋中线区可见一长约10cm，宽约5cm巨型黑褐色焦痂覆盖伤口，中央区液化流出黄色脓液，有腥味。

（2）伤口边缘：分泌物覆盖模糊不清。

（3）伤口周围皮肤：色素沉着，纤维化改变，较干燥，无汗毛。

（4）诊断为4级急性放射性皮炎（RTOG分级）。

3. 治疗方案

（1）全身治疗：严格控制血糖，保持餐后2小时血糖在8mmol/L左右，加强营养支持治疗。

（2）伤口治疗方案

1）清创：机械性清创结合保守性锐器清创，必要时亲水纤维敷料清除腐肉。

2）控制感染：应用磺胺嘧啶银脂质水胶敷料抗感染。

3）渗液管理：无菌干纱布包扎，告知患者根据敷料渗液情况每周来门诊换药2～3次，防止周边皮肤浸渍。

4）促进上皮爬行：应用脂质水胶敷料促进上皮爬行。

4. 愈合时间　共30天。

5. 治疗过程　详见图7-10。

A. 接诊时

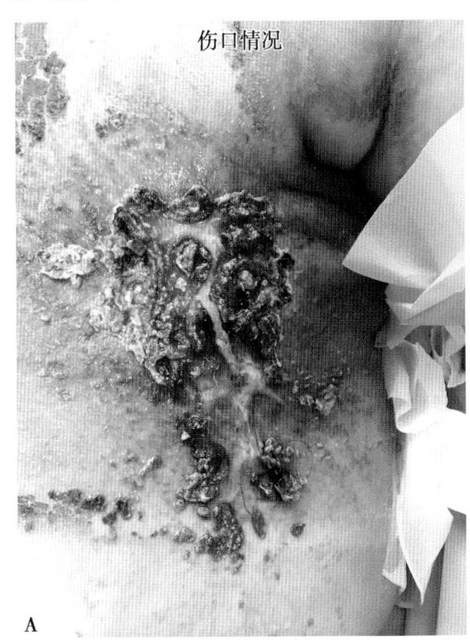

B. 3天后

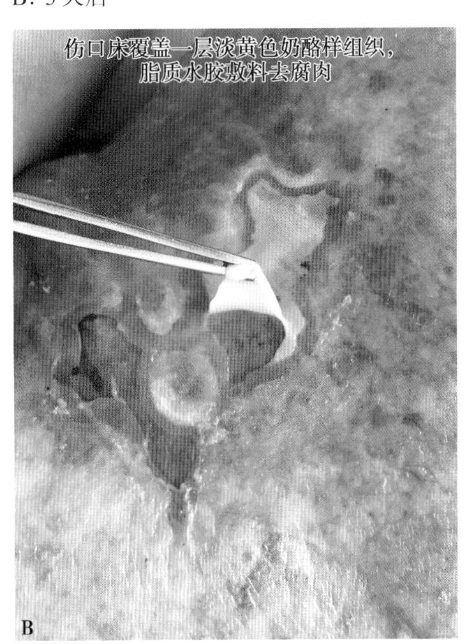

C. 7天后

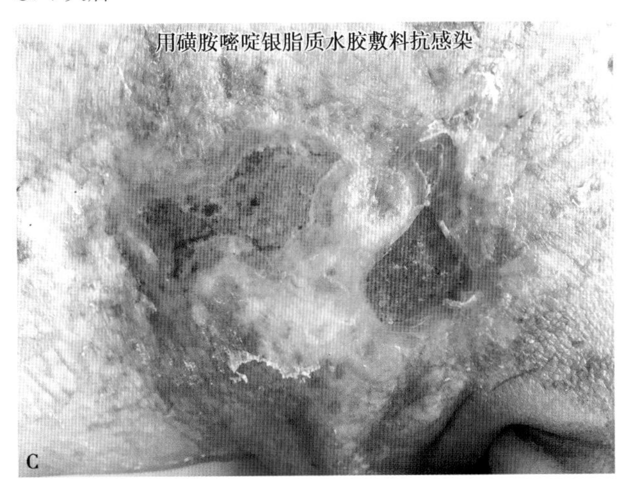

D. 10天后

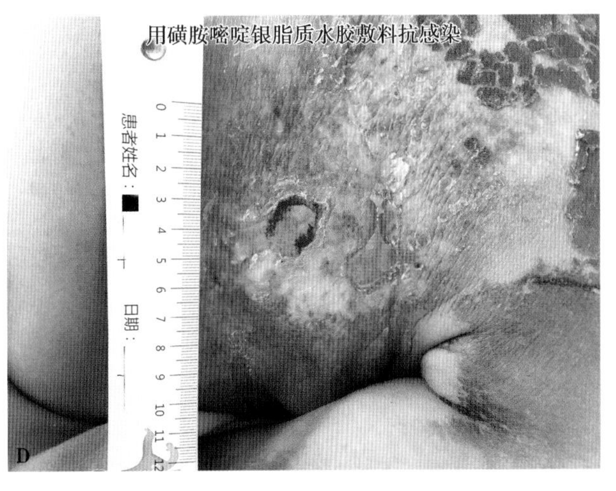

E. 16天后

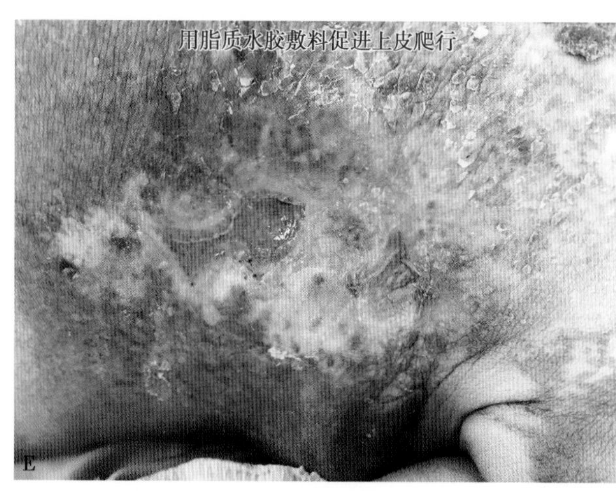

F. 21天后

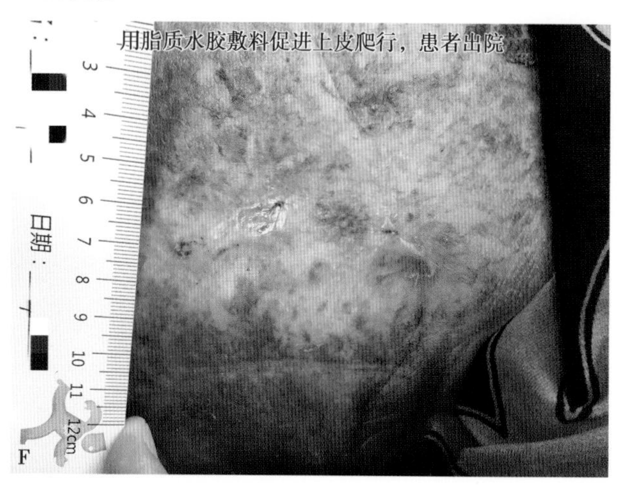

G. 30天后

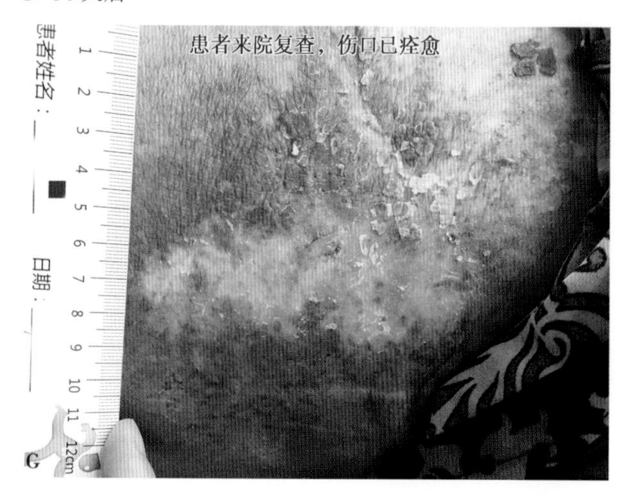

图7-10 4级急性放射性皮炎保守治疗案例

第二节 癌性伤口

癌性伤口是指原发性或转移性恶性肿瘤浸润皮肤及其血管和淋巴管，使表皮完整性受损而产生的伤口，常伴有疼痛、出血和恶臭，也有文献称为癌性皮肤溃疡、蕈状伤口，是恶性肿瘤晚期较严重的并发症之一。癌性伤口最常见的发生部位为胸部、胸壁、头颈部、背部、躯干或腹部、腋窝、腹股沟、生殖器等部位，特点表现为组织突出体表、质地较脆、易出血、渗液较多、恶臭和疼痛。临床癌性伤口的发生率约为10%，恶性肿瘤皮肤转移最常见于女性乳腺癌和男性肺癌。

一、发病机制

肿瘤浸润出皮肤表面，恶性伤口细胞迅速生长会影响细胞外液的 pH，可影响血液凝固，导致血管阻塞和坏死。淋巴系统的破坏导致血管塌陷、缺氧、坏死和水肿。伤口糜烂、溃疡或菜花样形成后，可干扰组织的氧化、淋巴引流和止血，组织缺氧或低氧水平可导致局部细胞缺氧，甚至导致细胞死亡。伤口床中的坏死组织在低氧状况下更有益于厌氧菌生长和繁殖，在其新陈代谢过程中产生恶臭。在血管、淋巴管和细菌等多种因素共同作用下使伤口渗出液增多，多者每天超过 1L。

二、病因

癌性伤口的病因很多，主要包括：①未经治疗的原发性皮肤癌，如基底细胞癌、鳞状细胞癌；②原发性肿瘤侵入、穿透皮肤，如乳腺恶性肿瘤；③肿瘤侵袭皮肤血管或淋巴管，使恶性细胞阻塞皮肤毛细血管；④手术操作使肿瘤细胞播散至皮肤真皮层；⑤慢性溃疡或瘢痕癌变。

三、临床表现

根据原发性肿瘤直接浸润至皮肤或转移性肿瘤的不同，癌性伤口有不同的表现。原发恶性肿瘤直接浸润皮肤可表现为局部质硬包块、红肿、压痛等炎性表现。转移肿瘤浸润至皮肤时，可出现明显的结节，大小、颜色和质地与原发性肿瘤略有不同，但通常不伴疼痛。当肿瘤扩散并延伸至皮肤表面以上、组织破坏，伤口呈糜烂、溃疡样或菜花样外观时，伤口床可呈苍白或粉红色，组织非常脆弱、易出血或坏死，伴有恶臭和疼痛。

四、治疗与护理

（一）治疗

癌性伤口通常发生在晚期癌症患者，极少数能够愈合，治疗和护理的目标是以控制症状和改善生活质量为主，包括患者的生理和心理症状。

1. 手术治疗　因感染、出血、肿瘤体积较大等原因，只有少数伤口可以进行外科手术治疗。

2. 化学治疗　化学治疗可以缩小肿瘤体积，但是依赖于肿瘤对化学治疗药物的敏感性。

3. 放射治疗　可以缩小肿瘤的体积，控制渗出、出血和疼痛，增加伤口对放射治疗的敏感性。

（二）护理

护理的目的是减少癌性伤口的恶化，控制症状，减轻患者的疼痛和心理负担，维护患者的尊严，提高生活质量。护理时应全面评估伤口的部位、大小、性状和深度，记录渗出液的量和性状等，不同症状的护理措施如下。

1. 出血　癌组织质地非常脆，也容易侵袭血管引起自发性出血，血小板作用减弱也是引起出血的原因之一。在护理时避免摩擦和碰撞，选用不粘连伤口的敷料，如亲水性纤维、油纱、硅胶等材料，尽量减少换药次数。根据出血量多少选择止血方式，带有止血功能的敷料包括藻酸盐、硝酸银、泡沫凝胶敷料等，药物包括肾上腺素、硫糖铝、抗纤溶药等。出血量较少的患者予以适当按压、皮肤保护粉或藻酸盐敷料。出血量较多的患者应局部加压，运用止血药或 1% 肾上腺素纱布，必要时遵医嘱给予止血药或输血。

2. 渗液　肿瘤细胞可分泌血管通透性因子使血管通透性增高，引起血浆蛋白和纤维素渗出。运用渗出液管理的 5C 原则，即原因、控制、成分、封锁和并发症，正确评估渗液的原因和量，少量渗液者可给予皮肤保护粉，渗出较多者可选用亲水性纤维、藻酸盐、泡沫敷料等；大量渗液外层可选用棉垫。伤口较局限者可选用伤口引流袋或造口袋收集渗液。

3. 气味　恶臭为癌性伤口的常见表现之一，在护理方面不仅要减轻患者生理上的痛苦，还要缓解因恶臭给患者带来的病耻感及其他心理症状，减少患者的负面情绪、控制症状和改善生活质量。护理的要点如下：①可用生理盐水清洗伤口。②清创需谨慎，一般选用自溶性清创。③控制感染，全身应用抗生素可控制细菌代谢产物引起的异味，但易产生副作用和耐药细菌。甲硝唑可针对厌氧菌，可选用75%甲硝唑凝胶或粉剂，也可口服甲硝唑片200～500mg，每日3次。④选用含银泡沫敷料，能覆盖革兰氏阳性球菌和阴性杆菌，可较长时间控制异味。⑤活性炭敷料可吸收伤口的异味，也可以选择其他密闭的敷料。⑥患者居住的房间或病房保持通风和良好的卫生，使用除臭剂和空气清新剂。及时清洗污染的衣物和床单，减少或控制伤口的渗出。

4. 疼痛 癌性伤口患者疼痛的原因有肿瘤压迫末梢神经、换药或真皮暴露在空气中。按照WHO三阶梯镇痛原则制订个体化的镇痛方案减轻或缓解疼痛，换药操作轻柔，避免暴力操作，待敷料充分湿润后再揭除，选择不粘连伤口的亲水性纤维敷料等，禁用刺激性的消毒液和过氧化氢、凉水冲洗。

五、案例：$T_4N_2M_1$期浸润性乳腺癌癌性伤口

1. 临床资料 患者女性，50岁。无意间发现左乳外上象限有蚕豆大小的肿块，表面皮肤无红肿，乳头无溢血、溢液，未正规就诊，自行口服中药（具体药名不详），3个月后包块进行性增大并出现表面破溃，自行去小诊所换药治疗，伤口无任何好转，并进行性扩大，于当地医院活检提示左乳浸润性导管癌。患者转入四川省肿瘤医院进一步治疗，入院时左乳红肿破溃达12cm×12cm，肿块融合，质韧坚硬，左腋下淋巴结达2.5cm。完善入院检查后，行EC-T新辅助化学治疗方案，加强营养支持，结合免疫治疗，并口服地奥司明促进静脉回流，减轻淋巴水肿，病房换药每天1次，13天后伤口无明显好转，请伤口造口门诊会诊协助治疗。

2. 接诊时伤口情况

（1）伤口床：伤口1与伤口2之间的活检切口愈合，缝线未拆除，伤口1大小为11cm×10cm、伤口2大小为6cm×8cm、伤口3大小为2cm×2cm；颜色暗红，散在皮岛，黄色坏死小于25%；大量渗液，有血腥味。

（2）伤口边缘：界限清楚，无浸渍、脱水、潜行、卷边。

（3）伤口周围皮肤：散在肿瘤卫星结节，高出皮肤表面，发红易破溃。无浸渍、皮肤干燥、表皮脱落、过度角化。

3. 治疗方案

（1）全身治疗：EC-T方案[环磷酰胺0.9～1.0g静脉滴注（第1天）+表柔比星150mg静脉滴注（第1天）+紫杉醇160mg静脉滴注（第1天）]，每21天1次，并加强营养支持，结合皮下注射胸腺肽α1提高免疫力，口服地奥司明片每天2次，促进静脉回流，减轻淋巴水肿。

（2）伤口治疗方案

1）清创：拆除原伤口缝线，保守性锐器清创，清除所有黄色坏死组织。

2）控制感染：水胶体油纱银敷料控制感染，保护伤口床散在皮岛、并防止伤口粘连导致换药时撕扯出血。

3）渗液管理：无菌干纱布包扎伤口，告知医师及患者根据敷料渗液情况病房更换外层敷料管理渗液，防止周边皮肤浸渍。

4）促进上皮爬行：水胶体敷料促进上皮爬行。

4. 愈合时间 共81天，患者治疗31天时伤口情况明显改善，要求出院，定期门诊换药治疗，81天后电话随访患者，诉伤口愈合。

5. 治疗过程 见图7-11。

A. 接诊时伤口情况

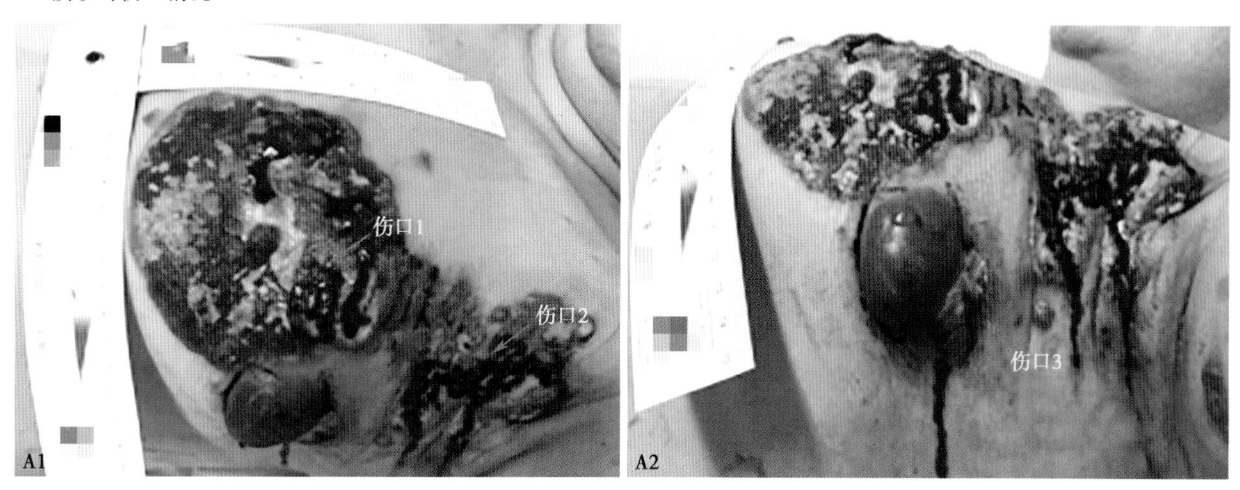

B. 5天后

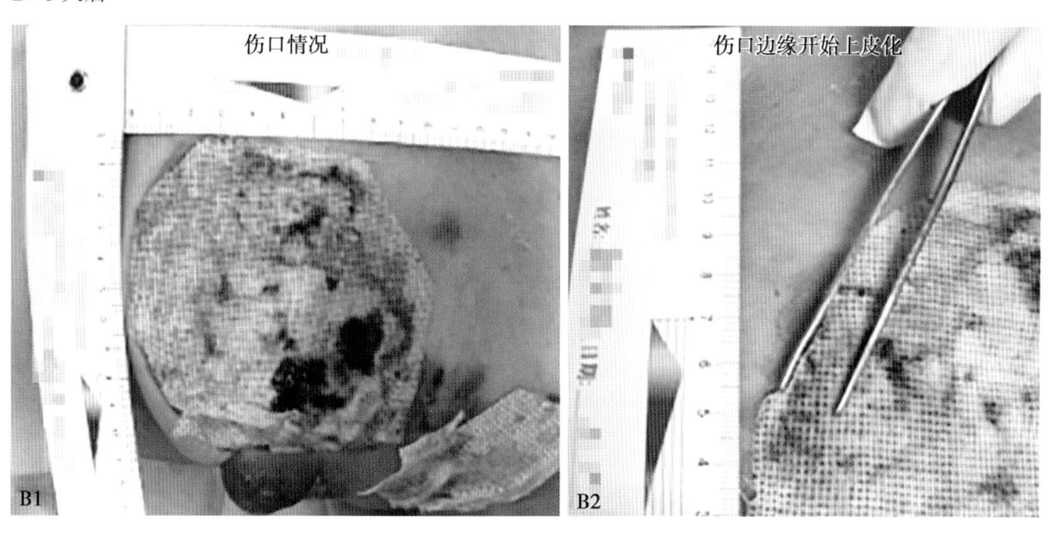

C. 11天后

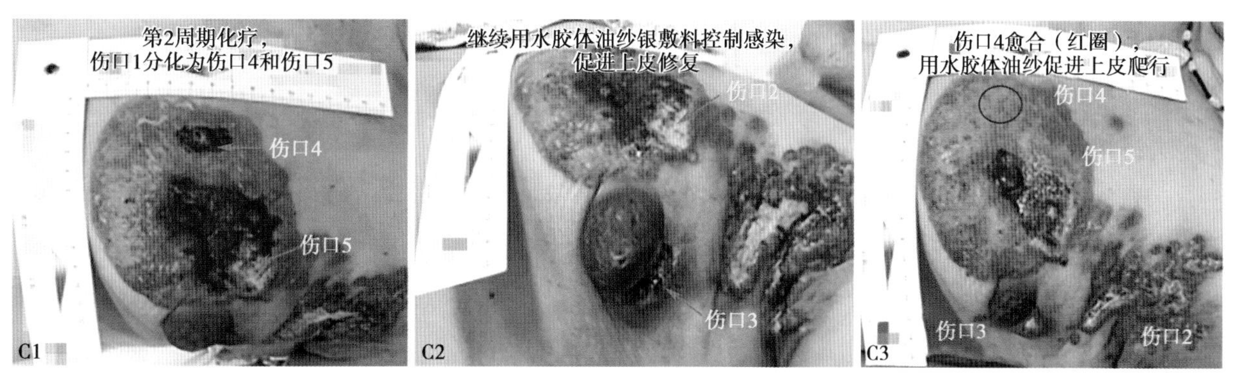

D. 31天后

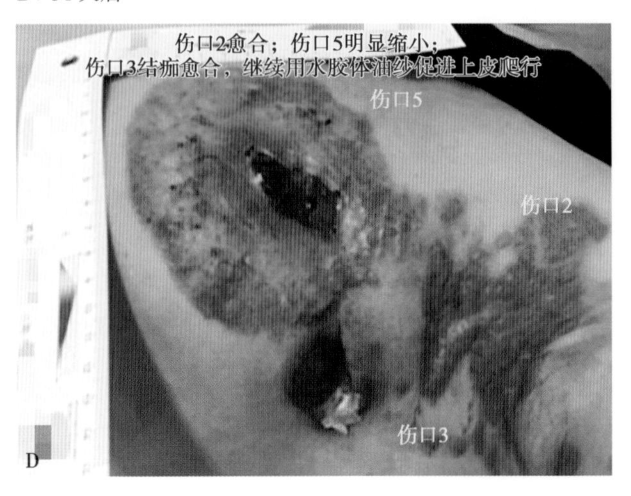

图7-11 $T_4N_2M_1$ 期浸润性乳腺癌癌性伤口保守治疗案例

（蒋丽莎 刘 磊 王 芳）

参考文献

[1] CORNISH L. Holistic management of malignant wounds in palliative patients[J]. Br J Community Nurs，2019，24（Sup9）：S19-S23.

[2] BOLTON L. Evidence corner：evidence-based care for malignant wounds[J]. Wounds，2016，28（6）：214-216.

[3] DERNELL W S. Initial wound management[J]. Vet Clin North Am Small Anim Pract，2006，36（4）：713-738.

[4] RAMASUBBU D A，SMITH V，HAYDEN F，et al. Systemic antibiotics for treating malignant wounds[J]. Cochrane Database Syst Rev，2017，8（8）：CD011609.

[5] GERLACH M A. Wound care issues in the patient with cancer[J]. Nurs Clin North Am，2005，40（2）：295-323.

[6] LIK P，NEJC D. Management of hard-to-heal wounds arising as a result of surgical oncology treatment-usage of the modern wound dressings[J]. Pol Przegl Chir，2019，91（1）：10-13.

[7] KITO M，AE K，KOYANAGI H，et al. Risk factor for wound complications following wide resection of soft tissue sarcoma in the adductor compartment of the thigh[J]. Jpn J Clin Oncol，2019，49（10）：932-937.

[8] AGHA R A，PACIFICO M D. If a chronic wound does not heal，biopsy it：a clinical lesson on underlying malignancies[J]. Cutis，2016，97（5）：E12-E14.

[9] MCNEES P. Skin and wound assessment and care in oncology[J]. Semin Oncol Nurs，2006，22（3）：130-143.

[10] RIOT S，DE BONNECAZE G，GARRIDO I，et al. Is the use of negative pressure wound therapy for a malignant wound legitimate in a palliative context? The concept of NPWT ad vitam：a case series[J]. Palliat Med，2015，29（5）：470-473.

[11] SMITH R R，MALMGREN R A. Cancer-cell wound seeding in surgery：a review[J]. CA Cancer J Clin，1964，14（3）：90-128.

[12] LO S F，HU W Y，HAYTER M，et al. Experiences of living with a malignant fungating wound：a qualitative study[J]. J Clin Nurs，2008，17（20）：2699-2708.

[13] STUELTEN C H，CERVONI-CURET F N，BUSCH J I，et al. SDF-1α mediates wound-promoted tumor growth in a syngeneic orthotopic mouse model of breast cancer[J]. PLoS One，2013，8（4）：e60919.

[14] MAIDA V. Medical cannabis in the palliation of malignant wounds-a case report[J]. J Pain Symptom Manage，2017，53（1）：e4-e6.

[15] ROWAN S，MOFFATT C，OLDEN A. Researching the lived experiences of cancer patients with malignant fungating wounds[J]. Int J Palliat Nurs，2015，21（12）：579-585.

[16] SONG H，GONG Y，YAN X C，et al. A rare case of cutaneous diffuse large b-cell lymphoma presenting as a chronic "infectious" skin ulcer[J]. Ostomy Wound Manage，2018，64（4）：44-47.

[17] ARWERT E N，HOSTE E，WATT F M. Epithelial stem cells，wound healing and cancer[J]. Nature Rev Cancer，2012，12（3）：170-180.

[18] GODBOUT J，GLASER R. Stress-induced immune dysregulation：implications for wound healing，infectious disease and cancer[J]. J Neuroimmune Pharm，2006，1（4）：421-427.

[19] SNYDER R J. Skin cancers and wounds in the geriatric population：a review[J]. Ostomy Wound Manage，2009，55（4）：64-76.

[20] GUO S，DIPIETRO L A. Factors affecting wound healing[J]. J Dent Res，2010，89（3）：219-229.

[21] NISSEN N N，POLVERINI P J，KOCH A E，et al. Vascular endothelial growth factor mediates angiogenic activity during the proliferative phase of wound healing[J]. Am J Pathol，1998，152（6）：1445-1452.

[22] LEE K F，ENNIS W J，DUNN G P. Surgical palliative care of advanced wounds[J]. Am J Hosp Palliat Care，2007，24（2）：154-160.

[23] COX J D，STETZ J，PAJAK T F. Toxicity criteria of the radia-tion therapy oncology group（RTOG）and the European Organization for Research and Treatment of Cancer（EORTC）[J]. Int J Radiat Oncol Biol Phys，1995，31（5）：1341-1346.

[24] HUANG C J，HOU M F，LUO K H，et al. RTOG，CTCAE and WHO criteria for acute radiation dermatitis correlate with cutaneous blood flow measurements[J]. Breast，2015，24（3）：230-236.

[25] MILLER A B，HOOGSTRATEN B，STAQUET M，et al. Reporting results of cancer treatment [J]. Cancer，1981，47（1）：207-214.

第八章

结核性溃疡

结核性溃疡（tuberculosis ulcer），又称溃疡性皮肤结核，是内源性结核感染引起的皮肤结核的一种主要发病形式，其临床表现多种多样，与宿主的免疫功能有关。

结核病最好发于肺部，肺外结核可见于胸膜、泌尿生殖系统、肠、骨及中枢神经系统等，皮肤结核罕见，发病率占总结核病的1%～2%，而结核性溃疡仅为皮肤结核的一种发病形式，因此更为罕见。

皮肤结核的临床表现多种多样，与感染途径、局部细菌负载量等有关。外部结核分枝杆菌直接感染机体皮肤造成的感染为外源性感染，皮肤病变可表现为结核性下疳、疣状皮肤结核。机体内结核分枝杆菌扩散造成的感染为内源性感染，皮肤病变多表现为寻常型狼疮、结核性树胶肿、坏死性丘疹，以及结核性溃疡。根据皮肤患处局部的细菌负载量，可将皮肤结核分为多菌型和少菌型，结核性溃疡属于多菌型。

一、发病机制

结核性溃疡多由体内活动性结核的自体接种导致。结核分枝杆菌可通过直接扩散感染邻近组织，当患者免疫功能低下时，患者体内的结核分枝杆菌通过排泄物（如痰液、尿液）排出体外，可接种在腔口部黏膜上，形成局部溃疡，也可形成肉芽肿、窦道等。结核分枝杆菌还可通过血行传播、淋巴管播散直接感染远处的组织或皮肤。少数溃疡仍可由外源性感染引起。

结核分枝杆菌是一种致病力较弱的细菌，感染结核分枝杆菌的带菌体中只有5%～10%会发展成为结核病，主要是因为机体对结核分枝杆菌的免疫应答存在个体差异。结核分枝杆菌进入人体后，可被巨噬细胞直接吞噬并杀灭，不能直接杀灭时，巨噬细胞会释放出大量的细胞因子（IL-6、IL-12等），激活淋巴细胞、单核细胞和树突状细胞，同时IL-12可以刺激T细胞分化为辅助性T细胞，释放γ干扰素，促进活性氮、活性氧、TNF-α的形成，TNF-α可进一步促进结核肉芽肿的形成，从而限制结核分枝杆菌的扩散，并杀灭它。当免疫功能低下时，结核分枝杆菌不能被杀灭，且在机体内扩散并致病。

二、临床表现

结核性溃疡常见于口腔、鼻、尿道口、阴道口和肛门等皮肤黏膜交界处，最常见的发病部位为舌，病变时可首先出现局部红肿、黄色结节，痛性红色丘疹，随后局部破溃，出现溃疡，溃疡可为穿凿样，可合并窦道，常排出脓液及干酪样物质，常迁延不愈，创周可有红、肿、热、痛的炎症表现。

因结核性溃疡多为内源性感染导致，故患者可出现结核感染的全身症状，如长期低热、盗汗、乏力、消瘦，原发病灶若在肺部，还可出现咳嗽、咯血、胸腔积液等，但有部分患者无明显全身症状。

三、诊断

因结核性溃疡形成前可无全身症状（如低热、盗汗等），且皮肤结核发病率较低，临床表现非特异性，故早期诊断较难，误诊、漏诊率高，易造成治疗延误、患者病情加重。

诊断首先应注意是否有结核病史，因结核性溃疡多为内源性感染，外源性感染较罕见，故大部分患者有结核病史或与结核患者的长期亲密接触史，行肺部X线片或CT筛查原发灶，也有助于结核性溃疡的诊断。

相关实验室检查包括结核菌素试验（PPD试验）、涂片查抗酸杆菌，以及结核分枝杆菌的分离培养。结核菌素试验灵敏度及特异度均较低，部分结核性溃疡患者结核菌素试验可为阴性，而且阳性结果还可提示既往感染，并不一定提示活动性感染。涂片查出抗酸杆菌可提供更多的诊断依据，但是目前确诊的“金标准”为从伤口分泌物或局部组织中分离培养出结核分枝杆菌。因结核分枝杆菌对培养环境要求高，普通培养皿中几乎不生长，在含有充足营养物质的特殊培养皿中也生长缓慢，培养时间为2～8周，故该检查的诊断灵敏度较低，严重影响临床的早期治疗。近几年已有许多有效且耗时较少的诊断方法被应用于临床，γ干扰素释放试验是使用特异性的结核分枝杆菌抗原刺激患者的外周T细胞，检测T细胞释放出的γ干扰素。γ干扰素释放试验对于皮肤结核的诊断，与结核菌素试验相比有较高的灵敏度和特异度，同时还能通过观测T细胞对抗原的反应性，评估患者的免疫功能。聚合酶链反应只需要极少量的可疑组织，在体外进行特异性的DNA序列扩增，即可快速识别结核分枝杆菌。

另外，结核性溃疡有时易与癌性溃疡、梅毒性下疳等混淆，必要时可行病理学检查，结核性溃疡的病理特征为局部出现结核肉芽肿、干酪样坏死组织，以及朗汉斯巨细胞浸润。

四、治疗

大多数的结核性溃疡都是体内结核分枝杆菌感染的一种外部表现，并且皮肤表面的结核分枝杆菌负载量也远少于机体内部，因此，结核性溃疡的治疗，仍然推荐全身使用抗结核药物治疗，主要治疗原则与肺结核相似，即早期、联合、规律、适量、全程。

美国疾病控制与预防中心提出治疗应分两个阶段：①起始强化治疗阶段，即异烟肼、利福平、吡嗪酰胺，加上乙胺丁醇或链霉素，四药联合治疗，疗程为8周，用于快速破坏大量活性结核分枝杆菌。②维持治疗阶段，即异烟肼、利福平两药联合，疗程为16周，用于清除残存的细菌。当皮肤结核合并其他肺外结核时，可能需要更长的治疗时间。通常，4～6周的规范治疗即可获得良好的临床反应，若治疗失败，考虑出现多重耐药菌的可能性较大。值得注意的是，曾有报道提出在临床完全愈合的病灶上仍然可分离出结核分枝杆菌，因此，在伤口愈合后，推荐延长治疗至少2个月。

另外，溃疡局部需要予以正规消毒、清创等局部处理，表浅、面积较小的溃疡大多可以愈合，部分溃疡需要外科干预。

五、预后

结核性溃疡多预示患者体内的结核病正处于活动期，并且正在进展，若不及时治疗可造成病变发展，危及生命。由于部分患者出现溃疡时，体内已有较严重的内脏病变，即使及时进行抗结核治疗，预后也较差。

六、案例

案例1　胸壁结核溃疡

1. 临床资料　患者男性，17岁。半年前因肺结核在当地医院予抗结核治疗，1个月前“发现左侧胸壁包块1个月”住院治疗，诊断为左侧胸壁脓肿、肺结核。治疗后效果不佳，胸壁包块逐步化脓、破溃，遂就诊于四川大学华西医院结核科及伤口治疗中心。患者身高175cm，体重67kg，体重指数21.9kg/m^2，消瘦，呈慢性病容，既往体健，否认糖尿病、免疫系统疾病病史，高中文化，经济状况良好，依从性较好；患病后进食及睡眠不佳。胸部CT提示左侧胸壁脓肿，左侧胸膜增厚；左肺散在炎症性病变、纤维灶，纵隔及双侧腋窝多个淋巴结。分泌物涂片提示抗酸杆菌。肝、肾功能正常。

2. 接诊时伤口情况

（1）伤口床：右胸壁外上象限两处大小分别为 4.6cm × 1.3cm 及 4.9cm × 3.2cm 的溃疡，坏死组织积聚，基底 > 87.5% 黄色组织，< 12.5% 红色组织，大量黄色混浊渗液，腐臭味。

（2）伤口边缘：暂未探及潜行，边缘增厚卷边。

（3）伤口周围皮肤：色素沉着，无明显红斑及浸渍。

3. 治疗方案

（1）全身治疗：继续遵医嘱抗结核治疗，饮食及休息指导。

（2）局部治疗

1）清创：伤口床有大量坏死组织堆积，且与正常组织界限相对明确，采用保守锐器清创去除大部分失活组织。

2）控制感染：用含银敷料抗感染，隔日换药一次。

4. 愈合时间 共 181 天。

5. 治疗过程 见图 8-1。

A. 接诊时

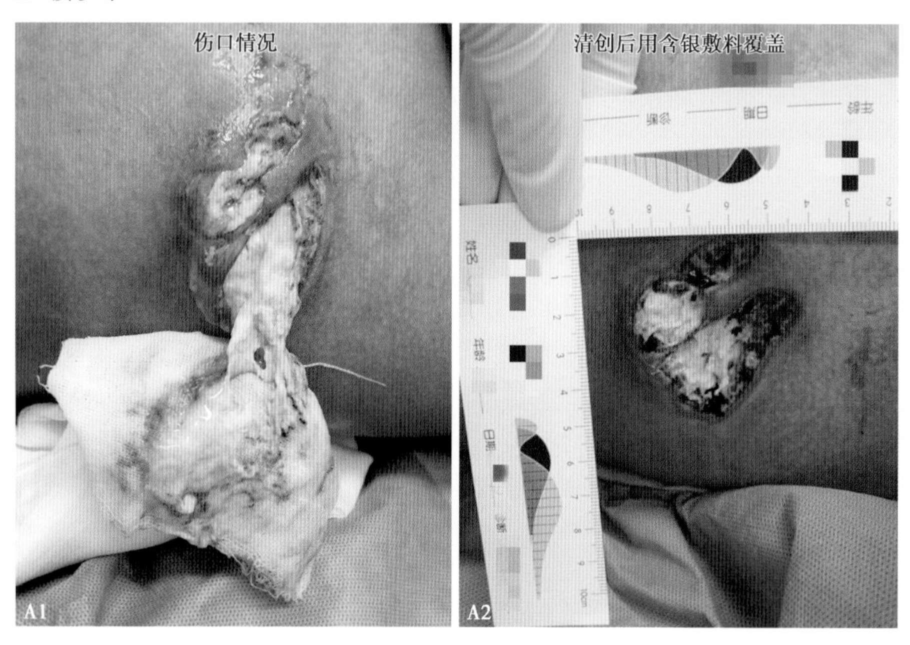

B. 9 天后

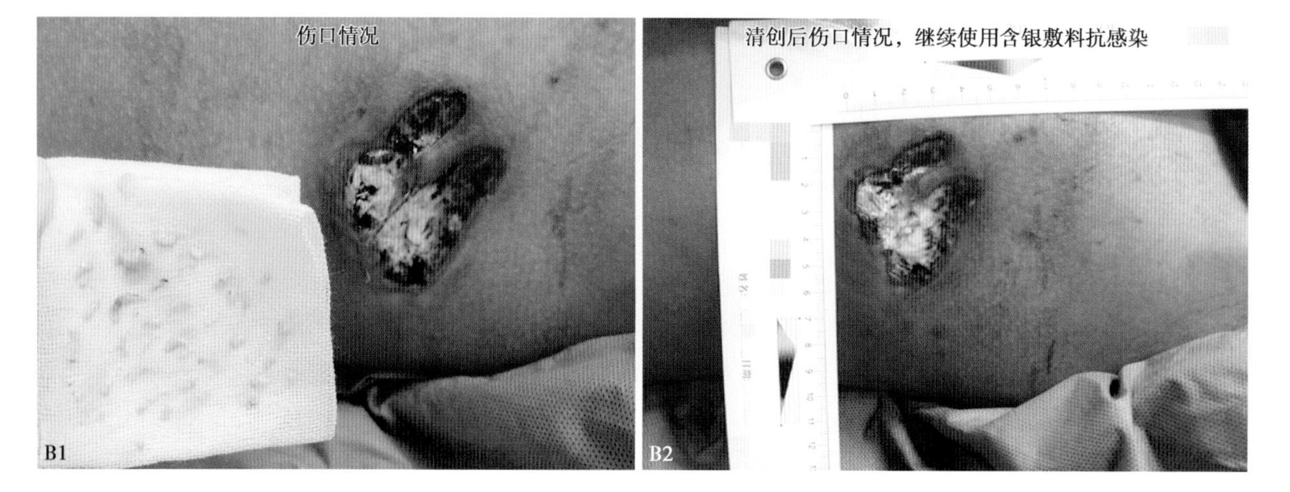

C. 13天后

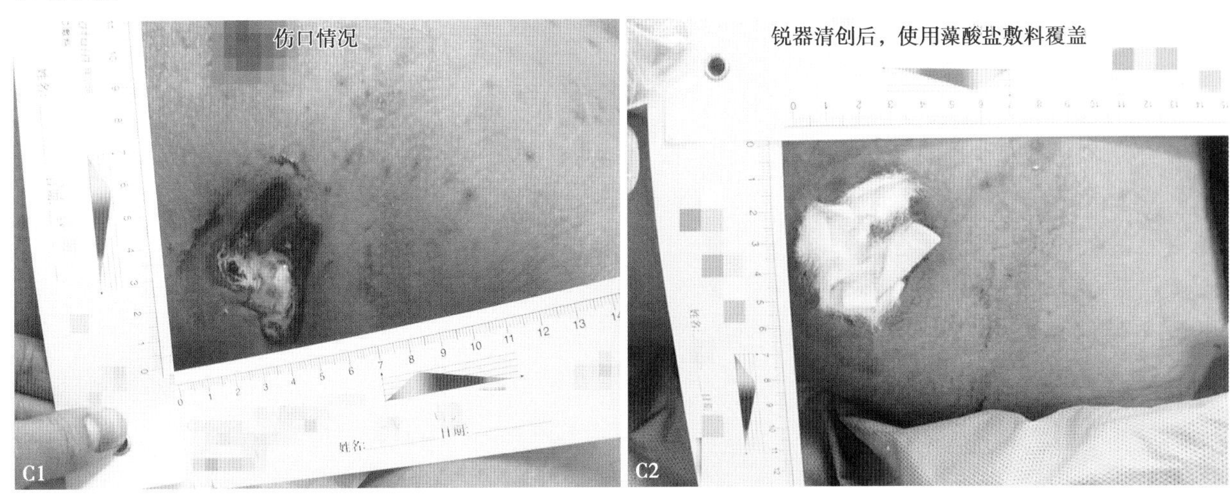

D. 45天后

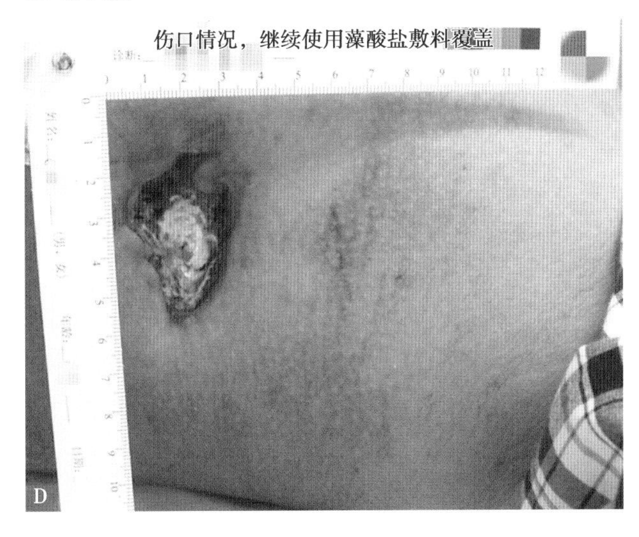

E. 58天后

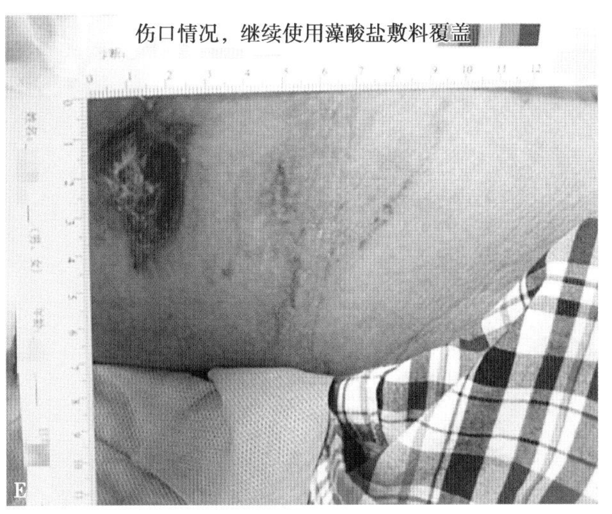

F. 73天后

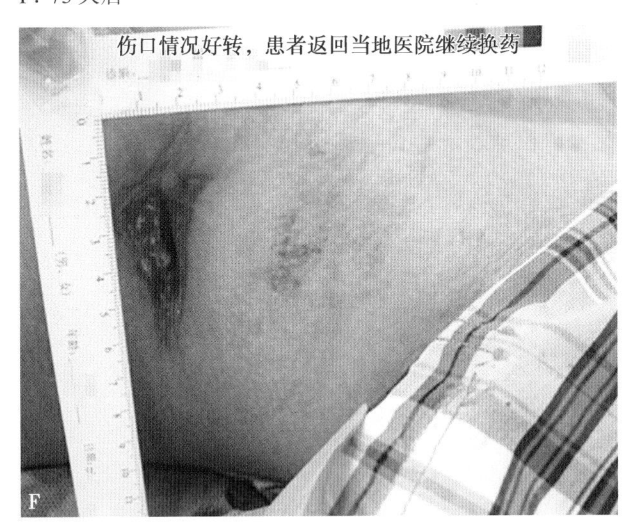

G. 181天后

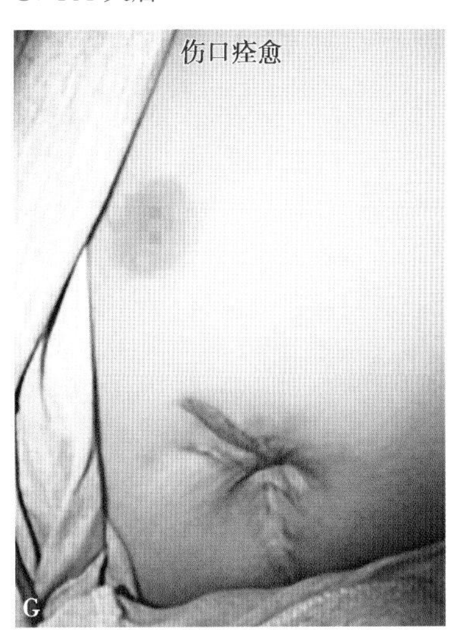

图8-1　胸壁结核溃疡保守治疗案例

案例2　颈淋巴结结核溃疡

1. 临床资料　患者女性，28岁。主因“不明原因颈部出现肿块1个月”于当地医院行淋巴结穿刺，病理结果为淋巴结结核。穿刺后伤口出现红肿、破溃，逐步扩大、进行性加重，当地医院治疗无效后就诊于四川大学华西医院伤口治疗中心。患者身高158cm，体重44kg，体重指数17.6kg/m^2，既往体健，否认糖尿病、免疫系统疾病等病史；高中文化，经济状况良好，自患病以来较焦虑，进食及睡眠较差。淋巴结穿刺病理结果提示结核样肉芽肿。

2. 接诊时伤口情况

（1）伤口床：颈部一处约2.8cm×3.7cm的伤口，基底>87.5%红色组织，<12.5%黄色组织，渗液量中等，黄褐色，轻度腐臭味。

（2）伤口边缘：整齐，卷边，边缘增厚肿胀。

（3）伤口周围皮肤：伤口周围范围约4cm×6cm的红斑。

3. 治疗方案

（1）全身治疗：规律、全程抗结核治疗，饮食及休息指导，心理疏导。

（2）伤口治疗方案

1）自溶性清创。

2）抗感染：含银敷料。

4. 愈合时间　共32天。

5. 治疗过程　见图8-2。

A. 接诊时

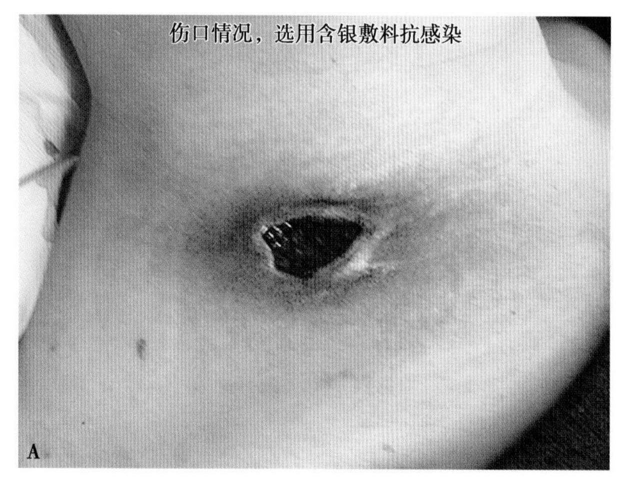

B. 16天后

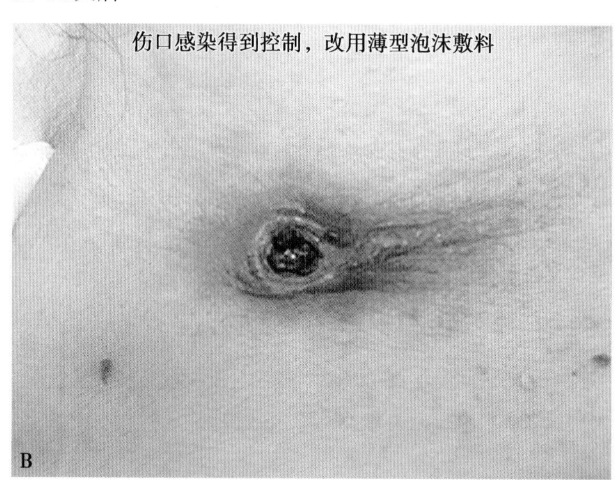

C. 19天后

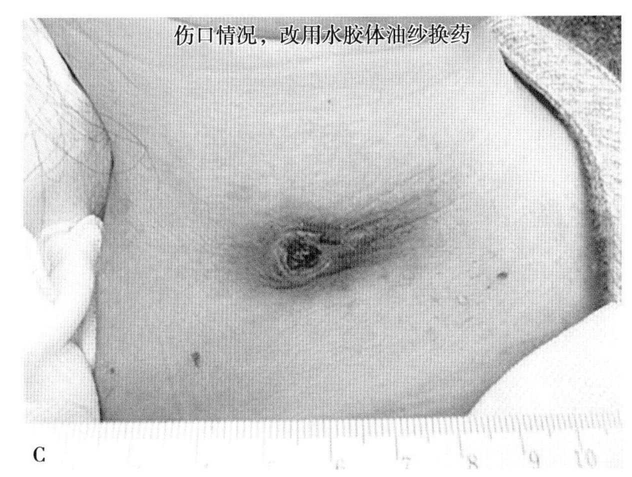

D. 32天后

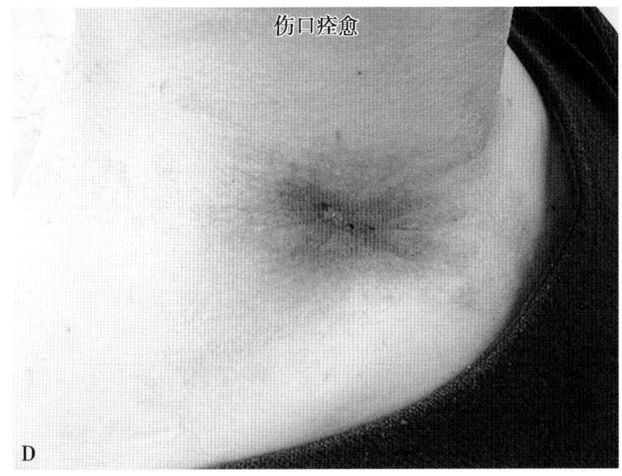

图 8-2 颈淋巴结结核溃疡保守治疗案例

（陈大伟 石玉兰 向利娟）

参考文献

[1] 王黎霞，成诗明，陈明亭，等. 2010年全国第五次结核病流行病学抽样调查报告[J]. 中国防痨杂志，2012，34（8）：485-508.

[2] BARBAGALLO J，TAGER P，INGLETON R，et al. Cutaneous tuberculosis：diagnosis and treatment[J]. Am J Clin Dermatol，2002，3（5）：319-328.

[3] SANTOS J B，FIGUEIREDO A R，FERRAZ C E，et al. Cutaneous tuberculosis：epidemiologic，etiopathogenic and clinical aspects-Part Ⅰ[J]. An Bras Dermatol，2014，89（2）：219-228.

[4] SANTOS J B，FIGUEIREDO A R，FERRAZ C E，et al. Cutaneous tuberculosis：diagnosis，histopathology and treatment-Part Ⅱ[J]. An Bras Dermatol，2014，89（4）：545-555.

[5] BELLET J S，PROSE N S. Skin complications of Bacillus Calmette-Guérin immunization[J]. Curr Opin Infect Dis，2005，18（2）：97-100.

[6] LAI-CHEONG J E，PEREZ A，TANG V，et al. Cutaneous manifestations of tuberculosis[J]. Clin Exp Dermatol，2007，32（4）：461-466.

[7] HANDOG E B，GABRIEL T G，PINEDA R T. Management of cutaneous tuberculosis[J]. Dermatol Ther，2008，21（3）：154-161.

[8] SEHGAL V N，WAGH S A. Cutaneous tuberculosis：current concepts[J]. Int J Dermatol，1990，29（4）：237-252.

[9] PENNEYS N S，LEONARDI C L，COOK S，et al. Identification of mycobacterium tuberculosis DNA in five different types of cutaneous lesions by the polymerase chain reaction[J]. Arch Dermatol，1993，129（12）：1594-1598.

[10] SEHGAL V N. Cutaneous tuberculosis[J]. Dermatol Clin，1994，12（4）：645-653.

[11] RIEDER H L. Tuberculosis verrucosa cutis：clinical picture and response to shortcourse chemotherapy[J]. J Am Acad Dermatol，1988，18（6）：1367-1369.

[12] DE MAIO F，TRECARICHI E M，VISCONTI E，et al. Understanding cutaneous tuberculosis：two clinical cases[J]. JMM Case Rep，2016，3（6）：e005070.

[13] SUN W L，XU K L，CHEN L L，et al. Tuberculosis cutis orificialis with both gingival involvement and underlying pulmonary tuberculosis[J]. Aust Dent J，2011，56（2）：216-220.

第九章

窦道及瘘管伤口

窦道（sinus tract）常分为两种类型：一种是指组织坏死后形成的只开口于皮肤黏膜表面的由体表通向深部组织的病理性盲管，仅有一个开口通向体表或体内，常有一个肉芽伤口，病理性窦道常合并慢性感染；另一种是人为形成的窦道，如肝胆外科胆道探查术后为了预防梗阻而放置T管，4～6周后形成的T管窦道，医师用胆道镜经T管窦道进入胆管系统对患者行胆道镜检查、取石或活检等治疗。

瘘管（fistula）是由先天原因导致连接于体外与器官之间的病理性排脓管道，如脐瘘、耳前瘘管等；以及后天疾病导致两个器官之间的病理性排脓管道，如肛门直肠周围脓肿继发的肛管直肠瘘、手术后引起的直肠膀胱瘘、胃结肠瘘等。

一、病因

1. 窦道 病理性窦道在身体局部表现为持续的慢性炎症，形成的主要原因是细菌侵袭骨与软组织。这些细菌或由细菌引起的各种致炎介质，持续性刺激周围软组织引起组织的应激反应，形成大量脓性分泌物且引流不畅，分泌物在深部软组织内迂回破坏，从而形成窦道。组织异物存留、特异性感染、先天性疾病或脓肿治疗不当，以及术后伤口感染、结核性冷脓肿破溃等均可形成病理性窦道。

2. 瘘管 瘘管形成原因有先天性，如胚胎发育异常导致的脐瘘、耳前瘘管、鼻瘘、甲状舌骨瘘等；因感染形成肛瘘等；因手术形成胃瘘、肠瘘、膀胱瘘等；因机械压迫，如难产时由于胎头长时间压迫阴道形成的膀胱阴道瘘。

二、诊断

1. 窦道 病理性窦道的诊断一般较容易，表浅者可用弯曲的探针了解其深度、方向和有无异物；深而曲的窦道，可用碘油造影帮助确定。

2. 瘘管 瘘管的诊断，可根据疾病史、外伤史、手术史判断，其次B超及造影检查有助于临床诊断。窦道与瘘管的鉴别，窦道是由深部组织通向体表的盲管，只有一个开口，而瘘管通常有两个开口。

三、治疗

（一）窦道

1. 外科术后T管窦道 外科术后T管窦道开口一般位于中上腹或右上腹，处理方法需视患者病情而定。若患者是胆管黏液腺瘤或其他癌性病变，T管作为支撑，起胆道引流预防胆道梗阻的作用，患者需终身带管，T管窦道无须处理，仅需定期更换敷料，保持T管窦道腹壁开口清洁。若患者T管窦道腹壁红肿、皮肤温度高，伴腹痛、局部隆起且有全身感染症状，需考虑窦道脓肿形成，应对症抗感染处理或外科手术引流。患者经T管窦道术后胆道镜取石治疗完成后，拔除T管时，仅需油纱填塞窦道口，外层无菌纱布覆盖；3天左右第二次更换敷料，检查窦道，使窦道由内向外生长，避免窦道口已愈合，而窦道内组织还未生长，形成死腔，诱发感染进一步形成脓肿。

2. 病理性窦道　病理性窦道治疗原则以清除致病因素为主，如异物存留形成的窦道则必须取出异物；一般化脓性感染窦道则需扩大切除，局部冲洗清洁窦道，使窦道形成底小口大的形状，以利于引流通畅；结核性窦道除需清除不新鲜的肉芽组织外，还应注意全身情况的改善和抗结核药的应用。慢性骨炎（骨髓炎、化脓性关节炎、硬化性骨髓炎、骨结核等）的治疗，需通过人为手段控制皮肤的生长速度，让骨组织先长好，从骨面上开始长肉芽，填满之后，再让软组织慢慢封口，避免死腔形成。

窦道处理需注意以下几点。①注意窦道的形状：窦道是单纯性的，还是复杂性的；窦道内、外口大小；窦道是T形、弯曲形，还是贯通性，以及窦道深浅、宽窄等。②注意窦道的发生部位：如窦道在胸、腹、背部等躯干部应辨别方向，窦道与主要组织和内脏器官有无直接联系。如窦道在关节周围应弄清与关节腔内的关系。如窦道起自四肢需弄清窦道与周围神经、血管的毗邻关系。③注意窦道的通向：窦道是起自骨实质还是骨髓腔，或者骨松质的流注性脓液排入软组织内形成。④注意区别窦道的性质：窦道是结核性、其他细菌慢性感染，还是癌变的溃疡性窦道。⑤注意窦道内是否有异物：如软组织内有无碎骨片、死骨片或外科术后残余线结等。⑥注意窦道的类型：窦道是在慢性感染的基础上形成的，还是手术造成的，或者是手术切除窦道术后又复发的。

（二）瘘管

常规治疗，如加强营养、纠正水与电解质平衡对症支持治疗等，部分患者还需抗感染治疗。先天性瘘管如脐瘘、耳前瘘管、甲状舌骨瘘等通常不能自愈，需要手术切除治疗，手术时需彻底切除病变和瘘管周围的瘢痕组织。特殊部位的瘘管，如胃瘘、肠瘘、膀胱瘘等，常规内科治疗，部分患者瘘管可自愈，若长时间不能自愈，或发生相应的并发症，应及时手术治疗。

综上所述，窦道和瘘管的处理，首先是判断窦道和瘘管形成原因，其次根据病因选择内科、外科或内外科结合的综合治疗，促进患者窦道和瘘管的愈合。

四、案例：耳前瘘管感染切开引流术后伤口

1. 临床资料　患儿女性，10岁。主因“耳前瘘管感染，局部形成脓肿”入院行脓肿切开引流术，于7天后来伤口治疗中心换药。患儿既往体健，否认过敏史。查体提示，患儿左侧面部轻度肿大，左眼上睑水肿明显，左额侧皮肤温度增高。左耳轮脚前有瘘管开口，瘘口8点钟方向，距离1.5cm处有一切口，切口周围皮肤温度高，触之硬，有压痛。

2. 接诊时伤口情况

（1）伤口床：伤口大小约1.0cm×0.3cm×0.5cm，11—3点钟方向有一最宽约2cm的潜行；基底100%红色；大量深红色脓性分泌物，无异味。

（2）伤口边缘：整齐。

（3）伤口周围皮肤：红肿。

3. 治疗方案

（1）全身治疗

1）控制感染：遵医嘱口服头孢克洛干混悬剂5日，每次0.25g，4次/d。

2）饮食营养：急性期清淡饮食，避免油腻及过甜的食物，减少零食摄入。

（2）伤口治疗方案

1）创造伤口周围清洁环境：伤口周围毛发多，治疗过程中不方便做日常的清洗，容易滋生细菌，因此将伤口周围头发剪掉，彻底大面积清洗外耳及周围；嘱家属可在换药当日提前洗头，以减少菌群的生长，注意伤口敷料保持干燥。

2）冲洗瘘口：每次轻轻挤压瘘口，观察有无分泌物，如有可使用0.9%氯化钠溶液冲洗，并注意将残留水去除干净。

3）局部引流抗感染：局部使用含银敷料填塞，保持引流通畅，以控制感染，减轻炎症反应，根据渗液量及时更换。

4. 愈合时间　共16天。

5. 治疗过程　详见图9-1。

A. 接诊时

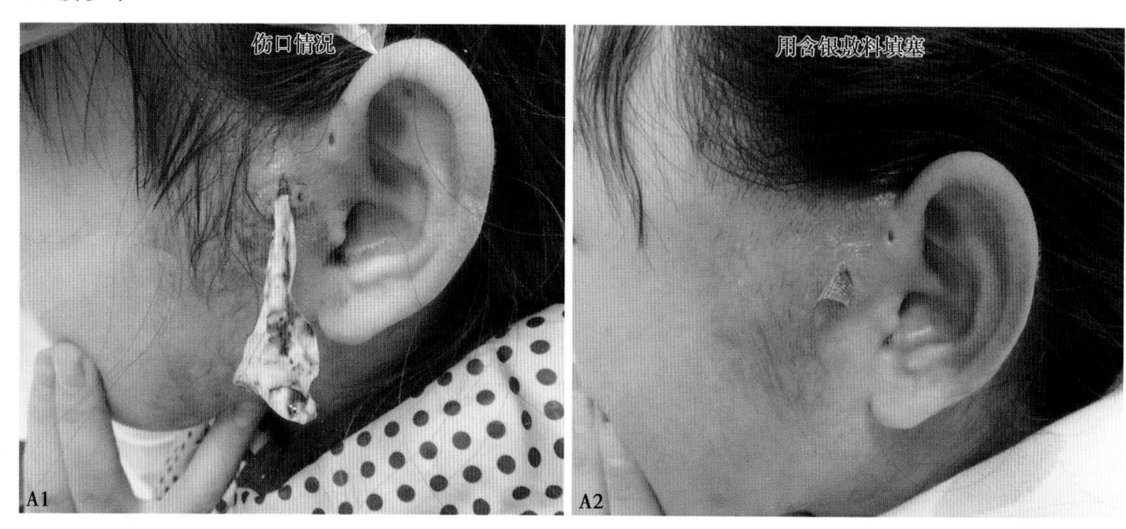

B. 2天后

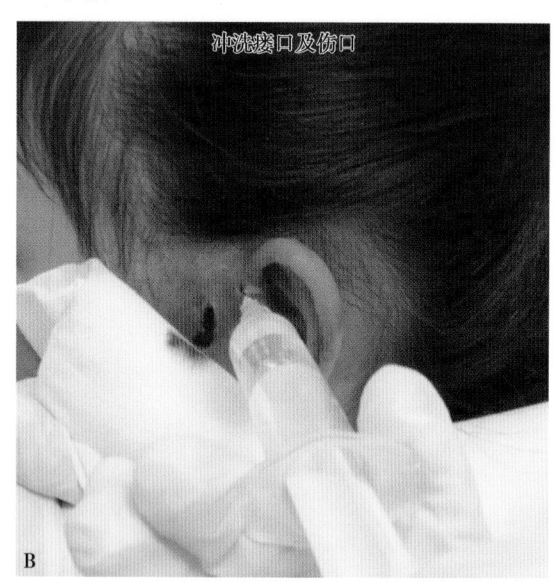

C. 9天后

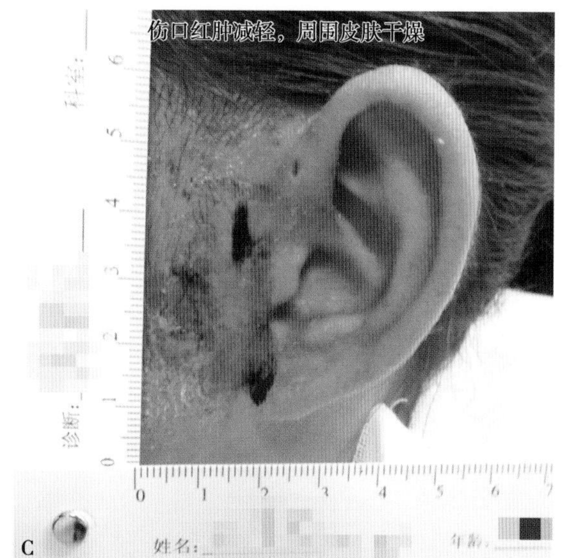

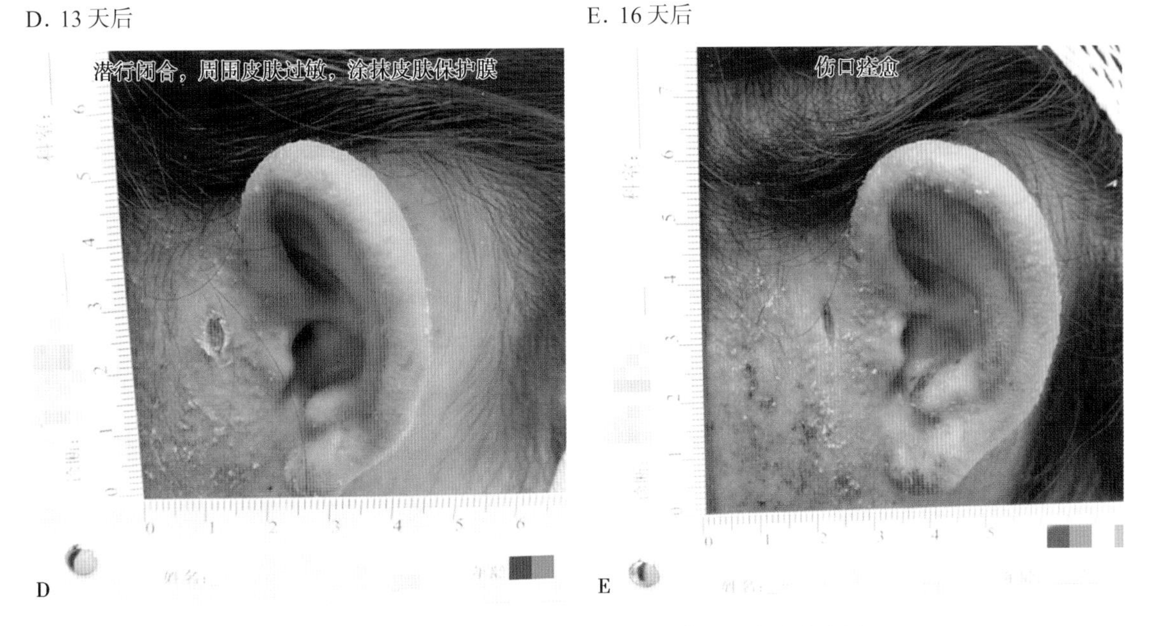

图 9-1　耳前瘘管感染切开引流术术后伤口保守治疗案例

（何露佳　刘　洋　杨馨婷）

参考文献

[1] TAN T，CONSTANTINIDES H，MITCHELL T E. The preauricular sinus：a review of its aetiology，clinical presentation and management[J]. Int J Pediatr Otorhinolaryngol，2005，69（11）：1469-1474.

[2] SUGRUE J，MANTILLA N，ABCARIAN A，et al. Sphincter-sparing anal fistula repair：are we getting better?[J]. Dis Colon Rectum，2017，60（10）：1071-1077.

[3] WANG B A，KONG L B，ZHU Z Q，et al. Recurrent complex spinal tuberculosis accompanied by sinus tract formation：causes of recurrence and clinical treatments[J]. Sci Rep，2018，8（1）：6933.

[4] ELSA L，PASQUALE G. Modern management of anal fistula[J]. World J Gastroenterol，2015，21（1）：12-20.

[5] QUINN M，FALCONER S，MCKEE R F. Management of enterocutaneous fistula：outcomes in 276 patients[J]. World J Surg，2017，41（10）：2502-2511.

[6] CHOWBEY P K，BANDYOPADHYAY S K，SHARMA A，et al. Laparoscopic management of cholecystoenteric fistulas[J]. J Laparoendosc Adv Surg Tech A，2006，16（5）：467-472.

[7] TANTIPHLACHIVA K，SAHAKITRUNGRUANG C，PATTANAARUN J，et al. Effects of preoperative endoanal ultrasound on functional outcome after anal fistula surgery[J]. BMJ Open Gastro，2019，6（1）：e000279.

[8] RATTO C，GRILLO L，PARELLO A，et al. Endoanal ultrasound-guided surgery for anal fistula[J]. Endoscopy，2005，37（8）：722-728.